Akademie der Landwirtschaftswissenschaften
der Deutschen Demokratischen Republik
Institut für Landwirtschaftliche Information und Dokumentation

agroselekt

reihe 4 • veterinärmedizin

Gegründet als „Landwirtschaftliches Zentralblatt"

Deskriptorenregister 1987

Akademie-Verlag
Berlin

ISSN 0233-2809 agroselekt, veterinärmedizin, Berlin 32 (1987) Deskriptorenregister

agroselekt — reihe 4 · veterinärmedizin

Im Plan der bibliographischen Vorhaben der Deutschen Bücherei Leipzig 1987 unter der Nr. 89 registriert.

Bezugsmöglichkeiten:

Bestellungen sind zu richten

- in der DDR an den Postzeitungsvertrieb unter Angabe der Kundennummer des Bestellenden oder an den AKADEMIE-VERLAG BERLIN, Leipziger Str. 3/4, PF-Nr. 1233, DDR-1086 Berlin;
- im sozialistischen Ausland an eine Buchhandlung für fremdsprachige Literatur oder an den zuständigen Postzeitungsvertrieb;
- in der BRD und Berlin (West) an eine Buchhandlung oder an die Auslieferungsstelle KUNST UND WISSEN, Erich Bieber OHG, Wilhelmstr. 4—6, D-7000 Stuttgart 1;
- in den westeuropäischen Ländern an eine Buchhandlung oder an die Auslieferungsstelle KUNST UND WISSEN, Erich Bieber GmbH, General Wille-Str. 4, CH-8002 Zürich;
- im übrigen Ausland an den Internationalen Buch- und Zeitschriftenhandel; den Buchexport, Volkseigener Außenhandelsbetrieb der Deutschen Demokratischen Republik, Postfach 160, DDR-7010 Leipzig, oder an den AKADEMIE-VERLAG BERLIN, Leipziger Str. 3/4, DDR-1086 Berlin.

agroselekt, reihe 4 · veterinärmedizin

Herausgeber: Akademie der Landwirtschaftswissenschaften der Deutschen Demokratischen Republik, Institut für Landwirtschaftliche Information und Dokumentation.

Verlag: Akademie-Verlag Berlin, Leipziger Str. 3/4, DDR-1086 Berlin; Fernruf: 2236221 oder 2236229; Telex-Nr.: 114420; Bank: Staatsbank der DDR, Berlin, Kto.-Nr.: 6836-26-20712.

Anschrift der Redaktion: Akademie der Landwirtschaftswissenschaften der Deutschen Demokratischen Republik, Institut für Landwirtschaftliche Information und Dokumentation, Krausenstr. 38/39, Postschließfach 1295, DDR-1086 Berlin; Fernruf: 2000461.

Druckgenehmigung: Ag 451/108/88.

Offsetdruck und buchbinderische Verarbeitung: VEB Druckerei „Thomas Müntzer", DDR-5820 Bad Langensalza.

Erscheinungsweise: Jährlich erscheint 1 Band mit 12 Heften sowie einem Jahres-Autoren- und -Deskpritorensachregister.

Bezugspreis je Band einschließlich Register 420,— DM zuzüglich Versandspesen; Preis je Heft 35,— DM. Der gültige Jahresbezugspreis für die DDR ist der Postzeitungsliste zu entnehmen.

Bestellnummer dieses Heftes: 1030/IV—DR 32.

AN (EDV) 47938

Akademie der Landwirtschaftswissenschaften
der Deutschen Demokratischen Republik
Institut für Landwirtschaftliche Information und Dokumentation

agroselekt

reihe 4 • veterinärmedizin

Gegründet als „Landwirtschaftliches Zentralblatt"

DESKRIPTORENREGISTER
1987
(Hefte 1—12)

Akademie-Verlag
Berlin

ilid

ISSN 0233-2809 agroselekt, veterinärmedizin, Berlin **32** (1987) Deskriptorenregister

Hinweis zum Deskriptorenregister!

Das vorliegende Deskriptorenregister besteht aus einem alphabetisch angeordneten Verzeichnis, das die in Kursivschrift aufgeführten Deskriptoren der „agroselekt"-Informationen (Hefte 1 ... 12) enthält. Fachwörter, die nicht im z. Z. gültigen Thesaurus enthalten sind, werden durch ein + gekennzeichnet.
Die hinter den Deskriptoren bzw. Fachwörtern angegebenen Zahlen beziehen sich auf die Heft-Nummer (01 ... 12) und die Referenznummer (laufende Nummer im jeweiligen Heft), z. B. 06-0188.
Vorerst war es nicht möglich, die Deskriptoren bzw. Fachwörter durch Hinweise untereinander zu verbinden.
Es empfiehlt sich, solche Deskriptoren bzw. Fachwörter, die auf eine große Zahl von Informationen hinweisen, mit einem zweiten Deskriptor bzw. Fachwort zu verknüpfen, um die Zahl der Informationen einzuschränken und damit die Relevanz zu erhöhen.
Jede Seite des Deskriptorenregisters wird mit dem Verweis (Zitierleiste) auf Reihe, Jahrgang und Heft-Nummer abgeschlossen.

aal 02-0227
03-0147 04-0142
04-0147 06-0152
07-0154 07-0156
07-0210 11-0137
11-0166 11-0171
11-0190 12-0158
12-0164 12-0167
abbau 01-0051
02-0072 03-0262
04-0654 06-0227
07-0772 10-0155
10-0156 11-0733
12-0727
abbau org substanz
06-0345 07-0821
+abberation 08-0067
abbildung 10-0145
12-0289
+abbinden 10-0029
+abdomen 02-0277
04-0641
+abdominaldrain
12-0694
+abdominalhoehle
07-0211
abfall 07-0426
08-0285
abferkelergebnis
04-0133 11-0110
abferkelstall 06-0341
abfohlen 10-0227
abkalben 03-0279
03-0549 06-0310
06-0570 08-0047
10-0367 10-0471
11-0307 11-0345
12-0323
abkalbestall 04-0312
+ablagerung 12-0567
ablammen 03-0415
04-0261 04-0287
05-0593 07-0131
07-0137 08-0094
12-0308
abluft 01-0298
07-0421
abort 01-0221
01-0230 01-0237
01-0238 01-0382
02-0366 02-0371
02-0532 02-0543
02-0777 03-0282
03-0398 04-0175
04-0260 04-0304
04-0365 04-0366
04-0405 04-0440
04-0540 05-0275
05-0345 06-0288
06-0357 06-0358
06-0362 06-0372
06-0380 06-0411
06-0412 06-0475
07-0348 07-0349
07-0361 07-0366
07-0367 07-0465
07-0481 07-0500
07-0507 07-0594
07-0604 08-0209
08-0344 08-0384
09-0263 09-0272
09-0278 10-0227
11-0310 11-0328
11-0698 12-0359
12-0471 12-0496
+abramis brama
01-0114 04-0149
08-0112
+absamfrequenz
10-0112
absatz 06-0748
absetzen 02-0373
02-0792 02-0845
03-0647 06-0606
07-0055 07-0106
07-0443 08-0299
08-0300 08-0529
09-0339 10-0571
11-0045 11-0360
12-0050 12-0323
+absetzfrist 01-0681
absorption 11-0064
11-0610
abstammung 06-0135
07-0182 10-0211
absterben 01-0088
06-0241 09-0201
11-0593
+abstrich 02-0577
abszess 03-0422
04-0336 05-0316
05-0334 05-0521
08-0511 09-0378
10-0293 10-0347
10-0348 10-0349
11-0643 11-0752
abwasser 01-0217
01-0499 04-0136
04-0312 04-0326
07-0140 07-0423
10-0248 10-0270
11-0119 11-0187
12-0333 12-0335
12-0446
+abwasserbehandlung
03-0365 03-0717
abwasserschaden
07-0208 09-0134
+abwehrreaktion
03-0375 11-0189
+abwehrsystem
02-0205
+acanthocephala
07-0189
+acanthopagrus austr
alis 09-0145
11-0173
+acanthopagrus butc
heri 04-0143
+acanthopagrus spp.
04-0148
acarina 01-0125
01-0671 04-0488
05-0482 06-0551
06-0554 07-0194
07-0636 10-0485
11-0615 12-0537
acethylcholin
12-0679
acethylcholin
02-0073 05-0051
06-0657 09-0082
12-0083
acethylcholin 02-0097
02-0098 03-0017
03-0084 03-0093
03-0114 04-0059
06-0064 06-0085
06-0086 07-0091
07-0298 08-0039
08-0055
08-0060 08-0061
09-0078
+acethylcholinesterase
04-0083 04-0474
acholeplasma
02-0513
+acinetobacter
01-0230
+acipenser transmont
anus 07-0161
acth 01-0063
01-0064 02-0052
02-0137 03-0049
04-0100 05-0070
05-0100 05-0194
06-0034 06-0082
06-0111 06-0273
07-0061 07-0071
07-0077 07-0100
08-0062 09-0068
09-0070 09-0304
10-0085 12-0031
12-0657
actinobacillus
01-0323 02-0384
06-0422 08-0587
actinomyces 06-0510
actinomycin 12-0019
+actomar b100
07-0142
+actomar k30
07-0142
+actomar 165
07-0142
+adenokarzinom
07-0244
+adenomatose
01-0577 04-0384
adenosin 02-0677
08-0623
adenovirus 01-0417
01-0446 01-0447
02-0614 02-0615
03-0451 03-0602
04-0412 04-0573
05-0558 06-0467
06-0490 06-0491
07-0161 07-0325
07-0553 07-0554
08-0387 08-0388
08-0389 09-0478
09-0479 09-0480
09-0481 09-0499
10-0401 10-0402
10-0403 10-0404
11-0538 11-0539
11-0540 11-0542
12-0458 12-0459
12-0460
+adenylzyklase
07-0746
+adhaerenz 01-0150
04-0194 05-0248
+adhaesion 01-0031
01-0068 01-0318
adjuvans 01-0485
02-0605 03-0430
03-0453 04-0364
05-0377 05-0378
06-0473 07-0323
07-0783 09-0438
10-0186 10-0409
11-0244 11-0546
adjuvans 12-0387
12-0632
adp 06-0215
adrenalin 03-0084
03-0253 05-0049
06-0017 06-0077
07-0092 08-0055
08-0271 09-0673
10-0075 10-0096
11-0184 12-0038
ae-virus 05-0381
10-0382
aequilibrierung
02-0192
aerob 10-0264
+aeroionisation
02-0152
aeromonas 01-0108
02-0209 02-0210
02-0212 02-0213
05-0360 06-0143
06-0155 06-0156
06-0157 07-0144
07-0145 07-0146
07-0147 07-0150
07-0157 08-0101
09-0132 09-0133
10-0634 11-0130
11-0135 11-0136
11-0137 11-0138
11-0139 12-0094
12-0137
aerosol 01-0286
01-0420 01-0677
02-0087 02-0619
03-0063 03-0359
03-0360 03-0361
03-0612 03-0646
03-0653 04-0322
04-0489 04-0596
04-0658 05-0184
05-0309 05-0620
06-0654 06-0710
07-0692 09-0568
09-0636 11-0549
11-0693 12-0332
12-0384 12-0538
12-0635 12-0679
+aeruginosa 11-0439
+aetherisches oel
09-0667
aetiologie 01-0144
01-0230 01-0238
01-0302 01-0355
01-0404 01-0456
01-0551 01-0576
01-0589 01-0594
01-0605 01-0616
01-0617 01-0618
01-0624 01-0708
01-0711 01-0717
02-0026 02-0454
02-0492 02-0494
02-0529 02-0532
02-0636 02-0741
02-0747 02-0769
02-0801 03-0209
03-0230 03-0277
03-0283 03-0488
03-0489 03-0490
03-0568 03-0577
03-0642 03-0745
04-0498 04-0525
04-0533 04-0535
04-0567 05-0152
aetiologie 05-0155
05-0346 05-0555
05-0556 06-0286
06-0288 06-0383
06-0416 06-0427
06-0434 06-0706
07-0202 07-0315
07-0348 07-0491
07-0657 07-0700
07-0706 07-0709
07-0728 08-0273
08-0287 08-0335
08-0363 08-0505
08-0533 08-0559
08-0569 08-0579
08-0580 08-0581
08-0582 08-0588
08-0661 08-0663
09-0218 09-0399
09-0407 09-0413
09-0505 09-0608
10-0263 10-0294
10-0304 10-0350
10-0364 10-0435
10-0622 11-0218
11-0322 11-0414
11-0445 11-0449
11-0572 11-0585
11-0634 11-0637
11-0674 11-0687
11-0689 12-0436
12-0476 12-0570
+aetzmethode
02-0695
affe 02-0093
03-0466 05-0571
06-0472 06-0616
08-0008 10-0151
11-0008 11-0395
12-0439
affinitaet 01-0017
01-0525 02-0071
07-0297 08-0015
08-0160 10-0206
affinitaetschromatogr
aphie 01-0185
02-0037 02-0308
aflatoxin 02-0430
03-0350 03-0678
03-0716 04-0540
04-0647 05-0417
06-0726 07-0688
08-0560 09-0617
10-0424 11-0671
11-0673
afrik schweinepestvi
us 01-0445
02-0613 03-0478
04-0411 06-0488
06-0489 09-0475
09-0476 09-0477
10-0400 11-0536
afrika 01-0544
+ag-ak-reaktion
03-0108
+agalaktie 02-0516
03-0415 07-0726
10-0558
agglutination 01-034
01-0342 03-0392
03-0467 04-0376
04-0380 06-0417
06-0486 07-0147
07-0593 07-0762
08-0131 08-0132

agglutination 08-0173
08-0336 08-0423
08-0459 09-0457
11-0482 12-0612
aggressivitaet
04-0598 05-0144
05-0145 05-0146
+agonostomus montic
ola 07-0139
agrargeschichte
01-0128 01-0129
01-0130
agraroekonomie
01-0203
agrochemikalie
08-0543
+agrofakt 08-0544
agrostema 06-0579
+aids 01-0400
03-0449 04-0388
05-0206 05-0213
+aids-virus 03-0432
10-0162 10-0359
11-0505
+akabane-krankheit
11-0560
akademie 11-0588
akarizid 02-0252
03-0178 04-0485
04-0582 04-0583
09-0562 12-0535
+akrosin 09-0093
+aktinomykose
06-0510
+aktionspotential
01-0061 04-0085
+aktivieren 09-0197
aktivitaet 01-0189
01-0562 01-0659
02-0009 02-0061
03-0028 03-0031
03-0081 03-0082
03-0130 04-0184
04-0223 04-0262
05-0052 05-0097
06-0040 06-0251
06-0382 06-0681
07-0036 07-0271
07-0483 07-0678
07-0746 07-0769
08-0026 08-0030
08-0202 09-0044
09-0054 09-0116
10-0017 10-0069
10-0187 10-0487
11-0040 11-0046
11-0057 11-0235
11-0237 11-0633
12-0008 12-0039
12-0047 12-0062
12-0114 12-0238
12-0263 12-0365
12-0397 12-0526
12-0602 12-0641
12-0644
aktivkohle 02-0211
akupunktur 03-0684
05-0666 06-0684
09-0700 10-0232
12-0687
+akute-phase-protein
06-0118
+akutes diarrhoesynd
rom 04-0382
alanin 04-0504
alanin 06-0562
09-0056
+alaninaminotransfera
se 12-0117
+alaska-pollock
11-0774
+albendazol 05-0593
albumin 01-0631
02-0115 02-0119
04-0065 04-0219
06-0102 06-0619
07-0032 07-0044
07-0084 07-0095
07-0310 08-0187
08-0507 10-0455
+alcaligenes 02-0496
+alciangruen 04-0019
aldehyd 01-0067
+aldosteron 11-0086
aleutenkrankheit
01-0457 02-0633
03-0428 03-0491
04-0218 04-0426
05-0231 07-0572
10-0419 12-0471
algae 02-0259
02-0268 05-0670
08-0114 10-0553
+alkalinitaet 02-0229
alkalisch 02-0138
10-0421 11-0191
alkaloid 01-0599
02-0776 06-0674
07-0691 08-0630
10-0035 10-0520
10-0524 10-0525
10-0527 12-0054
+alkalose 02-0726
04-0097
alkohol 05-0077
06-0516 07-0689
07-0782 08-0633
09-0017
+allergen 01-0162
02-0712 06-0405
10-0426
allergie 01-0041
01-0161 01-0162
01-0163 01-0164
01-0165 01-0166
01-0573 01-0575
01-0613 02-0087
02-0162 02-0712
02-0743 02-0746
03-0513 04-0219
05-0067 05-0221
06-0401 06-0567
07-0669 07-0670
08-0482 08-0542
09-0165 09-0437
09-0540 09-0608
09-0629 10-0334
10-0454 10-0460
11-0252 11-0487
12-0506 12-0583
12-0599
alles rein-alles raus-
prinzip 08-0575
+allocreadium carpar
um 01-0113
+allocreadium marke
witschi 01-0113
+allocreadium noporu
m 01-0113
+allotyp 12-0267
+alopezie 01-0567
01-0568
+alosa fallax fallax
04-0146
alter 01-0058
01-0072 01-0152
01-0397 01-0614
01-0651 02-0015
02-0023 02-0048
02-0083 02-0605
03-0046 03-0251
03-0284 03-0304
03-0310 03-0393
03-0658 04-0146
04-0227 04-0230
05-0002 05-0076
05-0086 05-0221
05-0254 05-0265
05-0304 05-0306
05-0524 05-0562
05-0676 06-0030
06-0110 06-0130
06-0135 06-0454
06-0529 06-0696
07-0111 07-0213
07-0251 07-0306
07-0314 07-0332
07-0424 07-0635
07-0701 08-0004
08-0005 08-0027
08-0223 09-0015
09-0123 09-0189
09-0604 09-0629
09-0631 09-0632
09-0633 09-0634
10-0031 10-0039
10-0116 10-0227
10-0497 10-0502
10-0581 10-0592
11-0009 11-0285
11-0325 11-0646
11-0707 12-0018
12-0062 12-0107
12-0136 12-0270
12-0271
altern 01-0009
02-0193 12-0009
aluminium 02-0233
03-0572 11-0180
11-0181
+alveolarmakrophage
03-0235
+alveole 07-0307
+alveole 03-0091
10-0091
ameisensaeure
04-0108 04-0160
04-0308
amid 01-0196
01-0197
amin 03-0037
04-0065 05-0100
08-0634 10-0156
10-0637
+aminoglykoside
12-0675
+aminopeptidase
08-0159
+aminophyllin
05-0556
aminosaeure 01-0181
02-0145 02-0154
02-0478 03-0252
03-0487 04-0064
04-0194 04-0202
aminosaeure 04-0456
05-0059 06-0102
06-0542 06-0750
06-0753 07-0048
07-0061 07-0695
08-0063 09-0051
09-0192 09-0504
10-0146 10-0206
10-0314 11-0052
11-0429 11-0686
12-0088 12-0209
12-0346
+amitraz 11-0617
amme 11-0349
ammenbiene 12-0184
+ammodytes lancea
11-0138
ammoniak 07-0201
08-0098 10-0421
10-0532 11-0182
12-0326 12-0386
ammonisiertes futter
mittel 06-0667
11-0667
ammonium 02-0231
03-0140 04-0153
05-0080 06-0142
11-0731 12-0173
+amoxicillin 12-0660
+amphetamin
12-0641
amphibia 03-0093
03-0635 07-0732
08-0127 11-0018
+ampicillin 07-0776
+amplexibranchius br
yconis 08-0106
amputation 05-0520
05-0650 08-0667
10-0611
amylase 07-0089
11-0040
anabolikum 01-0620
01-0682 03-0014
04-0571 04-0665
05-0616 07-0745
07-0748 08-0608
anaemie 01-0121
01-0460 01-0686
01-0687 02-0575
02-0737 02-0757
02-0760 03-0209
03-0568 03-0598
04-0138 05-0244
05-0499 05-0601
07-0096 07-0185
07-0332 07-0712
07-0774 08-0131
08-0132 08-0145
08-0490 09-0576
09-0577 10-0372
11-0627 12-0640
anaerob 06-0617
06-0656 10-0315
+anaesthesie 07-0791
07-0796
+anaesthesiologie
04-0613
anaesthetikum
01-0665 02-0835
02-0863 02-0865
03-0629 03-0663
03-0688 03-0694
04-0615 04-0622
06-0145 06-0638
anaesthetikum
09-0689 11-0728
11-0750
+analgesie 08-0596
12-0686
analgetikum 02-0855
03-0109 03-0649
03-0652 04-0515
05-0612 10-0594
11-0704 11-0705
analyse 01-0194
01-0236 01-0338
01-0576 02-0280
02-0339 02-0352
02-0445 02-0448
02-0678 03-0010
03-0232 03-0351
03-0371 03-0403
03-0717 04-0200
04-0225 04-0407
04-0415 04-0557
05-0127 05-0232
05-0233 05-0288
05-0560 06-0066
06-0178 06-0242
06-0260 06-0329
06-0369 06-0757
06-0758 07-0016
07-0022 07-0043
07-0057 07-0096
07-0118 07-0251
07-0269 07-0271
07-0294 07-0332
07-0419 07-0502
07-0532 07-0533
07-0548 07-058[illegible]
07-0596 07-064[illegible]
07-0663 07-0678
07-0679 07-0694
07-0743 07-0811
07-0840 08-0050
08-0168 08-0265
08-0326 08-0356
08-0457 08-0485
08-0496 08-0507
08-0523 08-0669
09-0002 09-0032
09-0036 09-0052
09-0118 09-0497
09-0553 09-0566
09-0640 09-0643
10-0331 10-0379
10-0387 10-0593
10-0636 11-0020
11-0050 11-0107
11-0204 11-0210
11-0412 11-0511
11-0518 11-0531
11-0536 11-0551
11-0557 11-0650
11-0768 12-0228
12-0249 12-0338
12-0368 12-0413
12-0613 12-0667
12-0723
+anaphylaktischer sc
hock 02-0753
+anaphylaxie 02-0694
06-0080 12-0506
anaplasma 01-0360
01-0482 02-0509
02-0510 03-0503
04-0367 06-0386
08-0328 09-0242
09-0509 09-0531

anaplasma 11-0471
+anaplasmose
07-0489
+anastomose 03-0697
04-0002
anatomie 01-0003
01-0005 01-0642
02-0003 02-0007
02-0008 02-0011
02-0012 02-0013
02-0015 02-0016
02-0260 02-0907
03-0004 03-0008
03-0586 03-0627
03-0705 04-0001
04-0003 04-0007
04-0009 04-0014
04-0015 04-0629
04-0634 05-0003
05-0005 05-0006
05-0007 05-0009
06-0003 06-0006
06-0007 06-0008
06-0009 06-0010
06-0271 06-0708
07-0007 07-0012
07-0013 07-0225
08-0002 08-0672
09-0001 09-0002
09-0003 09-0004
09-0006 09-0007
09-0008 09-0011
09-0025 09-0026
09-0708 11-0001
11-0005 11-0006
11-0010 11-0214
11-0215 11-0488
12-0002 12-0684
12-0689 12-0705
anbindehaltung
03-0352
ancylostoma 02-0692
03-0532 03-0659
04-0476 04-0477
05-0472 05-0473
05-0474 09-0543
11-0609
ancylostomatidae
01-0511 10-0453
adeno-satellitenvirus
07-0553
+anderson-apparat
12-0700
androgen 01-0074
02-0041 02-0139
04-0113 07-0341
08-0142 11-0093
11-0289
androsteron 07-0137
+angiographie 05-0539
+angiographie
01-0716 10-0427
+angiopathie 12-0351
+angiosarkom
10-0132
angiostrongylus
03-0656 05-0471
11-0608 12-0662
+angiotensin 01-0054
01-0055 04-0052
05-0131 07-0037
+anguilla anguilla
02-0227 02-0244
03-0147 04-0142
04-0147 06-0152
+anguilla anguilla
07-0154 07-0156
07-0210 11-0171
12-0164 12-0167
+anguilla japonica
11-0137 11-0166
11-0190 12-0158
+anguillicola 12-0164
anion 02-0156
10-0041
+anisakis 12-0163
+anisakis simplex
07-0181 07-0190
11-0176
anlage 10-0248
12-0324
anoestrus 01-0258
02-0376 06-0292
07-0133 08-0214
11-0334
anomalie 01-0133
01-0145 01-0581
02-0271 02-0301
02-0302 02-0382
02-0749 02-0754
02-0764 03-0196
03-0278 03-0630
03-0695 04-0156
04-0172 04-0276
04-0329 04-0405
04-0526 04-0538
04-0635 05-0030
05-0152 05-0153
05-0155 05-0175
05-0282 05-0412
05-0526 05-0544
06-0164 06-0193
06-0200 06-0201
06-0208 06-0699
07-0239 07-0267
07-0360 07-0665
07-0693 08-0071
08-0138 08-0140
08-0141 08-0142
08-0153 08-0223
08-0654 08-0673
09-0166 09-0167
10-0118 10-0124
10-0125 10-0126
10-0127 10-0128
10-0129 10-0623
11-0093 11-0217
11-0218 11-0228
11-0764 12-0190
12-0191 12-0192
12-0663
anorg saeure
05-0462
+anoxie 02-0369
+anp 02-0120
anpaarung 01-0239
04-0287 06-0291
06-0326 06-0570
07-0125 07-0136
08-0027 09-0102
09-0117 09-0122
09-0261 09-0320
10-0228 11-0196
12-0098 12-0183
anpassung 01-0020
01-0574 02-0080
02-0093 02-0238
02-0239 03-0631
04-0001 04-0546
06-0031 06-0074
anpassung 06-0723
07-0034 07-0264
11-0033 11-0062
11-0440 12-0311
12-0410 12-0430
anreicherung
03-0212 08-0689
antagonismus
03-0302 07-0670
12-0083
+anteil 09-0159
anthelminthikum
09-0541
anthelminthiikum
10-0468
anthelminthikum
01-0510 01-0513
01-0523 01-0528
01-0532 01-0670
02-0674 02-0681
02-0689 02-0833
02-0840 03-0510
03-0519 03-0521
03-0522 03-0531
03-0638 03-0651
03-0656 03-0659
03-0660 03-0672
04-0311 04-0442
04-0444 04-0445
04-0447 04-0449
04-0454 04-0467
04-0469 04-0474
05-0455 05-0456
05-0460 05-0587
05-0593 06-0537
06-0548 06-0662
07-0622 07-0623
07-0625 07-0747
08-0448 08-0449
08-0450 08-0451
08-0454 08-0594
08-0595 09-0536
09-0542 09-0675
10-0449 10-0450
10-0451 10-0452
10-0453 10-0456
10-0462 10-0470
10-0589 11-0599
11-0716 11-0718
11-0735 12-0203
12-0501 12-0504
12-0510 12-0522
12-0534 12-0563
12-0645 12-0646
12-0651 12-0652
12-0662 12-0670
12-0671
+anthrazyklin
07-0781
antibiotikum 01-0314
01-0332 01-0335
01-0648 01-0654
01-0657 01-0674
01-0681 01-0695
01-0721 02-0304
02-0374 02-0493
02-0539 02-0581
02-0643 02-0794
02-0800 02-0826
02-0830 02-0846
02-0858 02-0911
03-0256 03-0369
03-0377 03-0416
03-0570 03-0595
03-0612 03-0616
antibiotikum 03-0617
03-0636 03-0650
03-0654 03-0657
03-0667 03-0695
03-0732 04-0109
04-0179 04-0195
04-0273 04-0275
04-0344 04-0346
04-0353 04-0359
04-0561 04-0564
04-0571 04-0585
04-0587 04-0591
04-0592 04-0599
04-0604 04-0655
05-0054 05-0061
05-0133 05-0178
05-0315 05-0317
05-0320 05-0339
05-0352 05-0546
05-0563 05-0576
05-0577 05-0592
05-0596 05-0597
05-0601 05-0602
05-0603 05-0607
05-0609 05-0610
05-0611 05-0614
06-0117 06-0144
06-0157 06-0218
06-0357 06-0388
06-0410 06-0605
06-0618 06-0630
06-0631 06-0632
06-0635 06-0654
06-0661 06-0729
07-0141 07-0152
07-0156 07-0158
07-0261 07-0436
07-0439 07-0443
07-0478 07-0505
07-0721 07-0722
07-0725 07-0735
07-0743 07-0745
07-0755 07-0765
07-0766 07-0768
07-0770 07-0776
07-0781 07-0786
07-0830 07-0832
07-0833 08-0015
08-0225 08-0290
08-0302 08-0310
08-0333 08-0546
08-0597 08-0624
08-0626 08-0628
08-0686 09-0209
09-0362 09-0369
09-0374 09-0672
09-0677 09-0679
09-0682 09-0694
09-0725 10-0164
10-0225 10-0264
10-0271 10-0285
10-0292 10-0307
10-0309 10-0317
10-0331 10-0345
10-0346 10-0427
10-0429 10-0482
10-0546 10-0579
10-0581 10-0593
10-0596 11-0105
11-0150 11-0311
11-0339 11-0419
11-0421 11-0432
11-0439 11-0441
11-0446 11-0461
11-0464 11-0465
antibiotikum 11-0685
11-0719 11-0720
11-0721 11-0722
11-0734 11-0738
12-0019 12-0327
12-0353 12-0357
12-0383 12-0392
12-0400 12-0404
12-0610 12-0631
12-0642 12-0649
12-0650 12-0656
12-0675
+antidoping-kontrolle
02-0834
antidot 01-0352
03-0663 11-0669
antigen 01-0042
01-0162 01-0189
01-0339 01-0351
01-0396 01-0399
01-0400 01-0431
01-0482 01-0486
01-0531 01-0668
02-0075 02-0165
02-0331 02-0341
02-0458 02-0470
02-0472 02-0478
02-0509 02-0527
02-0541 02-0560
02-0572 02-0578
02-0614 02-0668
02-0697 03-0022
03-0036 03-0063
03-0216 03-0217
03-0224 03-0236
03-0383 03-0402
03-0406 03-0461
03-0462 03-0504
03-0534 03-0669
03-0671 04-0123
04-0196 04-0212
04-0281 04-0351
04-0372 04-0384
04-0391 04-0412
04-0429 04-0452
04-0575 04-0608
05-0132 05-0136
05-0177 05-0179
05-0187 05-0209
05-0210 05-0211
05-0213 05-0219
05-0220 05-0222
05-0223 05-0224
05-0225 05-0226
05-0228 05-0230
05-0232 05-0235
05-0325 05-0332
05-03[illegible]4 05-0397
05-0423 05-0426
05-0449 05-0477
06-0104 06-0219
06-0225 06-0236
06-0258 06-0386
06-0393 06-0399
06-0404 06-0433
06-0464 06-0472
06-0512 06-0514
06-0680 06-0681
07-0154 07-0274
07-0276 07-0277
07-0305 07-0311
07-0312 07-0316
07-0319 07-0323
07-0325 07-0327
07-0329 07-0438

antigen 07-0445
07-0458 07-0471
07-0484 07-0530
07-0532 07-0545
07-0546 07-0556
07-0588 07-0605
07-0632 08-0072
08-0174 08-0176
08-0326 08-0360
08-0375 08-0378
08-0574 09-0130
09-0193 09-0198
09-0212 09-0215
09-0226 09-0227
09-0235 09-0417
09-0478 09-0483
09-0485 09-0493
09-0540 09-0547
10-0109 10-0150
10-0168 10-0171
10-0188 10-0257
10-0272 10-0277
10-0351 10-0375
10-0389 10-0410
10-0414 10-0420
10-0477 11-0143
11-0242 11-0244
11-0245 11-0246
11-0247 11-0248
11-0254 11-0261
11-0266 11-0420
11-0428 11-0435
11-0447 11-0457
11-0467 11-0474
11-0477 11-0509
11-0510 11-0515
11-0519 11-0533
11-0580 11-0598
11-0714 12-0210
12-0222 12-0223
12-0228 12-0231
12-0239 12-0240
12-0246 12-0248
12-0253 12-0255
12-0259 12-0260
12-0261 12-0344
12-0348 12-0412
12-0453 12-0495
12-0525 12-0533
+antigen-antikoerper-
komplex 11-0246
+antigenstruktur
11-0137
+antihistaminikum
07-0746
antihormon 06-0306
08-0236
antikoerper 01-0105
01-0154 01-0160
01-0168 01-0181
01-0189 01-0193
01-0336 01-0351
01-0359 01-0363
01-0372 01-0373
01-0374 01-0397
01-0405 01-0406
01-0414 01-0419
01-0423 01-0444
01-0459 01-0483
01-0484 01-0486
01-0490 01-0628
01-0650 01-0651
01-0668 02-0209
02-0216 02-0217
02-0305 02-0312
antikoerper 02-0316
02-0317 02-0318
02-0327 02-0330
02-0332 02-0333
02-0337 02-0340
02-0341 02-0463
02-0465 02-0471
02-0478 02-0486
02-0491 02-0508
02-0512 02-0520
02-0525 02-0554
02-0555 02-0556
02-0570 02-0582
02-0601 02-0602
02-0603 02-0604
02-0605 02-0611
02-0618 02-0630
02-0663 03-0206
03-0213 03-0216
03-0220 03-0222
03-0233 03-0234
03-0245 03-0247
03-0248 03-0255
03-0380 03-0393
03-0399 03-0404
03-0434 03-0437
03-0447 03-0456
03-0457 03-0459
03-0474 03-0476
03-0477 03-0479
03-0480 03-0481
03-0493 03-0500
03-0603 03-0605
03-0669 04-0141
04-0193 04-0208
04-0215 04-0218
04-0219 04-0222
04-0225 04-0245
04-0264 04-0265
04-0358 04-0363
04-0369 04-0379
04-0380 04-0384
04-0399 04-0401
04-0403 04-0422
04-0440 04-0452
04-0460 04-0470
04-0478 04-0575
04-0608 05-0015
05-0027 05-0185
05-0191 05-0192
05-0211 05-0216
05-0219 05-0226
05-0227 05-0229
05-0230 05-0231
05-0233 05-0237
05-0238 05-0337
05-0361 05-0365
05-0367 05-0373
05-0377 05-0390
05-0394 05-0397
05-0398 05-0403
05-0416 05-0424
05-0581 05-0583
05-0671 06-0082
06-0133 06-0229
06-0230 06-0234
06-0240 06-0245
06-0250 06-0251
06-0252 06-0253
06-0254 06-0255
06-0256 06-0257
06-0258 06-0374
06-0393 06-0415
06-0425 06-0426
06-0432 06-0436
antikoerper 06-0437
06-0439 06-0445
06-0446 06-0448
06-0454 06-0465
06-0466 06-0467
06-0479 06-0490
06-0495 06-0605
06-0629 07-0232
07-0274 07-0276
07-0277 07-0283
07-0284 07-0286
07-0291 07-0297
07-0298 07-0299
07-0301 07-0305
07-0315 07-0325
07-0341 07-0445
07-0447 07-0458
07-0480 07-0484
07-0490 07-0500
07-0506 07-0515
07-0530 07-0532
07-0533 07-0538
07-0542 07-0545
07-0557 07-0561
07-0584 07-0588
07-0598 07-0603
07-0632 07-0738
08-0101 08-0102
08-0104 08-0131
08-0168 08-0173
08-0176 08-0179
08-0180 08-0183
08-0315 08-0327
08-0328 08-0329
08-0374 08-0376
08-0382 08-0385
08-0389 08-0421
08-0423 08-0431
08-0436 08-0471
08-0566 08-0584
09-0066 09-0097
09-0129 09-0135
09-0136 09-0193
09-0198 09-0207
09-0211 09-0212
09-0213 09-0217
09-0224 09-0225
09-0235 09-0289
09-0336 09-0370
09-0373 09-0388
09-0391 09-0392
09-0393 09-0405
09-0406 09-0435
09-0445 09-0454
09-0458 09-0463
09-0468 09-0471
09-0474 09-0480
09-0483 09-0484
09-0485 09-0486
09-0488 09-0500
09-0501 09-0548
09-0638 09-0641
09-0725 10-0013
10-0025 10-0042
10-0109 10-0152
10-0177 10-0179
10-0183 10-0188
10-0191 10-0194
10-0195 10-0196
10-0197 10-0198
10-0201 10-0210
10-0277 10-0291
10-0299 10-0325
10-0333 10-0367
10-0376 10-0407
antikoerper 10-0411
10-0426 10-0461
10-0553 11-0131
11-0136 11-0139
11-0242 11-0244
11-0246 11-0250
11-0253 11-0254
11-0255 11-0256
11-0257 11-0265
11-0304 11-0422
11-0434 11-0455
11-0466 11-0473
11-0475 11-0488
11-0505 11-0519
11-0527 11-0528
11-0530 11-0541
11-0544 11-0547
11-0552 11-0556
11-0564 11-0579
11-0586 11-0587
11-0598 11-0726
12-0023 12-0213
12-0217 12-0219
12-0223 12-0231
12-0233 12-0239
12-0247 12-0253
12-0260 12-0262
12-0263 12-0264
12-0267 12-0348
12-0387 12-0395
12-0406 12-0408
12-0412 12-0427
12-0428 12-0431
12-0432 12-0438
12-0444 12-0445
12-0449 12-0452
12-0453 12-0460
12-0496 12-0506
12-0682
+antimikrobiell
12-0643
+antimykotikum
12-0473
antioxidans 07-0271
+antiparasit baeder
09-0149
+antiparasitikum
04-0435 04-0441
04-0446 04-0491
05-0420 06-0661
+antiparasitose
08-0478
antiphlogistikum
04-0525
+antisepsis 03-0685
+antiseptikum
04-0338
+antithrombin
02-0347
+antitoxin-impfstoff
03-0641
+antiviral 02-0581
06-0631
+anus praeter
05-0645
anwendung 02-0393
02-0394 02-0841
03-0255 03-0258
03-0662 03-0690
04-0426 04-0569
04-0572 05-0157
06-0107 06-0295
06-0638 06-0658
06-0738 07-0334
07-0733 07-0766
anwendung 09-0671
11-0749 12-0694
anzeigepflichtige seu
che 09-0245
anzucht 03-0411
06-0356 10-0160
aorta 02-0112
02-0123 02-0135
02-0754 04-0023
04-0045 04-0112
05-0524 07-0022
07-0054 07-0063
08-0059 09-0012
09-0078 10-0004
10-0062 10-0101
12-0001 12-0034
12-0062
+apimondia kongress
03-0168
+apis cerana indica
03-0177
+apis dorsata
01-0125
+apomorphin 02-0134
10-0568
+apparat 01-0726
appetit 06-0096
applikation 01-0611
01-0677 02-0077
02-0411 03-0246
03-0252 03-0298
03-0617 03-0652
04-0058 04-0211
04-0232 04-0368
04-0589 04-0594
05-0053 05-0069
05-0266 05-0299
05-0499 05-0552
05-0614 05-0625
06-0034 06-0075
06-0232 06-0560
06-0636 06-0640
06-0667 06-0669
06-0670 06-0674
06-0676 07-0135
08-0174 08-0239
08-0240 08-0323
08-0346 08-0564
08-0566 08-0608
08-0615 08-0617
09-0121 09-0304
09-0373 09-0521
09-0664 09-0723
10-0036 10-0175
10-0186 10-0216
10-0323 10-0526
10-0530 10-0568
10-0595 11-0041
11-0198 11-0236
11-0262 11-0268
11-0458 11-0564
11-0707 11-0710
12-0038 12-0041
12-0231 12-0242
12-0351 12-0560
12-0619 12-0661
12-0702
+aquakultur 11-0119
+aquarium 08-0589
+arachidonsaeure
10-0591
+arachinsaeure
02-0162
arachnoidea 03-0595
11-0616

arbeit 01-0204
04-0078 04-0092
06-0039
arbeitsbiene 08-0124
+arbeitshygiene
01-0284
arbeitskraft 03-0645
arbeitsorganisation
06-0172 06-0175
arbeitsplatzgestaltung
01-0284
arbeitsschutz
01-0204 03-0315
arbeitszeit 03-0136
arbovirus 06-0506
07-0567 09-0500
12-0452
+archoplites interrupt
us 07-0192
+archosargus probato
cephalus 02-0235
+arctodiaptomus ocut
ilobatus 03-0155
argadidae 01-0534
arginase 06-0260
arginin 02-0137
03-0040 03-0089
05-0075 05-0391
05-0501 07-0437
+argulus 11-0159
+arius felis 02-0235
+armillifer armillatus
09-0511
aromastoff 05-0009
06-0737
+aromatase 12-0100
+arrhenotokie
09-0156
+arrhythmie 03-0648
+arsanilatsalz 11-0494
arsen 07-0680
09-0615 10-0522
11-0204
art 03-0539
03-0737 07-0469
07-0620 10-0194
10-0283 10-0345
10-0549 10-0639
+artemia 12-0169
artemisia 07-0218
arterie 01-0005
01-0578 01-0718
02-0065 02-0112
02-0119 02-0170
03-0029 03-0055
03-0082 04-0002
04-0003 04-0009
04-0086 04-0087
04-0091 05-0023
05-0028 05-0082
05-0110 05-0113
06-0006 06-0007
06-0009 06-0010
06-0080 06-0084
06-0089 07-0006
07-0019 07-0029
07-0082 08-0528
09-0004 09-0008
09-0074 09-0597
10-0029 10-0071
10-0087 10-0128
10-0592 11-0002
11-0008 11-0039
11-0092 11-0271
12-0056 12-0057
arterie 12-0058
12-0067 12-0567
+arteriitis 08-0483
+arteriogramm
02-0904
+arteriographie
02-0904
arthritis 01-0606
02-0005 02-0516
02-0590 02-0888
03-0402 04-0632
05-0665 07-0488
07-0543 08-0135
08-0136 08-0334
09-0375 10-0428
12-0406 12-0442
12-0467 12-0706
+arthritis-enzephalitis
-virus 03-0450
08-0365
+arthrogryposis multi
plex congenita
02-0750
+arthropathie
05-0514 05-0515
arthropoda 01-0474
05-0478 06-0518
07-0582 09-0560
+arthrose 01-0589
05-0665 11-0762
+arthroskopie
01-0705 01-0706
04-0639 11-0762
11-0771 12-0705
12-0719
+arthrotomie 11-0762
+arytenektomie
10-0607
+arzneimittelkunde
03-0191
arzneipflanze
11-0730
ascaridae 01-0315
01-0511 02-0685
02-0686 03-0530
04-0445 04-0463
07-0616 10-0453
11-0599 07-0815
ascaridia 02-0687
12-0517
ascaris 01-0499
01-0509 02-0672
03-0516 03-0529
04-0464 04-0465
05-0067 05-0420
05-0465 05-0594
07-0669 08-0440
10-0462 11-0597
11-0598
asche 02-0720
02-0890 08-0500
+ascites 07-0710
07-0711 12-0148
ascomycetes 05-0487
+ascosphaera apis
11-0205
+aseptik 07-0799
+aspartataminotransfe
rase 12-0117
+aspergillose 05-0414
aspergillus 01-0468
01-0469 01-0470
01-0472 02-0634
02-0642 03-0350
aspergillus 03-0495
03-0498 03-0584
05-0303 05-0414
05-0487 07-0577
07-0578 07-0716
09-0504 09-0505
10-0424 10-0426
10-0428 10-0429
11-0567
aspergillus flavus
11-0156 11-0168
11-0671
+aspergillus parasitic
us 10-0424
+asphyxie 04-0547
+asthma 01-0041
01-0163 01-0164
01-0166 10-0591
+astrozyt 10-0016
+aszites 05-0544
09-0589
+ataxie 08-0139
atem 02-0813
atemluft 04-0093
05-0402 06-0092
06-0095 10-0532
10-0599
+atemmaske 11-0078
+atemnotsyndrom
04-0545
+atlas 07-0785
atmung 01-0417
02-0057 02-0087
02-0108 02-0110
02-0114 02-0121
02-0128 03-0029
03-0074 03-0098
03-0099 03-0640
04-0069 04-0070
04-0089 04-0090
04-0252 04-0513
04-0537 04-0545
04-0596 05-0062
05-0079 05-0080
05-0086 05-0088
05-0324 06-0031
06-0064 06-0167
06-0248 06-0547
06-0633 07-0065
07-0088 07-0091
07-0173 07-0665
08-0052 08-0100
08-0157 09-0676
10-0017 10-0034
11-0055 11-0078
11-0087 11-0088
11-0092 11-0613
12-0035 12-0058
12-0069 12-0086
12-0698
atmungssystem
01-0022 01-0162
01-0166 01-0362
01-0364 01-0393
01-0432 01-0622
01-0652 02-0148
02-0310 02-0355
02-0429 02-0696
02-0711 02-0715
02-0785 02-0786
03-0070 03-0197
03-0226 03-0490
03-0599 04-0089
04-0090 04-0364
04-0617 05-0357
atmungssystem
05-0403 05-0560
06-0069 06-0092
06-0093 06-0095
06-0097 06-0114
06-0418 07-0228
07-0677 08-0008
08-0272 08-0607
09-0210 10-0321
10-0513 11-0411
11-0773 12-0571
12-0572

04-0103
+atopie 02-0712
atp 01-0034
04-0122 06-0099
06-0633 07-0036
09-0045 09-0108
12-0023 12-0081
atresie 01-0257
02-0742 03-0577
03-0698 05-0645
07-0111 11-0049
+atriopeptin 2
01-0049
+atropin 02-0122
03-0648 07-0087
+attenuierung
07-0587 08-0362
+audiometrie 04-0599
aufbereiten/verarbeit
en 03-0637
05-0310 06-0743
07-0832 07-0833
10-0256 11-0176
aufnahme 02-0737
05-0189 10-0071
10-0447
auftauen 01-0092
01-0260 04-0132
04-0660 06-0136
07-0386 11-0111
11-0353 11-0391
11-0393 12-0113
aufwandmenge
01-0539 01-0675
02-0195 04-0163
04-0515 04-0525
04-0572 04-0581
04-0591 04-0593
04-0643 05-0587
06-0480 06-0596
06-0646 07-0043
07-0261 07-0576
07-0589 07-0622
07-0751 08-0160
08-0240 08-0247
08-0419 08-0450
08-0616 09-0070
10-0521 10-0528
10-0567 10-0589
11-0526 11-0719
12-0501 12-0503
12-0675
aufzucht 01-0112
01-0278 01-0498
01-0643 02-0433
03-0014 03-0140
04-0137 04-0314
06-0268 06-0334
06-0686 07-0215
08-0114 08-0572
09-0124 09-0334
09-0339 09-0631
aufzucht 09-0632
09-0633 09-0634
10-0174 10-0238
10-0497 10-0541
10-0547 10-0550
11-0152 12-0169
12-0327
aufzuchtanlage
01-0692 04-0320
08-0352 10-0538
+aufzuchtbatterie
01-0692
aufzuchtergebnis
01-0205 05-0563
12-0283
aufzuchtkrankheit
01-0614 06-0282
06-0609 09-0624
11-0678
auge 01-0137
01-0591 01-0697
02-0025 02-0085
02-0105 02-0136
02-0268 02-0284
02-0442 02-0474
02-0491 02-0525
02-0641 02-0764
02-0835 02-0900
03-0508 03-0691
03-0692 03-0695
04-0539 05-0018
05-0087 05-0167
05-0173 05-0279
05-0513 05-0532
05-0533 05-0545
05-0627 05-0637
05-0638 05-0639
05-0640 06-0021
06-0026 06-0052
06-0203 07-0010
07-0052 07-0062
07-0078 07-0175
07-0227 07-0239
07-0245 08-0005
08-0144 08-0149
08-0352 08-0675
09-0002 09-0003
09-0025 09-0029
10-0011 10-0137
10-0321 11-0060
11-0569 12-0025
12-0168 12-0197
12-0394 12-0474
12-0574 12-0629
12-0636 12-0678
12-0691 12-0692
augenkrankheit
01-0310 01-0387
01-0388 02-0762
02-0763 03-0624
03-0693 03-0694
03-0695 04-0609
07-0786 08-0289
08-0359 08-0394
08-0511 08-0531
08-0532 08-0540
08-0643 08-0644
08-0645 11-0479
11-0753 11-0754
12-0563 12-0690
aujeszkysche krankhe
it 02-0624
02-0627 03-0483
04-0327 04-0413
04-0414 04-0590

aujeszkysche krankheit 05-0191 05-0249 06-0496 06-0682 07-0558 11-0548 12-0464
ausbildung 03-0182 03-0274 06-0591 07-0224 11-0212 12-0278
ausfaellung 01-0395
ausscheidung 01-0720 02-0620 04-0602 05-0500 05-0593 05-0616 06-0525 07-0429 07-0431 07-0619 07-0750 07-0751 08-0058 08-0393 09-0067 09-0080 09-0679 09-0685 10-0061 11-0027 11-0422 11-0483 11-0679
austauschkapazitaet 01-0037
austauschstoff 02-0790
+auster 07-0680
+austrobdella bilobata 09-0145
+austropotamobius pallipes 07-0198 11-0121
auswertung 02-0066 02-0710 02-0716 02-0717 09-0694
+auswildern 04-0566
+autagglutination 02-0212
+autoanti-allotyp 02-0332
+autoantigen 03-0022
+autoantikoerper 10-0198
+autofokussierung 11-0106
+autoimmunantikoerper 08-0181
+autoimmunitaet 02-0765
+autoimmunkrankheit 04-0528 05-0226 07-0298 07-0299 10-0188 12-0229
+autoimmunprozess 08-0181
+autoimmunreaktion 04-0011
automat 06-0210 08-0485
automatisierung 03-0356 03-0742 05-0252 05-0253 11-0020 11-0240 12-0369
+autopsie 02-0381 04-0175 07-0703
+autovaccine 12-0349
+autovakzinetherapie 11-0443
aves 01-0063 01-0064 01-0461 01-0507 01-0597 02-0034 02-0038 02-0628 02-0906 02-0907 03-0221 03-0452 03-0505 03-0632 03-0633 03-0693 03-0694 03-0695 03-0722 03-0724 03-0725 03-0726 03-0727 04-0004 04-0013 04-0375 04-0376 04-0397 04-0496 05-0028 06-0361 07-0303 07-0469 07-0509 07-0581 07-0610 08-0126 08-0287 08-0399 08-0541 08-0674 09-0027 09-0400 09-0620 10-0033 10-0437 10-0485 11-0083 11-0256 11-0461 11-0469 11-0527 11-0540 11-0723 11-0773 12-0272 12-0368 12-0497
+aviaer 02-0821
+aviaere erythroblastose 02-0569
aviaeres leukosevirus 02-0567 07-0524 07-0525 09-0445 09-0490 11-0516 11-0517 12-0421
+aviaeres myeloblastosevirus 09-0445
aviaeres oncornavirus 02-0566 02-0569 07-0525 10-0370 11-0518
+aviaeres retikuloendotheliosevirus 07-0571
aviaeres sarkomvirus 10-0371
+aviamycin 04-0591
aviares leukosevirus 02-0568 12-0422
avipoxvirus 09-0496
avitaminose 06-0610 07-0647 09-0037
+azemidophen 07-0751
+azetabulum 05-0663
+azetazolamid 12-0665
+azeton 09-0737
+azetyl-coa 07-0056
+azetylen 02-0117
aziditaet 03-0555
azidose 02-0612 02-0726 05-0241 05-0560 06-0050 06-0561 09-0575 10-0500 11-0626 11-0659 12-0552 12-0665 06-0170
+b. cereus 07-0721
+b-haemolysin 11-0130
+b-zelle 02-0336 02-0340 03-0214 03-0217 05-0218 07-0232 12-0220 12-0239 12-0248 12-0253 12-0262 12-0521
babesia 01-0482 01-0483 01-0484 01-0485 02-0667 05-0438 05-0439 07-0599 07-0601 07-0602 08-0419 08-0420 08-0421 09-0509 09-0533 09-0561 10-0168 10-0210 10-0447 10-0448 12-0499 12-0500
+babesia bovis 01-0485
bacillaceae 06-0730 06-0751 09-0425
+bacillomycin 06-0218
bacillus 02-0529 03-0170 03-0664 06-0218 06-0424 06-0719 07-0348 07-0366 07-0507 09-0197 09-0652 10-0152 10-0562 11-0682 12-0179 12-0622
bacillus anthracis 01-0351 02-0504 04-0360 04-0361 07-0474 08-0320 12-0378
+bacillus calmetta 07-0265
+bacillus cereus 04-0587 06-0751
+bacillus larvae 12-0179
+bacillus licheniformis 07-0348
+bacillus piliformis 09-0425 12-0407
bacteriodaceae 07-0275 07-0717 08-0573 09-0427 10-0349 10-0350 10-0351
+bacteriodes 09-0714
bacteriophage 04-0350
+bacteriophage 04-0352
bacteriophyta 01-0088 01-0149 01-0289 01-0617 02-0139 02-0211 02-0304 02-0452 02-0539 02-0541 02-0644 02-0645 02-0747 02-0794 02-0795 02-0929 03-0104 03-0107 03-0172 03-0364 03-0369 03-0370 03-0620 03-0628 03-0636 03-0637 03-0657 03-0683 04-0199 04-0323 04-0326 04-0331 04-0383 04-0557 04-0654 04-0668 05-0182 05-0202 12-0261
bacteriophyta 05-0205 05-0275 05-0309 05-0490 05-0532 05-0577 05-0595 05-0610 05-0611 05-0670 05-0674 06-0150 06-0217 06-0354 06-0400 06-0437 06-0750 06-0753 06-0756 07-0243 07-0510 08-0289 08-0326 08-0330 08-0378 08-0495 09-0134 09-0356 09-0357 09-0358 09-0359 09-0360 09-0496 09-0522 09-0672 09-0683 09-0736 10-0158 10-0159 10-0250 10-0264 10-0347 10-0348 10-0353 10-0582 10-0636 10-0645 11-0140 11-0190 11-0237 11-0238 11-0239 11-0329 11-0415 11-0421 11-0679 11-0689 11-0695 11-0722 12-0142 12-0215 12-0216 12-0340 12-0341 12-0355 12-0472
+bacterium nodosus 02-0533
bacteroidaceae 01-0353 08-0354 11-0497 11-0498
+bacteroides 09-0426 12-0383
+bacteroides nodosus 04-0331 08-0354
+bactometer 08-0156
+bad 03-0537
+badeverfahren 02-0700
+baenderungstechnik 04-0188
+baer 05-0572
+bakt haemorrhagische septikaemie 12-0137
+bakt kiemenkrankheit 11-0144
bakt krankheit 01-0107 01-0108 01-0109 01-0132 01-0305 01-0365 01-0366 01-0382 01-0383 01-0656 02-0212 02-0213 02-0214 02-0452 02-0456 02-0467 02-0514 02-0532 02-0534 02-0535 03-0248 03-0360 03-0616 03-0642 04-0350 04-0381 05-0321 05-0357 06-0152 06-0355 06-0373 06-0376 06-0381 06-0385 06-0391 06-0409 06-0615 07-0143
bakt krankheit 07-0149 07-0151 07-0152 07-0153 07-0154 07-0156 07-0195 07-0503 07-0512 07-0728 08-0342 08-0345 08-0354 09-0125 09-0126 09-0127 09-0128 09-0129 09-0130 09-0131 09-0132 09-0404 09-0508 09-0733 10-0263 10-0265 10-0291 10-0295 10-0308 10-0350 10-0351 10-0352 11-0134 11-0144 11-0145 11-0146 11-0169 11-0418 11-0464 11-0497 12-0138 12-0139 12-0140 12-0327 12-0352 12-0389 12-0468
+bakt nierenkrankheit 07-0151 09-0129 11-0169 12-0140
+bakteriaemie 02-0917 10-0265
baktericid 04-0308
+bakterienisolat 01-0149
+bakterienviren 05-0181
+bakteriologische untersuchung 04-0667
bakteriophage 01-0088 04-0333 05-0318 05-0605 09-0368 12-0472
bacteriophyta 01-0364 04-0650 07-0361 07-0726 07-0749 07-0810 08-0103 08-0157 08-0624 11-0147 11-0148 11-0444 11-0500
+bakterium pyocyaneum 01-0305
bakterizid 07-0271 09-0665 11-0695
+bakterizidie 03-0235
ballantidium 05-0594
+balottement 05-0643
+barbe 07-0216
+barbiturat 04-0605
+barbus barbus 11-0170
+barbus marequensis 02-0226
+barbus sp. 11-0187
barium 04-0068 04-0495 05-0113 06-0085 10-0071
barsch 01-0120 09-0144
+basagran 07-0205
+bauchhoehle 09-0181
+bauchwandbruch 12-0697
baumaterial 06-0165
baumwolle 05-0549

baumwolle 12-0593
+bazillichin-30
06-0157
+bazitrazin 06-0157
+bcg 01-0369
07-0265
+beatmung 02-0140
bebrueten 06-0212
10-0339 11-0232
11-0480
+becken 02-0881
05-0261 06-0697
+beckenphlegmone
02-0870
bedarf 05-0292
05-0494 09-0576
09-0577 11-0639
+bedarfsgegenstand
05-0680
bedarfsnorm 02-0127
05-0502
+bedingungen
08-0175
befall 01-0474
02-0225 06-0540
07-0619 07-0620
07-0631 07-0635
10-0466 10-0467
10-0486 12-0186
befall-schadensrelatio
n 02-0249
06-0173 06-0174
06-0176 08-0124
11-0179 12-0162
12-0164 12-0161
befruchtung 06-0005
07-0397 09-0104
09-0299
befruchtung (tier)
01-0088 01-0090
01-0095 01-0256
02-0195 02-0199
02-0202 03-0297
04-0132 04-0133
04-0242 04-0288
04-0291 04-0482
04-0592 05-0282
06-0138 06-0320
08-0248 09-0123
11-0109 11-0368
11-0385 12-0097
12-0112 12-0115
befund 01-0315
01-0501 02-0376
02-0617 02-0643
02-0880 03-0265
03-0268 03-0291
03-0518 03-0606
04-0232 04-0464
06-0190 06-0367
06-0371 06-0379
06-0384 06-0415
06-0422 06-0441
06-0520 06-0537
06-0541 06-0576
07-0608 07-0626
08-0049 08-0113
08-0138 08-0154
08-0172 08-0226
08-0302 08-0312
08-0323 08-0324
08-0325 08-0348
08-0464 08-0520
befund 08-0526
08-0618 09-0165
09-0186 09-0205
09-0358 09-0372
09-0411 09-0510
09-0519 09-0520
09-0531 09-0551
09-0552 09-0559
09-0565 09-0584
09-0592 09-0593
09-0601 09-0648
09-0649 09-0672
09-0678 09-0682
09-0690 09-0726
09-0727 10-0004
10-0114 10-0119
10-0123 10-0135
10-0144 10-0147
10-0163 10-0319
10-0386 10-0481
10-0484 10-0486
10-0493 10-0612
10-0620 10-0624
11-0160 12-0197
12-0291 12-0384
12-0394 12-0456
12-0474 12-0610
begasen 03-0179
+begattung 11-0200
+begutachtung
05-0677
behandlung 01-0124
01-0206 01-0217
01-0524 01-0537
01-0620 01-0624
01-0660 02-0672
02-0704 02-0823
02-0855 03-0127
03-0141 03-0175
03-0187 03-0199
03-0230 03-0288
03-0291 03-0292
03-0443 03-0497
03-0506 03-0538
03-0568 03-0606
03-0613 03-0664
04-0162 04-0223
04-0433 04-0534
05-0032 05-0146
05-0148 05-0270
05-0334 05-0456
05-0519 05-0545
05-0627 05-0629
05-0632 05-0633
05-0637 05-0642
05-0651 05-0655
05-0656 05-0659
05-0660 06-0306
06-0345 06-0536
07-0050 07-0357
07-0358 07-0577
07-0606 07-0621
07-0623 07-0624
07-0626 07-0631
07-0687 07-0734
07-0736 08-0059
08-0062 08-0113
08-0121 08-0122
08-0147 08-0211
08-0214 08-0216
08-0299 08-0353
08-0373 08-0441
08-0464 08-0495
08-0511 08-0518
08-0519 08-0532
behandlung 08-0540
08-0545 08-0559
08-0594 08-0616
08-0631 08-0638
08-0641 08-0643
08-0644 08-0647
08-0660 08-0663
08-0666 09-0161
09-0175 09-0302
09-0330 09-0503
09-0514 09-0519
09-0543 09-0552
09-0559 09-0565
09-0598 09-0621
09-0658 09-0658
09-0678 09-0680
09-0686 09-0690
09-0707 09-0711
09-0716 10-0180
10-0228 10-0261
10-0262 10-0282
10-0482 10-0488
10-0498 10-0577
10-0602 10-0615
10-0618 10-0620
11-0127 11-0132
11-0160 11-0165
11-0188 11-0209
11-0313 11-0409
11-0464 11-0471
11-0576 11-0617
11-0640 11-0644
11-0655 11-0657
11-0697 11-0761
12-0131 12-0140
12-0150 12-0167
12-0291 12-0435
12-0501 12-0502
12-0539 12-0554
12-0564 12-0570
12-0610 12-0639
12-0652 12-0711
+bein 03-0707
04-0633
+beinschwaeche
05-0527
beizmittel 02-0784
11-0665 12-0603
bekaempfung
04-0582
bekaempfung
01-0103 01-0202
01-0203 01-0239
01-0240 01-0293
01-0294 01-0301
01-0343 01-0345
01-0366 01-0367
01-0368 01-0379
01-0384 01-0402
01-0404 01-0407
01-0408 01-0413
01-0436 01-0438
01-0451 01-0489
01-0496 01-0498
01-0504 01-0518
01-0520 01-0521
01-0534 01-0535
01-0543 01-0544
01-0610 01-0680
02-0224 02-0250
02-0251 02-0253
02-0439 02-0482
02-0499 02-0510
02-0522 02-0546
02-0557 02-0561
bekaempfung
02-0562 02-0563
02-0576 02-0594
02-0600 02-0607
02-0687 02-0703
02-0706 02-0804
02-0809 02-0810
03-0152 03-0174
03-0176 03-0179
03-0381 03-0420
03-0448 03-0489
03-0523 03-0525
03-0720 03-0721
03-0723 03-0725
03-0726 03-0728
04-0311 04-0374
04-0380 04-0389
04-0396 04-0398
04-0424 04-0459
04-0480 04-0485
04-0566 04-0583
05-0249 05-0308
05-0314 05-0364
05-0385 05-0406
05-0407 05-0420
05-0443 05-0480
05-0487 05-0488
05-0489 05-0564
05-0567 05-0568
05-0585 06-0143
06-0172 06-0175
06-0176 06-0177
06-0178 06-0179
06-0180 06-0181
06-0335 06-0355
06-0373 06-0391
06-0406 06-0430
06-0456 06-0458
06-0471 06-0477
06-0478 06-0543
06-0552 06-0556
06-0739 07-0152
07-0156 07-0157
07-0176 07-0195
07-0196 07-0220
07-0221 07-0418
07-0434 07-0461
07-0496 07-0512
07-0513 07-0540
07-0551 07-0564
07-0634 07-0713
07-0728 07-0758
08-0121 08-0125
08-0284 08-0293
08-0332 08-0364
08-0372 08-0389
08-0448 08-0449
08-0467 08-0468
08-0473 08-0478
08-0481 08-0579
09-0157 09-0158
09-0333 09-0355
09-0386 09-0413
09-0431 09-0436
09-0438 09-0446
09-0448 09-0450
09-0464 09-0472
09-0487 09-0491
09-0492 09-0495
09-0509 09-0518
09-0531 09-0541
09-0542 09-0557
09-0563 09-0568
09-0569 09-0618
09-0661 10-0240
bekaempfung
10-0252 10-0259
10-0286 10-0289
10-0304 10-0362
10-0364 10-0368
10-0369 10-0390
10-0419 10-0442
10-0448 10-0462
10-0474 10-0479
10-0483 10-0489
10-0554 11-0198
11-0201 11-0202
11-0206 11-0208
11-0210 11-0211
11-0432 11-0503
11-0506 11-0507
11-0548 11-0585
11-0590 11-0596
11-0600 11-0604
11-0619 11-0623
11-0699 12-0153
12-0398 12-0414
12-0415 12-0418
12-0446 12-0451
12-0463 12-0492
12-0512 12-0513
12-0535 12-0538
12-0616 12-0623
belastung 01-0023
01-0564 01-0628
01-0714 02-0134
03-0016 03-0266
03-0620 04-0097
05-0032 05-0099
06-0032 06-0189
06-0559 08-0046
08-0266 08-0271
09-0040 11-0625
12-0033 12-0057
beleuchtung 07-0101
09-0092 09-0339
10-0063 10-0064
10-0246 11-0086
11-0405 11-0406
belueften 03-0072
03-0073 09-0506
bentazon 07-0205
bentonit 11-0664
benzimidazol
03-0638 12-0645
+benzodiazepin
04-0208
beratung 08-0077
08-0078
beregnung 09-0539
+berggazelle 09-0433
bericht 03-0168
04-0565 10-0001
bermudagras 09-0611
+berovacid tabletten
06-0181
beruf 06-0269
07-0503 11-0284
12-0278
+berufsgeheimnis
07-0335
besamung 01-0088
01-0096 01-0240
02-0195 02-0196
02-0363 02-0405
02-0420 03-0300
03-0321 04-0129
04-0133 04-0247
04-0289 06-0284
06-0291 06-0294

besamung 06-0311 07-0135 07-0217 07-0370 07-0379 08-0220 08-0235 08-0242 08-0250 08-0256 08-0257 09-0308 10-0229 11-0104 11-0115 11-0197 11-0345 11-0360 11-0399 12-0120 12-0310
besamungsinstrumentarium 07-0217 08-0090 12-0119
+besamungstechniker 11-0115
besatzdichte 05-0357
beschaedigung 03-0685 05-0330 05-0628 05-0635 06-0685 08-0638 10-0114 10-0123 10-0282 11-0747
+beschaelseuche 12-0648
+beschlag 11-0761
beschreibung 02-0179 03-0200 03-0408 03-0578 03-0706 04-0407 08-0106 12-0154
bestaeubung 06-0171
bestandskontrolle 11-0119
bestandskontrolle 02-0914 11-0282
+bestimmungsschluessel 05-0478
+bestrafung 04-0317
bestrahlen 01-0696 02-0189 02-0322 02-0385 03-0001 04-0158 04-0536 05-0297 06-0121 06-0196 06-0227 06-0246 06-0354 06-0737 07-0264 08-0067 09-0435 09-0591 10-0253 11-0402 11-0751 12-0206 12-0378
+beta-lactamase 01-0109 01-0329
+beta-mannosidose 04-0503
+beta-stimulation 11-0184
betaeuben 01-0210 02-0155 05-0686 08-0639 10-0640 12-0688
+betarezeptorenblocker 05-0590
+betazin 07-0761
beton 03-0357
betrieb 03-0645 09-0553 09-0570
betriebsanalyse 10-0551
betriebsergebnis 03-0707
betriebsorganisation 07-0124
+betriebsweise 04-0159 04-0160
+betriebsweise 06-0182
+beugesehnendeformitaet 04-0630
beurteilung 11-0213
beute 03-0179 07-0220
bevoelkerung 03-0180
bewaesserung 10-0236
+beweglichkeit 02-0364 02-0431 03-0117 05-0134 11-0112 11-0732
bewegung 02-0088 02-0134 02-0187 02-0207 02-0436 02-0684 02-0758 03-0078 03-0582 04-0082 04-0124 04-0246 04-0310 04-0314 04-0331 05-0050 05-0662 06-0001 08-0673 09-0105 09-0106 10-0017 10-0069 10-0421 11-0636 11-0729 11-0768 12-0025 12-0111
bewertung 02-0480 03-0747 04-0128 04-0541 06-0277 06-0349 06-0386 06-0417 06-0419 06-0514 06-0715 06-0746 07-0012 07-0279 07-0411 07-0615 07-0643 10-0212 10-0241 10-0260 10-0608 11-0050 12-0541 12-0725
+bezeichnung 10-0338
bibliographie 04-0306
+bicaulus sagitatus 09-0556
biene 02-0251 02-0253 02-0254 03-0102 03-0174 03-0176 03-0177 03-0178 04-0162 07-0218 08-0125 09-0155 11-0199 11-0203 11-0204 11-0206 11-0207 12-0182 12-0186
bienengift 11-0260
bienenhaltung 06-0171
bienenkrankheit 01-0124 03-0170 06-0171 08-0628 11-0203 11-0205
bienenlaus 07-0219
bienenschaedling 01-0125 11-0211
bienenvolk 01-0124 01-0125 02-0249 02-0250 03-0169 03-0171 03-0175 03-0179 06-0172 06-0173 06-0175
bienenvolk 06-0176 06-0177 06-0179 06-0180 06-0181 08-0123 12-0179
bienenwanderung 06-0171
bienenwirtschaft 01-0126 03-0168
+bikarbonat 02-0419 06-0561
bildsynthese 09-0038
bilirubin 05-0444 06-0590 12-0232
bindegewebe 02-0004 02-0021 06-0250 07-0006
bindung 02-0068 02-0075 02-0261 02-0475 02-0477 03-0039 03-0678 04-0481 05-0056 05-0612 06-0028 06-0119 06-0129 06-0131 06-0249 06-0252 07-0015 07-0041 07-0044 07-0268 07-0344 09-0377 09-0678 10-0043 10-0048 10-0076 10-0113 10-0272 10-0284 10-0331 11-0071 12-0048 12-0099 12-0682
binnenfischerei 01-0100 01-0101 01-0108 01-0113 03-0142 04-0139 06-0143 06-0145 06-0165 06-0167 06-0169 07-0140 07-0141 07-0142 07-0216 11-0117 11-0118 11-0119 11-0126 11-0128 12-0128
+biochem eigenschaft 02-0198
biochemie 01-0034 01-0067 01-0218 01-0245 01-0395 01-0398 01-0412 01-0415 01-0455 01-0511 01-0682 02-0018 02-0025 02-0034 02-0065 02-0111 02-0138 02-0176 02-0185 02-0306 02-0343 02-0345 02-0498 02-0540 02-0541 02-0545 02-0570 02-0585 02-0595 02-0616 02-0723 02-0724 02-0773 03-0002 03-0010 03-0020 03-0026 03-0042 03-0056 03-0062 03-0092 03-0369 03-0429 03-0440 03-0454 03-0480 03-0484 03-0597 03-0599 03-0677 03-0688 04-0020 04-0022
biochemie 04-0032 04-0034 04-0035 04-0050 04-0229 04-0358 04-0556 04-0648 04-0660 05-0001 05-0026 05-0027 05-0028 05-0121 05-0130 05-0131 05-0169 05-0170 05-0178 05-0274 05-0495 05-0578 06-0025 06-0152 06-0402 06-0421 06-0440 06-0457 06-0479 06-0487 06-0657 06-0671 06-0717 07-0038 07-0187 07-0280 07-0309 07-0332 07-0345 07-0486 07-0509 07-0678 07-0842 07-0845 08-0042 08-0047 08-0065 08-0086 08-0182 08-0361 08-0375 08-0557 09-0037 09-0047 09-0276 09-0318 09-0444 09-0586 09-0588 09-0724 10-0009 10-0032 10-0101 10-0132 10-0205 10-0345 10-0357 10-0370 10-0379 10-0387 10-0400 10-0508 10-0536 10-0555 10-0559 10-0587 11-0036 11-0103 11-0259 11-0270 11-0451 11-0502 11-0504 11-0531 11-0558 11-0696 12-0452 12-0568
+biogenes amin 02-0293
+biogenese 12-0042
biogeographie 04-0143 04-0148
biographie 03-0190 11-0118
+bioindustrie 05-0576
biol 01-0007 03-0009 03-0159 03-0160 03-0654
biol aktivitaet 01-0170 02-0069 03-0033 03-0206 03-0257 03-0391 03-0613 04-0210 04-0378 06-0152 07-0061 07-0093 07-0129 07-0291 09-0071 09-0196 10-0021 10-0022 10-0156 10-0185 12-0070 12-0362
biol eigenschaft 02-0198 02-0669 02-0671 02-0811 03-0432 03-0475 04-0347 04-0390
biol eigenschaft 05-0369 06-0130 06-0498 06-0625 06-0755 07-0044 07-0268 07-0275 07-0282 07-0288 07-0328 07-0432 07-0509 09-0181 09-0238 09-0464 09-0466 09-0670 10-0273 10-0313 10-0358 10-0380 10-0381 10-0413 11-0024 11-0233 11-0447 11-0484 11-0487 12-0265 12-0354 12-0362
+biol informationstransfer 02-0177
biol methode 02-0250 05-0310 05-0487
biol prozess 01-0001 02-0193 08-0129
biol wertigkeit 01-0082 07-0841
biol. eigenschaft 11-0502 12-0453
biologie 01-0125 01-0293 01-0489 01-0507 02-0262 02-0707 05-0468 06-0107 06-0108 07-0219 07-0280 07-0282 08-0045 08-0078 08-0468 09-0120 09-0158 10-0438 10-0476 11-0600
biomasse 06-0115 06-0356
+biomechanik 05-0664 08-0045
biometrie 02-0337 02-0339 03-0103
+biomphalaria 05-0449
biophenyl 10-0182
biopraeparat 02-0176 08-0390 08-0601
biopsie 01-0050 01-0135 01-0143 01-0547 01-0548 01-0584 01-0715 02-0276 02-0719 02-0903 03-0699 04-0374 04-0527 04-0620 05-0001 05-0410 05-0493 05-0512 05-0541 07-0492 07-0645 07-0646 07-0651 08-0134 08-0487 08-0489 08-0512 09-0069 10-0124 10-0491 10-0515 11-0315 11-0394 11-0641 11-0654 11-0736 12-0205 12-0444 12-0575
biorhythmik 03-0175 10-0073 10-0106 10-0487
+biorhythmus 04-0079

bioschlamm 01-0299
01-0300 01-0315
06-0346
biosynthese 02-0294
02-0540 03-0091
03-0205 03-0668
04-0056 04-0095
04-0194 05-0100
06-0059 07-0743
07-0765 08-0013
08-0015 08-0037
08-0044 08-0070
08-0076 08-0079
08-0179 08-0199
08-0440 08-0624
09-0078 09-0096
10-0035 10-0063
11-0230 11-0504
11-0710 12-0008
12-0209 12-0628
12-0680
biotechnik 01-0243
01-0252 01-0259
01-0409 02-0131
02-0388 02-0389
02-0393 02-0395
02-0420 03-0106
03-0134 03-0136
03-0193 03-0210
03-0255 03-0300
03-0668 03-0669
03-0683 04-0110
04-0134 04-0202
06-0108 06-0109
06-0180 06-0302
06-0303 06-0304
06-0306 06-0313
06-0314 06-0624
06-0682 06-0738
07-0023 07-0369
07-0372 07-0373
07-0374 07-0376
07-0381 07-0382
07-0387 07-0388
07-0389 07-0391
07-0393 07-0399
07-0400 07-0403
07-0405 07-0407
08-0069 08-0071
08-0229 08-0230
08-0238 08-0243
08-0249 08-0251
08-0253 09-0306
09-0314 11-0196
11-0233 11-0334
11-0342 11-0362
11-0745 11-0777
12-0303 12-0319
12-0320
+biotechnologie
01-0147 04-0222
05-0258 06-0108
06-0109 07-0048
07-0821 09-0471
11-0377 12-0259
12-0260
biotest 02-0240
06-0515
biotin 11-0095
11-0703
+biotransformation
06-0672
biotyp 01-0331
01-0344
+biovet -multiplex d
n 01-0217
+biozid 03-0665
biphenyl 11-0670
+bison 11-0009
11-0010
+bivalent 06-0377
blaehen 03-0700
+blase 07-0474
+blasenstein 04-0624
+blastogenese
05-0035 05-0247
+blastomyces
08-0406
+blastozyst 02-0412
04-0292 07-0383
08-0234 08-0258
+blastozyst 02-0417
06-0127
+blattschneiderbiene
11-0211
+blaufuchs 09-0261
blei (element)
01-0603 01-0685
02-0236 02-0771
02-0874 04-0148
04-0149 04-0653
06-0229 06-0720
07-0840 08-0564
08-0592 09-0621
10-0522 12-0592
12-0600
blei (element)
07-0216
+bleivergiftung
04-0327
+blicca bjoerkna
03-0163
blinddarm 01-0149
05-0426 06-0366
07-0508 08-0526
10-0342
+blocker 02-0130
bluetongue virus
01-0427 02-0591
03-0309 04-0403
06-0471 09-0461
09-0462 09-0463
10-0384 10-0385
10-0387
blut 01-0038
01-0067 01-0069
01-0074 01-0075
01-0086 01-0117
01-0146 01-0161
01-0170 01-0182
01-0198 01-0200
01-0207 01-0231
01-0247 01-0338
01-0344 01-0475
01-0550 01-0570
01-0714 01-0718
01-0726 02-0078
02-0140 02-0148
02-0165 02-0220
02-0230 02-0234
02-0264 02-0343
02-0344 02-0346
02-0427 02-0462
02-0609 02-0708
02-0843 02-0901
02-0917 03-0038
03-0046 03-0143
03-0144 03-0172
03-0198 03-0265
blut 03-0266
03-0267 03-0375
03-0405 03-0516
03-0555 03-0644
03-0686 04-0135
04-0178 04-0209
04-0211 04-0227
04-0229 04-0233
04-0234 04-0254
04-0275 04-0340
04-0348 04-0500
04-0504 04-0536
04-0543 05-0043
05-0059 05-0069
05-0093 05-0101
05-0180 05-0241
05-0247 05-0264
05-0278 05-0347
05-0372 05-0398
05-0498 05-0560
05-0596 06-0032
06-0061 06-0081
06-0100 06-0159
06-0166 06-0170
06-0196 06-0198
06-0259 06-0260
06-0325 06-0440
06-0542 06-0671
07-0044 07-0062
07-0077 07-0119
07-0149 07-0153
07-0172 07-0173
07-0174 07-0201
07-0204 07-0229
07-0255 07-0331
07-0395 07-0474
07-0484 07-0663
07-0667 07-0756
07-0760 07-0820
08-0025 08-0046
08-0050 08-0066
08-0116 08-0168
08-0187 08-0217
08-0337 08-0370
08-0444 08-0496
08-0523 08-0576
09-0008 09-0011
09-0050 09-0053
09-0056 09-0060
09-0069 09-0072
09-0243 09-0318
09-0320 09-0334
09-0338 09-0390
09-0409 09-0626
09-0737 10-0084
10-0091 10-0199
10-0204 10-0337
10-0530 10-0546
10-0553 11-0028
11-0056 11-0135
11-0159 11-0178
11-0269 11-0270
11-0271 11-0273
11-0314 11-0374
11-0429 11-0480
11-0625 11-0739
12-0006 12-0057
12-0058 12-0076
12-0130 12-0132
12-0133 12-0142
12-0176 12-0227
12-0268 12-0269
12-0273 12-0279
12-0294 12-0527
12-0550 12-0600
blut 12-0617
12-0619 12-0675
blutbild 01-0140
01-0411 01-0687
02-0155 02-0564
02-0612 03-0584
03-0598 04-0230
04-0231 04-0639
05-0156 05-0432
05-0433 05-0495
05-0508 05-0516
06-0024 06-0261
06-0653 06-0693
07-0139 07-0424
07-0492 07-0769
08-0050 08-0143
08-0185 08-0186
08-0207 08-0550
09-0174 09-0241
09-0335 09-0442
09-0443 10-0208
10-0587 12-0122
12-0271
blutdruck 02-0057
02-0112 02-0120
02-0123 02-0147
02-0738 02-0854
03-0065 03-0071
04-0070 04-0075
04-0091 04-0096
04-0169 04-0186
04-0341 04-0513
05-0075 05-0091
05-0110 05-0324
06-0031 06-0038
06-0039 06-0053
06-0080 06-0098
06-0650 07-0037
07-0068 07-0092
07-0125 07-0757
08-0061 08-0301
08-0523 09-0053
09-0079 09-0085
10-0015 10-0086
10-0090 10-0095
11-0089 11-0092
12-0059
+blutentnahme
01-0718 12-0133
+blutflussrate
06-0049
+blutgas 07-0804
12-0625
+blutgasanalyse
09-0575
blutgefaess 01-0014
01-0019 01-0039
01-0049 01-0143
01-0575 01-0716
02-0008 02-0021
02-0108 02-0113
02-0115 02-0143
02-0163 03-0064
03-0065 03-0097
03-0710 04-0006
04-0024 04-0105
04-0172 04-0538
04-0544 05-0019
05-0063 05-0067
06-0048 06-0090
07-0012 07-0033
07-0063 07-0114
07-0668 08-0028
08-0056 08-0665
09-0011 10-0015
blutgefaess 10-0089
10-0094 10-0575
11-0010 11-0021
11-0087 11-0089
12-0081
blutgruppe 02-0372
03-0467 05-0239
10-0193 10-0210
10-0211 11-0264
11-0265 12-0274
+blutgruppenunvertra
eglichkeit 02-0372
+blutkonserve
10-0207
blutkreislauf 02-0169
02-0753 02-0884
02-0897 03-0029
03-0040 03-0061
03-0087 03-0267
04-0101 04-0186
05-0071 05-0106
06-0090 06-0650
07-0099 08-0055
08-0056 08-0130
08-0623 09-0064
09-0589 10-0027
10-0029 10-0093
10-0114 10-0123
10-0594 11-0184
11-0258
blutplasma 01-0073
01-0081 01-0083
01-0662 01-0664
02-0133 02-0269
02-0347 02-0348
02-0377 02-0791
03-0225 03-0312
04-0058 04-0072
04-0104 04-0114
04-0115 04-0251
04-0271 04-0337
04-0469 04-0544
04-0602 05-0068
05-0074 05-0076
05-0139 05-0240
05-0486 05-0623
06-0081 06-0227
06-0281 06-0613
06-0641 07-0025
07-0083 07-0101
07-0330 07-0346
07-0352 07-0368
07-0662 08-0633
09-0079 09-0210
09-0253 09-0271
09-0285 09-0286
09-0322 09-0392
10-0084 10-0088
10-0106 10-0107
10-0146 10-0536
11-0051 11-0052
11-0073 11-0090
11-0274 11-0275
11-0276 11-0366
11-0379 11-0582
11-0629 11-0706
11-0727 12-0030
blutprotein 09-0038
blutserum 01-0062
01-0068 01-0077
01-0150 01-0152
01-0157 01-0171
01-0336 01-0341
01-0342 01-0351
01-0390 01-0419

blutserum 01-0462
01-0565 01-0573
01-0674 02-0267
02-0308 02-0327
02-0365 02-0432
02-0486 02-0497
02-0624 02-0843
03-0211 03-0227
03-0235 03-0252
03-0253 03-0265
03-0457 03-0500
03-0598 04-0221
04-0226 04-0250
04-0368 04-0464
04-0478 04-0499
04-0594 05-0036
05-0054 05-0269
05-0277 05-0287
05-0323 05-0382
05-0426 05-0472
06-0035 06-0240
06-0287 06-0425
06-0562 06-0565
06-0594 06-0619
06-0640 07-0032
07-0112 07-0256
07-0301 07-0500
07-0506 07-0694
08-0048 08-0057
08-0166 08-0172
08-0173 08-0261
08-0443 08-0510
08-0615 09-0062
09-0107 09-0233
09-0275 09-0389
09-0392 09-0458
09-0591 10-0023
10-0121 10-0169
10-0215 10-0228
10-0341 10-0366
10-0367 10-0433
10-0461 10-0495
10-0501 10-0507
10-0508 10-0510
10-0520 10-0579
10-0595 11-0017
11-0040 11-0069
11-0083 11-0243
11-0434 11-0630
11-0631 11-0632
12-0029 12-0096
12-0102 12-0173
12-0226 12-0228
12-0258 12-0265
12-0266 12-0332
12-0338 12-0452
12-0547
+bluttransfusion
10-0210
+blutung 05-0635
+bluntuntersuchung
10-0205
+blutvolumen
06-0097
blutzucker 02-0083
06-0198 06-0324
07-0331 12-0541
+boa constriktor
05-0573
boden 01-0499
04-0360 06-0344
06-0720 09-0353
09-0382 09-0554
12-0334
bodenart 01-0586
bodenbeschaffenheit
02-0890
bodenverbesserungs
mittel 12-0334
bodenwasser 01-0499
12-0399
boesartige faulbrut
08-0123 12-0179
+bolus 04-0102
+bomolochus stocki
04-0143
boophilus 01-0535
+border disease-virus
03-0470 08-0381
+borderdisease
10-0356
bordetella 01-0345
01-0348 01-0652
01-0693 02-0495
02-0496 05-0122
05-0177 05-0328
07-0078 07-0469
08-0335 09-0192
09-0394 09-0395
09-0396 10-0305
11-0459 11-0460
11-0688
+bordetella bronchise
ptica 11-0459
bornavirus 01-0458
01-0459 03-0492
04-0427 04-0428
11-0559
borrelia 02-0532
07-0508 08-0346
12-0406
+bothriocephalose
07-0182
+bothriocephalus
06-0143 11-0160
11-0161
+bothriocephalus ach
eilognathi 04-0145
07-0183
+bothriocephalus indi
cus 07-0185
botulismus 01-0352
01-0356 02-0505
04-0327 07-0477
11-0468
+bovicola bovis
04-0581
bovinae 05-0468
+bovine papillomavir
us 08-0401
+bovine pyelonephriti
s 07-0454
+bovine virusdiarrhoe
11-0561 11-0562
+bovines herpesvirus
4 02-0621
06-0495
bovines leukosevirus
01-0401 01-0403
02-0547 02-0548
02-0550 02-0553
02-0560 02-0561
03-0436 03-0437
03-0438 03-0439
03-0440 03-0441
03-0442 04-0389
04-0391 04-0392
04-0429 05-0364
05-0365 05-0366
05-0369 05-0370
bovines leukosevirus
05-0372 05-0373
05-0374 06-0434
06-0435 06-0436
06-0437 06-0438
06-0439 06-0440
06-0442 06-0443
06-0444 06-0445
07-0291 07-0523
09-0432 09-0440
09-0441 09-0444
09-0485 10-0362
10-0363 10-0364
10-0365 10-0366
10-0369 11-0308
11-0507 11-0508
11-0509 11-0510
11-0511 11-0512
11-0513 11-0514
11-0515 12-0221
12-0304 12-0415
12-0416 12-0418
12-0419
bovines mamillitis he
rpesvirus 03-0481
bovines syncytial vir
us 09-0454
bovines syncytialviru
s 02-0584
06-0467
+brachionus 12-0169
brachycera 01-0294
01-0542 01-0545
02-0706 02-0850
03-0541 04-0490
04-0574 05-0308
05-0488 05-0567
07-0418 08-0481
09-0333 09-0568
09-0569 09-0570
09-0571 10-0473
11-0619 11-0620
+brachydanio rerio
04-0156 11-0195
braet 04-0664
+braeunungsreaktion
07-0848
+branchiomyces sp.
11-0166
+branntkalk 01-0292
brauchwasser
05-0292 05-0294
05-0295 05-0296
05-0300 05-0678
braunvieh 12-0307
+brevoortia tyrannus
11-0155
broiler 01-0280
01-0304 01-0350
01-0389 01-0393
01-0422 01-0460
01-0572 02-0469
02-0537 02-0759
03-0460 03-0742
04-0329 04-0418
04-0425 04-0505
04-0649 05-0045
05-0375 05-0429
05-0562 05-0689
06-0043 06-0527
06-0646 07-0485
07-0674 07-0690
07-0709 07-0710
broiler 07-0711
07-0756 07-0778
07-0831 07-0835
07-0838 08-0530
08-0603 09-0347
09-0348 09-0589
10-0192 10-0322
10-0584 11-0431
11-0638 11-0719
12-0326 12-0332
12-0354 12-0392
12-0430 12-0491
12-0493 12-0517
12-0615 12-0634
12-0725
broiler
12-0382
+bromokriptin
08-0625
+bromphenolblau-filte
rpapiertest 12-0565
bronchien 01-0042
01-0582 01-0661
02-0787 03-0063
06-0092 07-0670
07-0801 08-0275
09-0396 10-0591
12-0011 12-0564
+bronchitis 03-0653
brucella 01-0339
01-0341 01-0343
02-0327 02-0382
02-0384 02-0490
02-0491 02-0581
03-0389 04-0207
04-0575 05-0337
05-0340 05-0576
06-0374 06-0375
06-0376 07-0329
07-0428 07-0456
07-0457 07-0459
07-0460 07-0461
07-0464 07-0465
07-0466 09-0121
09-0293 09-0385
09-0386 09-0387
09-0389 09-0390
09-0391 09-0392
09-0393 10-0299
10-0300 10-0301
10-0303 11-0294
11-0455 11-0456
11-0457 11-0458
12-0212 12-0372
12-0373
+brucella ovis
07-0463 09-0391
brucellaceae 01-0405
09-0388
brucellose 01-0340
01-0342 01-0344
02-0489 03-0392
05-0671 06-0373
07-0349 07-0458
07-0462 07-0463
07-0827 10-0298
10-0302 11-0714
12-0369 12-0370
12-0371
bruehwurst 06-0741
07-0843
brueten 09-0023
brunst 01-0083
01-0084 01-0085
01-0219 01-0225
brunst 01-0243
01-0250 01-0269
01-0730 02-0432
03-0027 03-0276
03-0299 03-0305
04-0113 04-0117
04-0158 04-0241
04-0268 04-0270
04-0274 04-0302
05-0126 05-0271
05-0281 05-0571
05-0580 06-0124
06-0127 06-0274
06-0291 06-0311
06-0323 06-0326
07-0112 07-0122
07-0130 07-0131
07-0134 07-0357
07-0369 07-0377
07-0380 07-0384
07-0804 08-0092
08-0193 08-0205
08-0220 08-0239
08-0254 08-0345
08-0618 09-0089
09-0090 09-0092
09-0116 09-0264
09-0269 09-0288
09-0305 09-0306
09-0307 09-0314
09-0317 09-0323
09-0328 10-0010
10-0214 10-0231
10-0237 10-0473
10-0576 11-0100
11-0102 11-0293
11-0299 11-0314
11-0336 11-0356
11-0389 12-0284
12-0307
brunstinduktion
06-0321
brunststimulation
01-0096 01-0250
01-0264 02-0201
02-0402 03-0125
03-0133 03-0295
04-0279 04-0281
04-0286 04-0289
06-0318 07-0125
07-0132 07-0136
07-0378 07-0379
08-0255 09-0264
09-0288 11-0196
11-0344 11-0359
12-0299 12-0308
03-0300
brunstsynchronisation
01-0096 01-0249
01-0261 01-0262
02-0420 03-0136
03-0292 03-0298
03-0299 03-0300
03-0311 04-0247
04-0278 04-0280
04-0282 04-0287
06-0290 06-0309
06-0311 06-0316
06-0322 07-0129
07-0132 07-0377
07-0378 07-0379
07-0380 07-0393
07-0394 07-0396
07-0402 08-0092

brunstsynchronisation
08-0234 08-0235
08-0242 08-0245
08-0247 08-0258
09-0100 09-0303
09-0307 10-0105
11-0343 11-0358
11-0360 11-0364
11-0377 11-0379
11-0380 12-0295
12-0296 12-0297
12-0298
brut 01-0112
01-0303 01-0472
02-0247 03-0221
04-0161 04-0162
05-0272 06-0151
06-0180 07-0148
07-0221 08-0119
10-0404 11-0149
11-0167 11-0182
11-0193 11-0202
11-0205 12-0153
12-0169 12-0177
12-0433
brutei 05-0563
07-0543 07-0713
08-0387 12-0327
12-0616
brutraum 03-0726
+brycon cephalus
08-0106
bryophyllum 08-0548
+bucephalus polymor
phus 03-0165
07-0216
bueffel 01-0230
02-0498 02-0861
04-0176 04-0250
06-0318 07-0080
07-0115 07-0400
08-0086 08-0363
09-0295 09-0323
09-0437 11-0069
11-0753 12-0192
+bueffelfliege
08-0481
+buerocomputer
12-0277
bulle 01-0065
01-0092 01-0247
01-0401 01-0584
02-0013 02-0187
02-0193 02-0198
02-0299 02-0380
02-0381 02-0424
02-0431 02-0499
02-0513 02-0649
03-0120 03-0121
03-0128 03-0129
03-0293 03-0543
03-0566 04-0052
04-0118 04-0120
04-0121 04-0130
04-0585 05-0037
05-0133 05-0134
05-0135 05-0425
05-0676 06-0134
06-0138 06-0299
06-0408 06-0571
07-0007 07-0009
07-0223 07-0410
07-0498 07-0515
07-0519 07-0684
07-0803 07-0836
bulle 08-0082
08-0084 08-0196
08-0243 08-0266
08-0549 09-0112
09-0113 09-0114
09-0256 09-0401
09-0422 09-0432
09-0516 09-0517
09-0518 10-0110
10-0225 10-0236
10-0280 10-0309
10-0311 10-0578
11-0006 11-0024
11-0105 11-0112
11-0116 11-0339
11-0391 11-0664
11-0711 12-0105
12-0107 12-0108
12-0112 12-0113
12-0114 12-0268
12-0415 12-0416
12-0535 12-0546
12-0696 12-0707
+bunodera lucioperca
e 09-0147
bursa fabricii
01-0688 02-0760
03-0213 03-0658
04-0013 07-0027
07-0542 07-0560
10-0013 12-0421
+butylmaduramycin
05-0577
+bvd 02-0594
+bvd-virus 01-0390
+caldesmon 05-0121
calicivirus 03-0418
+calmodulin 07-0659

campylobacter
01-0349 01-0350
02-0497 02-0498
02-0499 02-0500
02-0501 02-0502
02-0503 02-0917
02-0926 03-0394
03-0395 03-0397
03-0398 03-0399
03-0400 03-0611
03-0736 04-0356
04-0357 04-0359
05-0341 05-0342
06-0116 06-0360
06-0378 06-0379
06-0380 06-0381
06-0745 07-0471
07-0472 07-0473
08-0294 08-0319
09-0280 09-0397
09-0398 09-0400
10-0307 10-0308
10-0309 10-0310
10-0311 10-0312
10-0540 10-0566
11-0234 11-0339
11-0461 11-0462
11-0463 11-0464
11-0465 11-0734
12-0342 12-0374
12-0375 12-0377
+campylobacter coli
11-0463
+campylobacter jejun
i 02-0926
06-0745
candida 02-0635
03-0675 05-0054
05-0198 07-0577
07-0580 07-0581
07-0765 07-0828
08-0624 09-0198
11-0098 12-0480
12-0482
+candida albicans
12-0479
capillaria 02-0687
04-0436
+capillaria petrusche
wskii 09-0142
+caprine arthritis-enc
ephalitis-virus
05-0361
+caprine arthritis-enz
ephalitis 12-0442
+capsaicin 12-0054
+carassius auratus
02-0210 07-0208
11-0135
+carassius auratus gi
belio 03-0156
+carassius carassius
03-0156 08-0109
11-0170
+carbadox 11-0494
carbaryl 03-0102
08-0117
+carboanhydrase
12-0665
carbonsaeure
01-0025 01-0508
02-0162 05-0077
05-0508 07-0056
07-0187 07-0212
09-0724 10-0062
11-0038 12-0552
+carcharhinus plumb
eus 11-0150
carnivora 02-0896
04-0010 04-0137
04-0356 05-0464
casein 12-0362
+cassia occidentalis
03-0590
castoridae 05-0314
06-0492
+cataractbildung
12-0168
+catching antibody-
methode 08-0382
+catla catla 08-0107
cavioidae 01-0042
01-0573 01-0593
01-0673 02-0105
02-0338 02-0524
02-0638 02-0694
02-0765 02-0827
03-0021 03-0236
03-0493 04-0087
04-0603 05-0341
05-0403 06-0070
06-0401 06-0522
06-0651 06-0652
07-0091 07-0554
07-0632 08-0018
08-0322 09-0082
09-0327 09-0381
10-0002 10-0318
10-0337 10-0591
11-0057 11-0236
11-0490 12-0015
cavioidae 12-0402
12-0537 12-0659
+ccv 07-0160
+ccv-nachweis
07-0159
+cefotaxim 08-0621
celo-virus 08-0388
+cephalexin 07-0759
+cephalosporine
12-0675
+ceratium hirudinella
08-0114
+ceroidose 12-0171
+cerulenin 08-0624
+ceruloplasmin
09-0585
+cervidae 01-0209
09-0015 09-0016
cestodes 01-0499
02-0671 03-0161
04-0455 05-0450
05-0451 05-0456
06-0539 07-0182
07-0183 07-0184
07-0185 07-0187
07-0613 08-0433
09-0144 10-0450
10-0451 10-0452
11-0161 11-0162
11-0163 12-0160
12-0167 12-0510
+cgc 01-0048
chalcididae 08-0125
chalmydia 07-0470
+chalone 07-0291
+channa punctatus
01-0121 02-0230
12-0177
+channa striata
08-0117
+channel-catfish-viru
s 03-0149
+chanos chanos
11-0147
+chapman-heartbar-b
eschlag 03-0705
+charakterisierung
02-0160 02-0181
03-0247 06-0534
+chelon labrosus
09-0141
chem 03-0082
11-0650
chem eigenschaft
01-0288 01-0586
02-0481 07-0432
08-0362 11-0140
12-0620
chem methode
01-0217 03-0665
09-0563
chem physikal proze
ss 10-0051
chem verbindung
01-0032 01-0545
01-0688 02-0313
03-0033 03-0046
03-0058 03-0613
03-0637 04-0163
04-0607 05-0055
05-0081 05-0094
05-0451 05-0610
06-0625 06-0667
06-0676 07-0270
08-0562 09-0680
chem verbindung
10-0122 10-0185
10-0422 11-0058
11-0493 12-0001
12-0017 12-0099
+chemolumineszenz
06-0402
+chemolumineszenz-r
eaktion 02-0215
chemisierung
02-0180
+chemolumineszenz
10-0164
chemoresistenz
06-0535 07-0436
09-0364
+chemostimulantien
02-0207
+chemotaxis 05-0207
05-0269
chemotherapeutikum
01-0442 01-0481
02-0453 02-0461
02-0669 02-0826
02-0846 03-0203
04-0177 04-0180
04-0345 04-0372
04-0433 04-0496
04-0512 04-0514
04-0598 04-0618
05-0156 05-0591
05-0604 06-0361
06-0535 06-0654
06-0729 07-0262
07-0764 07-0770
07-0771 07-0775
09-0148 09-0519
10-0372 12-0194
12-0647
+chilodonella hexasti
cha 09-0139
+chilodonella hexasti
chus 12-0153
+chilodonellose
12-0153
+chimaere 02-0197
03-0334 11-0018
12-0313
+chimaeren 06-0240
+chimaerismus
02-0417
chinchilla 11-0311
chinuclidinbenzicat
06-0110
+chiroptera 07-0552
chirurgie 01-0138
01-0143 01-0203
01-0209 01-0579
01-0642 01-0665
01-0673 01-0695
01-0697 01-0698
01-0699 01-0700
01-0701 01-0702
01-0705 01-0706
01-0707 01-0708
01-0709 01-0718
02-0140 02-0271
02-0274 02-0277
02-0284 02-0641
02-0762 02-0802
02-0814 02-0820
02-0822 02-0878
02-0879 02-0880
02-0881 02-0882
02-0885 02-0888

chirurgie 02-0892
02-0893 02-0906
02-0907 02-0908
03-0006 03-0201
03-0282 03-0283
03-0332 03-0422
03-0580 03-0691
03-0692 03-0693
03-0694 03-0695
03-0696 03-0697
03-0698 03-0700
03-0701 03-0702
03-0703 03-0708
04-0173 04-0177
04-0181 04-0260
04-0609 04-0613
04-0614 04-0618
04-0619 04-0622
04-0623 04-0624
04-0625 04-0626
04-0627 04-0628
04-0629 04-0630
04-0634 04-0636
04-0639 04-0640
05-0157 05-0167
05-0316 05-0317
05-0414 05-0626
05-0627 05-0628
05-0629 05-0634
05-0635 05-0638
05-0639 05-0640
05-0641 05-0643
05-0644 05-0645
05-0646 05-0648
05-0653 05-0657
05-0663 05-0667
05-0668 05-0669
06-0193 06-0206
06-0283 06-0316
06-0616 06-0685
06-0690 06-0692
06-0694 06-0696
06-0697 06-0698
06-0699 06-0708
06-0709 06-0713
07-0242 07-0254
07-0270 07-0360
07-0364 07-0390
07-0675 07-0730
07-0784 07-0785
07-0785 07-0788
07-0789 07-0793
07-0794 07-0795
07-0797 07-0799
07-0801 08-0080
08-0203 08-0255
08-0398 08-0641
08-0642 08-0643
08-0645 08-0646
08-0648 08-0649
08-0650 08-0651
08-0653 08-0654
08-0658 08-0659
08-0670 08-0675
09-0168 09-0173
09-0175 09-0507
09-0597 09-0684
09-0685 09-0691
09-0693 09-0694
09-0695 09-0696
09-0697 09-0699
09-0700 09-0701
09-0702 09-0703
09-0704 09-0705
09-0706 09-0708
chirurgie 09-0717
09-0723 10-0427
10-0428 10-0594
10-0602 10-0605
10-0606 10-0607
10-0609 10-0610
10-0612 10-0613
10-0614 10-0616
10-0618 10-0624
11-0219 11-0221
11-0225 11-0306
11-0311 11-0415
11-0652 11-0747
11-0748 11-0749
11-0751 11-0752
11-0753 11-0754
11-0755 11-0756
11-0757 11-0758
11-0762 11-0765
11-0766 11-0771
12-0031 12-0195
12-0202 12-0205
12-0282 12-0293
12-0313 12-0529
12-0550 12-0559
12-0689 12-0691
12-0692 12-0693
12-0694 12-0695
12-0696 12-0697
12-0698 12-0699
12-0700 12-0701
12-0702 12-0703
12-0705 12-0708
12-0710 12-0713
12-0714 12-0721
+chitin 04-0463
08-0440
chlamydaceae
07-0481
chlamydia 01-0359
03-0601 04-0365
04-0366 05-0345
05-0582 06-0226
06-0362 06-0614
07-0349 07-0529
08-0327 10-0321
10-0322 10-0323
10-0586 11-0098
11-0469 11-0470
11-0698 12-0385
05-0561
+chlamydia psittaci
10-0322
chlamydiaceae
05-0179 07-0470
chlor 01-0118
02-0224 02-0313
03-0412 04-0054
07-0196 07-0200
chloralhydrat
03-0282
+chloramin 12-0331
chloramphenikol
02-0824 02-0841
04-0140 04-0588
07-0453 07-0494
08-0105 09-0671
chloramphenikol
04-0645 07-0752
07-0774 07-0778
09-0681 10-0597
+chlordecon 05-0552
+chlorfenvinphos
12-0679
+chlorhexidin
02-0852
chlorid 03-0677
05-0062 08-0032
08-0038 10-0028
10-0046 11-0047
11-0731
+chlorkohlenwasserst
off 12-0127
+chloromyxum salveli
ni 09-0140
+chloromyxum wardi
09-0140
chlorpyrifos 08-0549
+chlotrimazol
12-0478
+cholangitis 04-0518
+cholecalciferol
11-0670
+cholelithiasis
04-0518
+cholera 05-0343
09-0399 12-0376
cholesterol 01-0067
01-0578 02-0153
02-0713 03-0279
04-0061 08-0048
08-0538 09-0126
10-0086 12-0102
12-0299 12-0560
+cholezystokinin
03-0225
cholin 03-0091
06-0049 06-0054
10-0600 11-0066
cholinesterase
02-0551
cholmogoryer rind
03-0130
+chondrotomie
11-0752
+chorioidae 01-0137
+chorion 02-0096
02-0102
+choriongonadotropin
11-0383
chorioptes 03-0536
04-0581 07-0634
09-0565
+chorioptes bovis
03-0536
chrom 07-0840
chromatin 03-0129
11-0019
+chromatofokusion
02-0472
chromatographie
01-0048 01-0078
01-0478 02-0085
02-0104 02-0144
02-0146 02-0149
02-0333 03-0112
04-0657 05-0491
06-0102 06-0139
07-0776 09-0376
09-0504 09-0677
10-0201 10-0273
10-0313 10-0454
11-0023 11-0355
11-0778 12-0348
chromosom 01-0502
02-0329 02-0550
03-0105 03-0108
03-0259 03-0660
03-0661 04-0188
chromosom 04-0334
04-0482 06-0105
06-0201 06-0655
07-0494 08-0067
08-0071 08-0291
09-0184 09-0200
10-0153 10-0178
10-0593 11-0096
11-0229 11-0291
11-0384 11-0425
12-0316
chromosomenmutatio
n 01-0233
01-0675 06-0030
12-0309
+chronik 07-0337
chronisch 01-0582
12-0601
+chryptosporidia
03-0508
chrysomelidae
07-0638
+chymosin 07-0846
+chymotrypsin
02-0735
+cichlidae 11-0120
+cites 04-0566
+citratplasma-schnell
agglutination
02-0821
cladosporium
08-0407
+clarias gariepinus
02-0226
claviceps purpurea
09-0329
+clearance 04-0207
+clearence-rate
09-0069
+clinostomum compla
natum 11-0177
+cloprostenol
04-0247 08-0239
12-0295
+closantel 10-0457
clostridium 01-0319
01-0335 01-0352
01-0353 01-0354
01-0355 01-0357
01-0358 02-0506
02-0507 02-0916
04-0179 04-0362
04-0363 06-0382
06-0383 06-0384
06-0385 06-0607
07-0014 07-0433
07-0475 07-0476
07-0478 08-0321
08-0322 08-0323
08-0324 08-0325
08-0578 08-0688
10-0155 10-0156
10-0313 10-0317
10-0318 10-0319
10-0535 11-0467
11-0468 11-0776
12-0379 12-0380
12-0381 12-0383
12-0683
clostridium botulinum
02-0505 06-0214
06-0215 10-0314
11-0466 12-0382
12-0384
+clostridium perfring
ens 01-0357
07-0478 10-0535
+clostridium tyrobuty
rium 11-0776
+cloxacillin 04-0587
+clupea harengus
07-0190
+clupea harengus ha
rengus 11-0176
+clupea harengus me
mbras 04-0144
+co 02-0777
coccidia 01-0115
01-0643 02-0657
02-0660 04-0437
04-0439 05-0430
05-0432 05-0434
06-0526 06-0528
07-0433 07-0588
07-0672 07-0706
07-0756 07-0831
09-0523 09-0524
09-0526 09-0527
10-0435 11-0171
11-0216 11-0404
11-0586 12-0486
12-0489 12-0491
12-0492
coccidiostatikum
01-0280 02-0655
03-0587 04-0437
07-0756
coccoidea 09-0520
colchicin 03-0095
10-0386 12-0681
coleoptera 04-0161
coli-phage 03-0374
09-0368
+colienterotoxaemie
10-0278
coliforme bakterien
02-0805 02-0909
+colisa fasciatus
04-0154
+colon 06-0046
+computer-tomograp
hie 06-0707
07-0254 10-0517
+con a 07-0309
07-0285
+concanavallin
08-0169
+coombs-test
01-0340
cooperia 05-0460
05-0468 08-0445
11-0708
copepoda 03-0160
04-0143 08-0106
09-0146 09-0147
11-0173 11-0174
+coregonus 03-0158
+coregonus albula
06-0162
+coregonus clupeafor
mis 02-0240
+coregonus lavaretus
08-0114
+coregonus muksun
11-0146
+coregonus peled
03-0154 03-0155
11-0146
+cornea 02-0525

+corynebacterium e
qui 12-0364
coronavirus 01-0392
01-0423 01-0424
03-0457 03-0458
03-0459 03-0605
03-0674 04-0402
04-0550 04-0577
05-0380 06-0602
06-0603 06-0659
06-0681 07-0536
08-0370 08-0371
08-0373 08-0578
09-0457 09-0459
09-0460 10-0381
10-0540 10-0545
11-0680 11-0684
12-0438 12-0439
12-0440
+corpora amylacea
07-0016
+corpus cavernosum
02-0381
+corpus luteum
08-0014
+cortisol-injektion
02-0217
+cortisolkonzentration
07-0214
corynebacterium
01-0330 01-0336
02-0581 02-0806
05-0334 05-0567
06-0369 07-0454
08-0311 08-0312
08-0313 09-0382
10-0286 10-0292
10-0293 10-0521
10-0556 12-0364
corynebacterium pse
udotubercul
02-0482 10-0291
corynebacterium pyo
genes 01-0638
02-0786 04-0348
05-0333 07-0698
corynebacterium pyo
genes 03-0384
+corynetoxin 08-0311
+coryphaenoides acr
olepis 12-0154
+coryphaenoides hol
otrachys 07-0169
+coryphaenoides pec
toralis 12-0154
+cosinor-methode
01-0081
+costia 12-0167
+costia necatrix
12-0152
+costiasis 12-0152
+costiose 11-0172
coumarin 01-0600
02-0599 06-0678
+counterimmunoelekt
rophorese 10-0419
+coussia carpelli
08-0109
coxiella 05-0582
coxiella burnetti
01-0366 01-0367
02-0520 07-0349
07-0493 08-0336
09-0410
coxiella burnetti
02-0521
coxsackievirus
02-0588
cryptococcus
06-0228
crepis 03-0661
cricetinae 03-0399
04-0011 04-0033
04-0061 04-0121
04-0384 05-0129
05-0130 06-0452
06-0503 08-0008
08-0037 08-0420
10-0145 10-0319
+crotonolakton
09-0133
crustacea 03-0157
03-0158 03-0161
06-0161 06-0170
07-0198 11-0121
11-0175 12-0155
12-0166
+cryptocaryoniasis
07-0139
cryptococcus
05-0415 10-0181
10-0195 10-0422
10-0423 10-0427
12-0474 12-0481
+cryptosporidia
10-0440
+cryptosporidie
01-0477
+cryptosporidiose
01-0643 02-0657
02-0660 10-0438
+cryptosporidiosis
11-0584
+cryptosporidium
08-0578 10-0436
10-0439
+csv 07-0163
+ctenopharyngodon i
della 07-0195
11-0154 11-0161
cumarin 02-0866
curvularia 02-0634
+cyclophosphamid
08-0620
+cyclothionin
04-0050
+cygro 12-0491
cylindrocarpon
11-0569
+cylophosphamid
04-0600
cypermethrin
09-0674
+cyprinus 08-0111
+cyprinus carpio
01-0103 01-0106
01-0112 01-0115
02-0208 02-0217
03-0137 03-0138
03-0139 03-0150
04-0135 04-0140
04-0147 04-0150
04-0152 06-0154
06-0155 06-0157
06-0158 06-0160
06-0167 07-0147
07-0156 07-0158
07-0182 07-0183
07-0196 07-0201
+cyprinus carpio
07-0205 07-0208
07-0213 08-0095
08-0100 08-0109
08-0113 08-0115
11-0122 11-0139
11-0154 11-0159
11-0165 12-0122
12-0129 12-0132
12-0136 12-0173
+cysticercus 02-0507
+cysticercus bovis
03-0515 10-0459
10-0643
+cytochalasin b
02-0004
cytoditidae 01-0539
+cytophagia 06-0421
+c3 05-0528
+dachs 08-0433
+dactylogyrus
04-0145 11-0134
+dactylogyrus sp.
07-0191
+dactylogyrus vastato
r 11-0160
+dampfkondensations
verfahren 02-0460
+damwild 07-0823
07-0824 09-0015
09-0016 10-0239
+dantrolen 07-0754
daphnia 06-0165
+dapson 12-0673
darm 01-0010
01-0072 01-0318
01-0349 01-0464
01-0491 02-0038
02-0135 02-0262
02-0271 02-0290
02-0500 02-0651
02-0742 02-0749
02-0755 02-0759
02-0862 02-0878
02-0879 02-0880
03-0151 03-0517
03-0576 03-0576
03-0577 03-0603
03-0608 03-0702
03-0708 04-0007
04-0008 04-0028
04-0107 04-0146
04-0338 04-0384
04-0425 04-0486
04-0626 04-0638
04-0641 05-0060
05-0431 05-0439
05-0470 06-0084
06-0217 06-0569
06-0608 06-0635
06-0664 07-0059
07-0104 07-0161
07-0192 07-0231
07-0259 07-0672
08-0012 08-0057
08-0143 08-0150
08-0297 08-0337
08-0339 08-0379
08-0444 08-0447
08-0578 08-0650
08-0659 09-0018
09-0065 09-0374
09-0397 09-0525
09-0553 09-0629
09-0641 10-0015
darm 10-0031
10-0046 10-0059
10-0073 10-0094
10-0114 10-0123
10-0272 10-0275
10-0288 10-0453
10-0509 10-0510
10-0631 11-0003
11-0025 11-0162
11-0164 11-0418
11-0475 11-0660
12-0041 12-0042
12-0061 12-0084
12-0142 12-0146
12-0160 12-0240
12-0340 12-0341
12-0389 12-0444
12-0459 12-0586
12-0718
darmflora 04-0338
07-0745 08-0577
10-0189 12-0342
12-0353 12-0638
+darmtorsion 02-0755
+dasselfliege 09-0569
datenbank 04-0130
05-0252
datenbank 08-0410
11-0654
datenerfassung
01-0211 08-0193
datenverarbeitung
02-0352
ddt 03-0262
+deckinfektion
11-0328
+defekt 10-0401
deformation 02-0368
02-0908 03-0006
05-0153 05-0173
05-0277 05-0669
06-0147 09-0696
10-0624 11-0112
11-0752 12-0607
degeneration
02-0026 02-0040
02-0740 05-0452
05-0589 07-0518
07-0662 08-0512
08-0517 08-0644
10-0008 10-0117
10-0503 11-0632
11-0636 12-0306
12-0386 12-0704
+dehnung 07-0019
dehydrase 07-0049
07-0109
dehydrogenase
06-0364
dehydrokortikosteron
01-0337 08-0051
09-0320 10-0104
+dejodierung 04-0095
dekontamination
03-0363 06-0733
07-0821 09-0738
12-0333 12-0335
demodex 01-0536
07-0635 08-0475
demodicidae 11-0617
+demyelinisierung
05-0537
denaturieren 04-0017
+depersolon 05-0556
+derattisation
02-0439
dermatitis 01-0304
01-0640 02-0455
02-0637 02-0734
02-0760 04-0528
04-0529 05-0479
05-0512 05-0519
06-0665 07-0236
07-0568 07-0636
08-0533 09-0165
09-0607 09-0608
11-0443 12-0583
12-0707
+dermatomykose
11-0572 11-0574
11-0576
+dermatomyositis
09-0607
+dermatophilose
01-0467 02-0455
12-0476
+dermatophilus
02-0639 08-0403
09-0502
+dermatophilus cong
olensis 03-0236
+dermatophyt
12-0478
+dermatophyt
02-0647
+dermatophytie
07-0576
+dermatose 01-0134
05-0205
desinfektion 01-0100
01-0126 01-0131
01-0286 01-0287
01-0290 01-0291
01-0292 01-0299
01-0466 01-0470
01-0670 02-0441
02-0443 03-0141
03-0142 03-0171
03-0361 03-0362
03-0364 03-0400
03-0738 03-0739
03-0740 04-0321
05-0300 05-0309
06-0156 06-0340
06-0341 06-0343
06-0346 06-0395
06-0658 06-0710
07-0142 07-0163
07-0423 07-0427
07-0704 08-0111
08-0280 08-0281
08-0282 08-0285
08-0474 08-0575
09-0281 09-0354
09-0360 10-0253
10-0396 10-0485
11-0126 11-0396
11-0431 11-0432
12-0330 12-0446
desinfektionsgeraet
04-0322
desinfektionsmittel
01-0287 01-0288
11-0701
desinfiziens 01-0286
01-0289 02-0441
02-0442 02-0928
03-0358 03-0361
03-0463 03-0634

desinfiziens 03-0661
03-0739 03-0740
04-0322 06-0145
06-0340 06-0342
06-0349 06-0527
06-0658 07-0422
07-0427 08-0280
08-0281 09-0354
09-0665 10-0250
11-0407 11-0408
12-0327 12-0331
+desinvasion 01-0100
+desmotomie
04-0630
+destruktion 06-0695
+detergentien
04-0156
+determinanten
01-0636
deutsches schwarzbu
ntes rind 02-0086
+dexamethason
09-0098
+dexamethason
01-0086 01-0532
06-0310 07-0071
dextran 02-0341
06-0097
dfd-fleisch 01-0723
03-0745 03-0746
+dfmo 02-0293
diabetes 01-0024
02-0330 02-0733
03-0286 03-0557
03-0558 03-0561
04-0507 05-0498
07-0102 07-0657
09-0586 09-0587
09-0592 10-0053
10-0142 11-0730
12-0541 12-0626
+diabetes insipidus
07-0664
diaet 02-0453
02-0740 04-0527
05-0542 06-0576
06-0615 07-0043
09-0724 10-0215
12-0555 12-0626
+diaethyl carbamazin
01-0532
diagnose 01-0028
01-0103 01-0107
01-0131 01-0134
01-0139 01-0145
01-0147 01-0202
01-0211 01-0218
01-0220 01-0239
01-0253 01-0266
01-0267 01-0268
01-0276 01-0306
01-0307 01-0308
01-0309 01-0322
01-0328 01-0368
01-0370 01-0371
01-0372 01-0378
01-0385 01-0387
01-0398 01-0399
01-0402 01-0404
01-0406 01-0407
01-0407 01-0410
01-0414 01-0418
01-0421 01-0426
01-0429 01-0433
01-0434 01-0435

diagnose 01-0444
01-0445 01-0447
01-0450 01-0456
01-0457 01-0460
01-0462 01-0476
01-0479 01-0483
01-0496 01-0518
01-0534 01-0546
01-0564 01-0567
01-0568 01-0577
01-0627 01-0629
01-0631 01-0632
01-0642 01-0653
01-0658 01-0713
01-0715 01-0717
02-0263 02-0268
02-0276 02-0277
02-0278 02-0287
02-0297 02-0298
02-0371 02-0372
02-0381 02-0426
02-0460 02-0474
02-0476 02-0479
02-0487 02-0488
02-0500 02-0510
02-0511 02-0512
02-0513 02-0516
02-0518 02-0519
02-0534 02-0536
02-0543 02-0546
02-0550 02-0559
02-0560 02-0561
02-0564 02-0565
02-0568 02-0576
02-0580 02-0583
02-0590 02-0595
02-0596 02-0597
02-0598 02-0599
02-0603 02-0610
02-0611 02-0613
02-0618 02-0621
02-0622 02-0624
02-0627 02-0629
02-0634 02-0641
02-0645 02-0657
02-0690 02-0704
02-0710 02-0719
02-0726 02-0741
02-0752 02-0755
02-0756 02-0763
02-0768 02-0770
02-0777 02-0779
02-0795 02-0796
02-0797 02-0799
02-0800 02-0814
02-0820 02-0821
02-0876 02-0899
02-0900 02-0903
02-0904 03-0175
03-0194 03-0195
03-0202 03-0204
03-0224 03-0231
03-0234 03-0244
03-0255 03-0296
03-0343 03-0348
03-0377 03-0384
03-0385 03-0387
03-0388 03-0390
03-0392 03-0397
03-0398 03-0401
03-0403 03-0406
03-0407 03-0409
03-0410 03-0411
03-0421 03-0422
03-0431 03-0433

diagnose 03-0450
03-0469 03-0470
03-0472 03-0474
03-0475 03-0478
03-0480 03-0494
03-0496 03-0499
03-0502 03-0508
03-0513 03-0517
03-0539 03-0552
03-0554 03-0564
03-0571 03-0573
03-0575 03-0581
03-0584 03-0585
03-0588 03-0590
03-0591 03-0605
03-0611 03-0612
03-0618 03-0622
03-0692 03-0699
03-0702 03-0704
04-0160 04-0170
04-0175 04-0191
04-0222 04-0244
04-0260 04-0262
04-0265 04-0266
04-0275 04-0276
04-0300 04-0301
04-0302 04-0303
04-0305 04-0347
04-0352 04-0357
04-0367 04-0370
04-0371 04-0372
04-0374 04-0375
04-0384 04-0389
04-0410 04-0412
04-0414 04-0418
04-0439 04-0458
04-0467 04-0479
04-0493 04-0495
04-0496 04-0497
04-0500 04-0524
04-0527 04-0529
04-0532 04-0535
04-0538 04-0552
04-0556 04-0560
04-0562 04-0563
04-0564 04-0566
04-0610 04-0619
04-0621 04-0622
04-0626 04-0631
04-0638 05-0147
05-0150 05-0157
05-0160 05-0162
05-0163 05-0164
05-0182 05-0205
05-0257 05-0276
05-0279 05-0342
05-0344 05-0345
05-0348 05-0349
05-0361 05-0366
05-0372 05-0380
05-0382 05-0384
05-0393 05-0396
05-0398 05-0401
05-0404 05-0422
05-0437 05-0449
05-0454 05-0478
05-0482 05-0495
05-0503 05-0507
05-0510 05-0513
05-0537 05-0538
05-0539 05-0541
05-0543 05-0545
05-0558 05-0564
05-0569 05-0637
05-0645 05-0649

diagnose 05-0651
05-0655 05-0658
05-0668 06-0144
06-0189 06-0193
06-0210 06-0252
06-0263 06-0279
06-0287 06-0374
06-0384 06-0387
06-0390 06-0398
06-0399 06-0405
06-0426 06-0436
06-0437 06-0442
06-0451 06-0456
06-0469 06-0474
06-0482 06-0485
06-0486 06-0487
06-0488 06-0491
06-0492 06-0497
06-0499 06-0511
06-0523 06-0547
06-0557 06-0574
06-0577 06-0585
06-0595 06-0597
06-0601 06-0603
06-0616 06-0700
06-0703 06-0707
07-0219 07-0237
07-0251 07-0253
07-0254 07-0255
07-0276 07-0298
07-0299 07-0315
07-0348 07-0349
07-0362 07-0365
07-0409 07-0435
07-0445 07-0457
07-0460 07-0472
07-0474 07-0478
07-0487 07-0491
07-0495 07-0496
07-0497 07-0508
07-0510 07-0511
07-0516 07-0517
07-0521 07-0522
07-0523 07-0539
07-0550 07-0559
07-0561 07-0563
07-0571 07-0580
07-0604 07-0605
07-0615 07-0628
07-0630 07-0636
07-0637 07-0639
07-0640 07-0641
07-0644 07-0645
07-0646 07-0653
07-0660 07-0663
07-0664 07-0693
07-0695 07-0702
07-0703 07-0705
07-0709 07-0716
07-0719 07-0721
07-0723 07-0732
07-0759 07-0784
07-0787 07-0825
07-0826 07-0827
08-0045 08-0099
08-0134 08-0135
08-0136 08-0137
08-0143 08-0165
08-0192 08-0215
08-0259 08-0260
08-0261 08-0262
08-0263 08-0307
08-0314 08-0321
08-0335 08-0336
08-0342 08-0344

diagnose 08-0349
08-0350 08-0365
08-0369 08-0371
08-0372 08-0373
08-0384 08-0385
08-0390 08-0396
08-0397 08-0405
08-0406 08-0407
08-0412 08-0418
08-0423 08-0429
08-0434 08-0453
08-0457 08-0460
08-0461 08-0484
08-0485 08-0486
08-0487 08-0499
08-0500 08-0501
08-0504 08-0514
08-0524 08-0526
08-0534 08-0535
08-0536 08-0538
08-0541 08-0557
08-0563 08-0568
08-0570 08-0574
08-0583 08-0640
08-0644 08-0651
08-0654 08-0656
08-0661 08-0662
08-0668 08-0676
08-0678 08-0679
08-0681 09-0028
09-0081 09-0103
09-0138 09-0164
09-0165 09-0172
09-0222 09-0317
09-0321 09-0323
09-0324 09-0325
09-0326 09-0330
09-0355 09-0356
09-0378 09-0379
09-0383 09-0386
09-0389 09-0395
09-0399 09-0400
09-0402 09-0407
09-0409 09-0411
09-0426 09-0428
09-0443 09-0446
09-0453 09-0454
09-0455 09-0459
09-0460 09-0461
09-0464 09-0465
09-0466 09-0467
09-0468 09-0470
09-0472 09-0474
09-0475 09-0478
09-0481 09-0483
09-0489 09-0490
09-0491 09-0492
09-0493 09-0501
09-0510 09-0514
09-0516 09-0518
09-0524 09-0536
09-0538 09-0564
09-0596 09-0599
09-0600 09-0604
09-0608 09-0610
09-0611 09-0620
09-0621 09-0623
09-0652 09-0655
09-0656 09-0693
09-0701 09-0721
09-0722 10-0118
10-0131 10-0136
10-0138 10-0139
10-0140 10-0168
10-0209 10-0224

diagnose 10-0231
10-0259 10-0265
10-0289 10-0292
10-0299 10-0300
10-0303 10-0304
10-0311 10-0312
10-0315 10-0319
10-0332 10-0333
10-0334 10-0335
10-0355 10-0357
10-0364 10-0365
10-0366 10-0369
10-0375 10-0378
10-0382 10-0389
10-0392 10-0402
10-0410 10-0411
10-0414 10-0419
10-0438 10-0440
10-0441 10-0444
10-0445 10-0479
10-0485 10-0491
10-0492 10-0506
10-0511 10-0512
10-0516 10-0517
10-0518 10-0522
10-0524 10-0534
10-0535 10-0542
10-0547 10-0548
10-0549 10-0553
10-0555 10-0560
10-0561 10-0562
10-0563 10-0617
10-0619 10-0625
10-0626 10-0627
10-0628 11-0102
11-0128 11-0154
11-0279 11-0315
11-0316 11-0320
11-0338 11-0387
11-0390 11-0394
11-0400 11-0428
11-0437 11-0445
11-0447 11-0456
11-0470 11-0472
11-0479 11-0482
11-0485 11-0487
11-0489 11-0493
11-0496 11-0505
11-0506 11-0507
11-0508 11-0512
11-0513 11-0514
11-0518 11-0522
11-0523 11-0528
11-0529 11-0530
11-0534 11-0539
11-0542 11-0543
11-0545 11-0548
11-0556 11-0561
11-0563 11-0572
11-0575 11-0576
11-0618 11-0624
11-0638 11-0647
11-0653 11-0656
11-0660 11-0675
11-0684 11-0690
11-0755 11-0767
11-0768 11-0769
11-0772 12-0185
12-0189 12-0193
12-0207 12-0220
12-0370 12-0402
12-0403 12-0406
12-0426 12-0427
12-0435 12-0438
12-0457 12-0460

diagnose 12-0464
12-0467 12-0487
12-0489 12-0507
12-0529 12-0534
12-0539 12-0542
12-0543 12-0548
12-0549 12-0550
12-0556 12-0561
12-0562 12-0564
12-0565 12-0575
12-0576 12-0582
12-0583 12-0585
12-0599 12-0612
12-0613 12-0614
12-0617 12-0620
12-0621 12-0622
12-0677 12-0690
12-0705 12-0718
12-0720
diagnostik 02-0708
02-0711 02-0735
03-0500 03-0609
06-0533 07-0356
07-0412 10-0340
10-0461 11-0310
+diagnostikum
12-0397
diagramm 01-0717
+dialkyltin 08-0629
dialyse 06-0078
+diapedese 04-0544
+diaphragma 02-0032
03-0074 05-0523
+diaphyse 09-0719
diarrhoe 01-0320
01-0421 01-0432
01-0476 01-0477
01-0612 01-0613
01-0615 01-0617
01-0619 02-0435
02-0464 02-0529
02-0594 02-0741
02-0924 03-0396
03-0399 03-0425
03-0457 03-0475
03-0488 03-0599
03-0600 03-0601
03-0608 03-0609
03-0642 03-0670
04-0172 04-0382
04-0402 04-0404
04-0551 04-0552
04-0598 05-0540
05-0544 05-0557
05-0609 06-0378
06-0385 06-0423
06-0476 06-0529
06-0566 06-0602
06-0603 06-0605
06-0615 07-0439
07-0443 07-0472
07-0476 07-0548
07-0685 07-0697
07-0700 07-0701
07-0702 07-0704
07-0705 07-0736
07-0742 08-0321
08-0446 08-0575
08-0576 08-0577
08-0578 08-0579
08-0580 08-0582
08-0612 09-0283
09-0364 09-0465
09-0601 09-0602
09-0631 09-0632

diarrhoe 09-0633
09-0641 09-0642
10-0059 10-0175
10-0271 10-0274
10-0275 10-0566
10-0571 11-0216
11-0428 11-0464
11-0475 11-0525
11-0561 11-0562
11-0660 11-0680
11-0684 11-0685
11-0686 12-0356
diazinon 06-0671
+dibiomycin 01-0321
+dicentrarchus labrax
01-0116 07-0215
+dichlorsalizylanilid
08-0098
dichlorvos 08-0125
10-0600
dichte 04-0663
10-0430
dickdarm 01-0585
01-0593 02-0079
02-0876 03-0024
03-0698 04-0082
04-0382 05-0643
05-0645 05-0647
08-0648 08-0649
08-0651 08-0653
11-0086 11-0415
11-0732 12-0036
dicrocoelium
03-0503 03-0671
06-0537 11-0716
dictyocaulus 05-0460
dictyocaulus 01-0279
01-0504 02-0670
07-0626 09-0557
11-0602 11-0708
+dictyocaulus vivipar
us 09-0556
01-0527
dieldrin 07-0099
+differentialdiagnose
01-0518 02-0381
04-0532 07-0550
07-0660 08-0486
10-0392
+differenzierung
01-0018 01-0325
01-0502 02-0497
02-0668 02-0683
02-0925 03-0249
03-0368 03-0395
03-0574 05-0017
05-0423 05-0473
06-0202 06-0384
07-0272 07-0321
07-0451 07-0469
07-0471 07-0514
07-0530 08-0015
08-0078 08-0168
08-0291 08-0307
08-0417 09-0046
09-0192 09-0377
09-0535 09-0574
09-0600 09-0730
10-0006 10-0012
10-0066 10-0194
10-0277 10-0279
10-0314 11-0011
11-0012 11-0492
11-0567 12-0006
12-0014 12-0240

+differenzierung
12-0249 12-0260
12-0267 12-0348
12-0352 12-0362
12-0363 12-0408
12-0425 12-0450
12-0466 12-0487
12-0500 12-0656
12-0666
+differenzierung
06-0453 06-0472
+differentialdiagnose
01-0404 02-0627
diffusion 01-0390
03-0057 03-0383
10-0088
+digramma 03-0156
+dihydropyridin
02-0028
+dijodtyrosin 07-0761
+diltiazem 02-0851
dimethoat 11-0199
11-0669
+dimethylnitrosamin
09-0619
+diminazen-aceturat
12-0648
+dingo 01-0500
06-0596
+dinitrofluorbenzol
02-0875
+dinitrophenol-haemo
cyanin 12-0141
dinoseb 06-0599
+diodon hysterix
07-0187
+dipetalonema
03-0511
+diphyllobothrium dit
remum 11-0179
+diphyllobothrium lat
um 06-0163
+diplostomum
03-0153 07-0176
+diplostomum compa
ctum 07-0175
+diplostomum spatha
ceum 03-0154
06-0160 07-0191
07-0197
+diprosopie 07-0239
diptera 01-0540
01-0541 01-0544
02-0705 02-0707
02-0708 04-0489
08-0479 08-0480
10-0487 10-0488
11-0621
dipylidium 04-0461
+dirofilaria 07-0630
08-0458 08-0461
08-0462 10-0480
12-0529 12-0530
+dirofilariose 10-0479
+dirofiliaris 01-0532
+dismutase 11-0741
+dispersionsfarbstoff-i
mmunassay 11-0534
+disposition 02-0436
07-0635
+dissoziation 08-0025
+distorsion 05-0664
distribution 04-0027
04-0210 04-0381
04-0427 05-0167

distribution 06-0066
06-0280 06-0642
06-0676 07-0611
09-0009 09-0053
09-0117 09-0566
11-0593
diuretikum 04-0603
10-0588
+divertikel 02-0877
+dmso 04-0569
07-0576
dna 02-0177
02-0329 02-0336
03-0105 03-0233
03-0436 04-0192
04-0199 04-0426
05-0057 05-0120
05-0228 05-0236
05-0362 05-0421
05-0422 05-0442
06-0019 06-0106
06-0421 06-0429
06-0633 07-0069
07-0160 07-0326
07-0494 08-0037
08-0068 08-0144
08-0296 08-0401
09-0180 09-0191
09-0255 09-0494
10-0191 11-0096
11-0137 11-0230
11-0426 11-0509
11-0551 12-0021
12-0209 12-0346
12-0422 12-0458
12-0682
+dna-synthese-test
05-0236
+dna-transfektionstec
hnik 04-0184
+dnp 04-0215
dokumentation
02-0793
domestikation
07-0822 08-0026
12-0187
dominanz 05-0146
+domosedan 11-0704
11-0705
+donor 02-0406
08-0242 11-0358
+dopamin 02-0377
06-0650 08-0630
+dopaminhydrochlori
d 03-0648
+doppelkontrastgastro
grafie 04-0495
+dornhai 08-0119
dorset-schaf 04-0261
dose 03-0733
dosierung 01-0352
01-0396 01-0665
01-0677 02-0850
02-0862 03-0510
03-0659 04-0279
04-0579 05-0402
05-0566 06-0524
06-0645 06-0672
07-0067 09-0592
09-0689 10-0449
10-0451 10-0472
10-0587 11-0490
11-0599 11-0665
11-0722 11-0731
12-0488 12-0510

dosierung 12-0615
12-0636 12-0657
dosis 09-0521
11-0706 12-0430
12-0554
dotter 03-0123
+draht 08-0491
+drehkrankheit
07-0171 11-0157
+dreissena polymorp
ha 03-0165
droge 01-0207
drohn 06-0180
07-0217 08-0124
12-0183
+drohnensammelplatz
12-0183
+dromedar 03-0623
09-0550 10-0234
11-0637 11-0750
+drosophila 04-0109
druck 02-0007
04-0241 06-0001
07-0786 08-0641
08-0642 08-0654
08-0655 08-0657
08-0670 10-0087
10-0503 10-0569
12-0049 12-0069
12-0717
+druckluft 03-0365
03-0717
druckmessung
02-0106 02-0835
03-0074 03-0075
06-0092 06-0097
druese 01-0630
05-0009 05-0021
05-0283 06-0025
07-0046 08-0309
08-0645 09-0035
09-0287 10-0213
12-0016 12-0077
12-0079 12-0389
+druesenazini
07-0244
druesenmagen
11-0016
duengung 12-0334
duenndarm 02-0079
02-0082 02-0275
02-0684 03-0023
03-0078 03-0601
04-0025 04-0026
04-0027 04-0038
04-0051 04-0059
04-0173 05-0066
05-0077 05-0125
06-0019 06-0040
06-0232 06-0365
07-0070 08-0010
08-0298 09-0026
10-0018 10-0095
10-0102 11-0079
11-0091 12-0071
12-0083 12-0225
12-0377 12-0695
+duenndarmmilieu
10-0509
duennschichtchromat
ographie 02-0530
02-0912 09-0192
duft 05-0009
dunkel 11-0406
dunkelstall 10-0064
dunkelstall 11-0086
+duodenum 09-0026
durchflussmessung
03-0064 03-0065
03-0097 05-0023
11-0049 12-0051
durchlaessigkeit
02-0374
dynamik 02-0079
04-0178 04-0349
07-0333 10-0430
+dyschondroplasie
01-0274
dysenterie 01-0322
01-0379 01-0380
01-0612 01-0655
03-0419 03-0420
04-0330 04-0380
06-0352 06-0416
07-0504 07-0505
08-0346 09-0200
11-0493 11-0494
12-0403 12-0404
+dysfunktion 05-0213
+dyspepsie 01-0608
01-0609 03-0644
+dysphagie 03-0197
12-0196
dysplasie 01-0712
02-0758 06-0199
06-0575 09-0628
11-0650
+dystokie 06-0261
dystrophie 02-0760
02-0761 03-0543
04-0355 04-0421
05-0174 05-0530
07-0234 07-0235
07-0659 07-0709
08-0525 08-0531
10-0127 11-0327
12-0568 12-0703
eber 01-0029
01-0136 01-0245
02-0188 02-0328
02-0609 03-0025
03-0118 03-0275
04-0035 04-0119
04-0132 04-0133
04-0227 04-0592
05-0132 05-0136
05-0191 05-0282
06-0130 06-0131
06-0132 06-0133
06-0412 06-0496
07-0009 07-0123
08-0027 08-0087
08-0088 08-0224
09-0108 09-0118
09-0281 10-0107
10-0108 10-0109
10-0112 11-0107
11-0110 11-0114
12-0111 12-0121
echinococcus
01-0500 01-0501
01-0502 01-0502
02-0679 03-0503
03-0513 04-0456
04-0457 04-0458
04-0459 04-0460
05-0457 05-0458
06-0540 06-0541
06-0542 07-0614
echinococcus
07-0615 08-0431
08-0435 08-0436
08-0437 08-0438
09-0546 09-0550
09-0551 10-0459
10-0459 11-0595
12-0512 12-0513
12-0514
+echographie
10-0627 10-0628
+echokardiogramm
10-0038
+echokardiographie
06-0545 12-0542
+echotomographie
04-0305
echter mehltau
01-0471
+ecthyma contagiosu
m 08-0400
edelmetall 02-0095
06-0245
+edta 01-0342
08-0290
+edta-tris 06-0654
edv 01-0081
01-0626 02-0066
02-0423 02-0446
02-0593 04-0130
04-0444 05-0256
edv-einsatz 01-0211
06-0461 07-0468
09-0244 10-0230
edv-programm
05-0253 05-0313
07-0468 08-0089
08-0193 09-0298
10-0212 11-0283
12-0543
edva 01-0717
02-0352 02-0716
02-0717 04-0062
04-0493 05-0150
05-0252 05-0257
05-0467 06-0079
06-0707 07-0254
07-0390 07-0775
08-0146 08-0156
08-0188 08-0286
08-0296 09-0434
10-0212 11-0240
11-0283 12-0216
12-0276 12-0277
12-0337 12-0543
+edwardsiella ictaluri
07-0159
+edwardsiella tarda
06-0152 07-0154
11-0140 11-0190
12-0139
+eeg 10-0017
effektivitaet 02-0350
02-0354 03-0607
03-0653 04-0321
06-0334 08-0282
11-0312 12-0323
12-0501 12-0615
eg 02-0351
egg-drop-syndrom
09-0480 11-0537
+egg-drop-virus
10-0404
+egtved-virus
04-0141
+ehrlichia 04-0382
08-0350 09-0411
+ehrlichia risticii
03-0408
+ehrlichiose 04-0371
ei 01-0331
01-0364 01-0509
01-0721 02-0048
02-0675 04-0332
04-0661 05-0030
05-0451 05-0620
06-0395 06-0728
07-0310 07-0812
08-0440 09-0156
09-0359 09-0360
10-0472 10-0597
11-0165 11-0431
12-0375 12-0525
+eia 03-0244
05-0177 07-0460
08-0328
eiablage 07-0222
08-0279 11-0200
eibe 02-0775
05-0548
+eichenrinde 05-0584
+eigenschaft 02-0212
+eikenella 03-0422
eiklar 04-0661
06-0453
eileiter 02-0164
02-0364 02-0374
03-0287 04-0241
07-0359 07-0378
08-0006 09-0258
09-0259 09-0287
10-0191 12-0237
12-0303 12-0659
eimasse 02-0232
eimeria 01-0526
02-0650 02-0652
02-0653 02-0654
02-0656 02-0659
03-0507 05-0427
05-0428 05-0431
05-0435 06-0524
06-0527 06-0646
07-0329 07-0587
07-0589 07-0590
07-0715 08-0414
08-0415 09-0522
09-0524 09-0525
11-0170 11-0715
12-0490 12-0615
+eimeria jadvigae
07-0169
+einflussfaktoren
11-0151
+einfriergeraet
02-0423
einjaehriges weidelgr
as 08-0311
einsatzbereich
01-0690 01-0691
01-0692 01-0693
03-0666 06-0210
07-0775 11-0283
+einschlusskoerper
09-0481
+einschlusskoerperch
en-pankreatitis
07-0660
einstreu 01-0292
04-0332 04-0450
05-0303 05-0375
einstreu 08-0269
09-0348 09-0350
11-0404 12-0326
+einweginstrument
04-0620
eiqualitaet 05-0549
+eisbaer 07-0732
eischale 04-0316
04-0463 04-0606
05-0465 10-0403
12-0076
eisen 01-0198
02-0739 02-0788
03-0265 03-0598
04-0368 05-0037
05-0193 05-0499
06-0116 08-0295
08-0338 08-0339
08-0490 08-0506
08-0507 08-0615
09-0576 09-0577
09-0582 10-0330
12-0215 12-0377
+eiskrem 09-0743
eitransplantation
04-0291
+eitrige meningoence
phalitis 02-0583
eiware 09-0742
eiweiss 01-0062
01-0526 02-0144
02-0153 03-0671
05-0127 05-0372
05-0606 06-0067
06-0532 06-0725
07-0072 07-0200
09-0126 09-0181
09-0588 09-0746
10-0151 10-0375
11-0630 12-0345
12-0619
eizelle 01-0013
01-0095 01-0256
02-0419 03-0116
03-0301 04-0120
04-0291 05-0129
06-0005 06-0029
06-0299 06-0304
07-0084 07-0390
07-0392 07-0399
07-0402 07-0407
08-0230 08-0248
08-0250 08-0255
08-0256 09-0022
09-0032 09-0093
09-0104 09-0255
09-0299 09-0302
09-0310 09-0311
11-0368 11-0371
12-0097 12-0280
12-0306 12-0315
+eizellenkultur
09-0087
ejakulat 01-0247
02-0187 02-0385
04-0122 05-0191
09-0116 12-0104
ejakulation 05-0285
09-0110 09-0114
09-0292 12-0104
ekg 02-0266
02-0716 02-0717
02-0718 04-0258
04-0348 04-0594
06-0188 07-0012

ekg 07-0643
07-0644 07-0791
10-0089
ektomie 01-0054
01-0055 01-0059
01-0569 01-0578
03-0068 03-0111
04-0627 05-0654
08-0652 09-0044
09-0048 11-0032
11-0034 11-0571
+ektoparasit 08-0467
+ektoparasitose
01-0505 08-0478
+elancoban 12-0491
elastizitaet 11-0712
+elefant 02-0813
06-0615 07-0729
07-0732 12-0625
elektonenmikroskopie
09-0533
elektrisch 02-0052
03-0081 03-0083
03-0686 03-0689
03-0741 05-0049
05-0686 06-0033
06-0083 07-0039
07-0047 07-0094
07-0095 07-0097
08-0049 09-0065
09-0102 09-0740
12-0061 12-0065
12-0081
+elektrische aktivitaet
01-0056
+elektrischer strom
02-0444
elektrisches feld
02-0334
elektrode 01-0059
04-0057 06-0040
08-0157 10-0601
elektrolyse 12-0087
elektrolyt 02-0156
02-0233 04-0097
04-0271 04-0516
05-0085 06-0198
09-0240 09-0635
10-0501 12-0665
elektromagnetische e
igenschaft 03-0027
11-0759
+elektron 01-0030
+elektron bildauswert
ung 05-0027
elektronenmikroskop
01-0013 02-0022
02-0566 02-0889
04-0013 04-0044
04-0395 04-0420
04-0425 04-0544
05-0008 05-0392
05-0536 06-0013
06-0457 06-0603
07-0086 07-0711
08-0420 09-0003
09-0010 09-0025
09-0287 09-0359
10-0342 10-0363
10-0375 10-0388
10-0389 10-0440
10-0560 11-0005
11-0013 11-0060
11-0550 11-0567
11-0589 11-0694
elektronenmikroskop
12-0105 12-0439
12-0447 12-0453
12-0499
elektronenmikroskopi
e 01-0104
01-0431 01-0464
01-0509 01-0534
01-0577 01-0580
01-0582 02-0005
02-0013 02-0019
02-0020 02-0030
02-0031 02-0035
02-0050 02-0242
02-0282 02-0292
02-0311 02-0629
02-0652 02-0905
03-0013 03-0024
03-0374 03-0558
04-0021 04-0022
04-0047 04-0083
04-0084 04-0093
04-0180 04-0352
04-0409 04-0421
04-0453 04-0455
04-0600 05-0014
05-0015 05-0088
05-0140 05-0238
05-0383 05-0439
06-0021 06-0022
06-0056 06-0396
06-0492 06-0558
07-0010 07-0021
07-0170 07-0172
07-0198 07-0448
07-0546 07-0598
07-0627 08-0012
08-0064 08-0135
08-0379 08-0388
08-0399 08-0438
08-0487 09-0425
10-0019 10-0066
10-0139 10-0274
10-0512 11-0153
11-0158 11-0166
11-0171 11-0243
11-0529 11-0592
12-0005 12-0015
12-0016 12-0148
12-0498
elektronenmikroskopi
sch 07-0518
07-0595
elektronisch 07-0079
elektrophorese
01-0027 01-0189
01-0375 01-0429
01-0430 01-0431
01-0490 01-0573
01-0721 02-0104
02-0146 02-0333
02-0347 02-0472
02-0551 02-0633
02-0678 03-0258
03-0293 03-0428
03-0534 04-0155
05-0214 05-0446
06-0532 07-0040
07-0256 07-0293
07-0783 08-0187
09-0730 10-0153
10-0206 10-0601
10-0639 11-0081
11-0272 11-0457
11-0778 12-0249
elektrophorese
12-0358
+elektrophysiol eigen
schaft 03-0081
+elektrostimulation
07-0379
element 01-0586
06-0625 10-0236
+elementarkoerperch
en 06-0614
eliminieren 01-0210
02-0494 04-0151
04-0624 06-0140
08-0290 08-0564
09-0160 10-0530
12-0357
+elisa-methode
11-0136
elisa-test 01-0351
01-0388 01-0405
01-0407 01-0411
01-0428 01-0429
01-0431 01-0447
02-0055 02-0327
02-0471 02-0472
02-0508 02-0521
02-0536 02-0595
02-0596 02-0618
02-0621 02-0661
02-0670 02-0673
02-0697 02-0708
03-0213 03-0393
03-0405 03-0407
03-0443 03-0446
03-0603 03-0676
04-0239 04-0265
04-0366 04-0369
04-0389 04-0399
04-0409 04-0412
04-0440 04-0479
04-0608 04-0647
04-0662 05-0180
05-0232 05-0233
05-0235 05-0262
05-0345 05-0361
05-0367 05-0375
05-0390 05-0397
05-0398 05-0449
05-0453 05-0671
06-0035 06-0116
06-0425 06-0426
06-0442 06-0448
06-0449 06-0467
06-0474 06-0603
06-0741 07-0138
07-0276 07-0278
07-0279 07-0283
07-0286 07-0293
07-0301 07-0409
07-0457 07-0459
07-0480 07-0489
07-0516 07-0517
07-0521 07-0522
07-0523 07-0530
07-0536 07-0538
07-0539 07-0545
07-0546 07-0547
07-0555 07-0556
07-0557 07-0597
07-0598 07-0605
07-0615 07-0632
07-0702 08-0074
08-0160 08-0327
08-0328 08-0382
08-0385 08-0429
elisa-test 08-0437
08-0461 08-0484
08-0574 08-0584
09-0227 09-0356
09-0373 09-0386
09-0389 09-0459
09-0488 09-0493
09-0730 10-0150
10-0168 10-0191
10-0194 10-0366
10-0373 10-0375
10-0382 10-0388
10-0411 10-0420
10-0426 10-0461
10-0480 10-0542
11-0294 11-0388
11-0413 11-0434
11-0466 11-0528
11-0530 11-0534
11-0541 11-0556
11-0558 12-0363
12-0371 12-0403
12-0445 12-0449
12-0457 12-0460
12-0464 12-0495
12-0530 12-0533
12-0612 12-0614
12-0672
embryo 01-0011
01-0015 01-0045
01-0068 01-0088
01-0226 01-0254
01-0260 01-0425
02-0021 02-0041
02-0043 02-0046
02-0049 02-0050
02-0051 02-0053
02-0074 02-0111
02-0138 02-0157
02-0199 02-0237
02-0326 02-0366
02-0397 02-0412
02-0413 02-0416
02-0418 02-0423
02-0666 02-0761
02-0777 03-0005
03-0024 03-0025
03-0026 03-0039
03-0040 03-0101
03-0116 03-0127
03-0221 03-0304
03-0305 03-0306
03-0315 03-0316
03-0331 03-0332
03-0336 03-0338
03-0340 03-0342
03-0462 03-0463
04-0018 04-0040
04-0041 04-0044
04-0045 04-0047
04-0096 04-0101
04-0128 04-0156
04-0175 04-0212
04-0243 04-0246
04-0252 04-0255
04-0258 04-0283
04-0284 04-0285
04-0295 04-0296
04-0297 04-0298
04-0299 04-0303
04-0305 04-0506
04-0603 05-0002
05-0029 05-0031
05-0064 05-0124
06-0014 06-0026
embryo 06-0037
06-0081 06-0111
06-0126 06-0140
06-0221 06-0281
06-0297 06-0300
06-0301 06-0308
06-0317 06-0318
06-0457 06-0475
07-0003 07-0024
07-0025 07-0026
07-0028 07-0128
07-0344 07-0383
07-0384 07-0385
07-0386 07-0389
07-0464 07-0587
07-0692 07-0808
08-0018 08-0020
08-0021 08-0031
08-0034 08-0080
08-0244 08-0246
08-0260 09-0004
09-0008 09-0025
09-0029 09-0030
09-0075 09-0105
09-0106 09-0266
09-0296 09-0321
09-0499 09-0585
09-0625 10-0011
10-0017 10-0018
10-0020 10-0068
10-0102 10-0103
10-0223 10-0404
10-0434 10-0568
10-0574 11-0003
11-0015 11-0017
11-0028 11-0032
11-0068 11-0071
11-0085 11-0258
11-0300 11-0303
11-0305 11-0344
11-0347 11-0353
11-0360 11-0378
11-0457 11-0470
12-0075 12-0272
12-0280 12-0305
12-0311 12-0313
12-0315 12-0374
12-0420 12-0421
12-0496 12-0603
12-0604 02-0302
embryogenese
01-0010 01-0014
01-0233 02-0024
02-0042 02-0064
02-0161 02-0377
02-0535 03-0108
03-0332 03-0337
04-0002 04-0038
04-0039 04-0043
04-0120 04-0257
04-0292 05-0267
05-0549 06-0303
06-0320 07-0023
07-0390 07-0392
07-0689 07-0713
08-0200 08-0233
08-0234 09-0018
09-0027 09-0030
09-0031 10-0247
11-0005 11-0014
11-0392 11-0726
12-0281
+embryokultur
04-0292
embryologie 02-004

+embryonengewinnun
g 08-0228
+embryonenteilung
02-0415 11-0369
embryonentransplanta
tion 01-0252
01-0254 01-0255
01-0259 02-0197
02-0390 02-0391
02-0392 02-0393
02-0394 02-0395
02-0396 02-0397
02-0398 02-0399
02-0404 02-0405
02-0406 02-0408
02-0409 02-0410
02-0411 02-0414
02-0415 02-0421
03-0167 03-0292
03-0300 03-0307
03-0308 03-0309
03-0310 03-0311
03-0312 03-0313
03-0314 03-0315
03-0316 03-0317
03-0318 03-0319
03-0320 03-0322
03-0323 03-0324
03-0325 03-0326
03-0327 03-0328
03-0329 03-0330
03-0333 03-0334
03-0335 03-0337
03-0339 03-0341
04-0190 04-0292
04-0293 04-0294
04-0299 05-0267
05-0287 06-0297
06-0298 06-0299
06-0301 06-0302
06-0303 06-0304
06-0305 06-0306
06-0307 06-0308
06-0309 06-0312
06-0313 06-0314
06-0315 06-0316
06-0317 06-0320
07-0126 07-0127
07-0128 07-0130
07-0377 07-0380
07-0384 07-0386
07-0387 07-0390
07-0391 07-0394
07-0395 07-0396
07-0397 07-0398
07-0400 07-0401
07-0402 07-0408
08-0071 08-0228
08-0230 08-0233
08-0237 08-0241
08-0242 08-0243
08-0244 08-0251
08-0252 08-0253
08-0257 09-0154
09-0296 09-0298
09-0301 09-0302
09-0309 09-0310
09-0311 09-0313
09-0315 09-0387
09-0429 10-0218
11-0341 11-0346
11-0347 11-0348
11-0349 11-0350
11-0351 11-0352
11-0357 11-0358
embryonentransplanta
tion 11-0359
11-0361 11-0363
11-0367 11-0369
11-0370 11-0372
11-0374 11-0375
11-0382 11-0725
12-0300 12-0301
12-0302 12-0303
12-0304 12-0307
12-0310 12-0314
12-0315 12-0317
12-0318
+embryotomie
03-0283
emc-virus 02-0589
04-0386 07-0570
08-0376 10-0383
+emericella nidulans
03-0565
+empfaengertier
07-0398 12-0307
+emphysem 03-0570
04-0537 04-0617
11-0757
+emu 04-0013
+emulsionsimpfstoff
01-0689
+encephalitis 03-0147
12-0467
endokard 04-0348
10-0320 12-0660
+endokarditis
12-0660
endokrinologie
01-0047 01-0063
01-0076 01-0219
01-0220 01-0225
01-0243 01-0244
01-0630 03-0043
03-0192 05-0104
05-0108 05-0112
05-0116 05-0117
05-0263 06-0030
06-0101 06-0122
07-0229 07-0369
08-0024 08-0053
08-0209 08-0232
09-0262 09-0300
10-0105 10-0226
10-0582 11-0034
11-0094 11-0256
11-0293 11-0297
11-0298 11-0302
11-0334 11-0340
endometritis 01-0220
01-0242 02-0837
03-0552 04-0231
04-0272 04-0273
05-0278 05-0333
05-0356 06-0289
06-0423 06-0495
07-0361 07-0362
07-0366 07-0452
07-0506 07-0577
07-0642 08-0216
09-0281 09-0291
10-0220 11-0316
11-0318 12-0289
+endometrium
05-0102 05-0276
+endometrium
09-0095
+endonuklease
06-0440
+endorphin 10-0084
+endoskop 03-0565
+endoskopie 01-0714
02-0819 02-0820
02-0906 04-0497
05-0492 06-0189
06-0616 06-0695
endosulfan 03-0177
08-0117
+endothel 02-0096
02-0102 02-0118
04-0023 04-0087
05-0019 08-0012
08-0028 12-0020
+endothelzelle
06-0258
+endotoxaemie
08-0513
+endotoxin 02-0799
04-0267 09-0178
energie 01-0060
08-0035 08-0070
11-0333
energiestoffwechsel
07-0053
energieumsatz
03-0054 04-0511
05-0469 05-0494
07-0072 08-0052
10-0058 10-0215
11-0591
+engraulis japonicus
11-0141
+enkephalin 08-0053
12-0581
entamoeba 05-0426
entbeinen 02-0930
04-0651
ente 01-0720
02-0108 02-0577
03-0452 03-0723
04-0221 04-0343
05-0194 06-0674
07-0820 09-0024
09-0282 09-0617
10-0012 10-0206
11-0038 11-0522
11-0552 12-0078
12-0117 12-0118
12-0249 12-0391
12-0428 12-0493
entenhepatitisvirus
01-0425
enteritis 01-0355
01-0428 01-0452
01-0606 01-0654
01-0655 01-0666
02-0612 02-0659
04-0425 04-0517
04-0550 04-0571
05-0518 05-0561
06-0359 06-0366
06-0384 06-0569
07-0444 07-0480
07-0666 07-0686
07-0706 08-0319
08-0321 08-0325
11-0535 11-0683
11-0691 12-0398
12-0609
enterobacteriaceae
01-0314 02-0484
07-0144 07-0471
07-0722 08-0292
08-0351
enterokokken
02-0480 12-0340
+enteropathie
02-0755
+enterotoxaemie
01-0357 01-0358
10-0535 12-0381
+enterotoxinbildner
04-0199
enterovirus 01-0392
01-0426 01-0452
02-0588 07-0541
08-0583 11-0558
+enterozyt 10-0058
enthornen 04-0612
06-0686
1-0209
entkeimen 05-0294
09-0666
entmistung 10-0253
entnahmevorrichtung
02-0901
entomologie 01-0540
01-0541
+entwesung 08-0474
+entwickeln 05-0668
+entwicklung 08-0021
+entwicklung
07-0320 07-0334
entwicklungsland
09-0245
entwicklungsstadium
01-0044 02-0652
02-0668 02-0675
02-0685 02-0698
03-0158 03-0509
03-0533 04-0044
04-0471 04-0472
04-0475 05-0247
05-0462 06-0178
07-0171 07-0608
09-0141 09-0198
09-0520 09-0534
09-0567 09-0570
11-0012 12-0186
12-0272
+entwicklungszyklus
02-0650 07-0172
entzuendung 01-0238
01-0582 01-0593
01-0683 02-0162
02-0506 02-0763
02-0920 03-0285
03-0385 03-0498
03-0508 03-0550
03-0584 03-0704
04-0561 05-0245
05-0279 05-0283
05-0284 05-0538
05-0652 05-0665
06-0197 06-0510
06-0569 06-0579
06-0589 06-0636
07-0233 07-0237
07-0313 07-0363
07-0465 07-0660
07-0666 07-0806
08-0137 08-0306
08-0313 08-0343
08-0353 08-0395
entzuendung 08-0416
08-0512 08-0524
08-0532 09-0163
09-0164 09-0280
09-0508 09-0607
09-0695 09-0711
10-0221 10-0222
10-0320 10-0321
10-0344 10-0347
10-0405 10-0434
10-0491 10-0513
10-0518 10-0611
10-0615 11-0155
11-0449 11-0459
11-0499 11-0645
11-0657 11-0660
11-0688 12-0347
12-0459 12-0530
12-0562 12-0578
12-0725 08-0540
+entzug 05-0043
enzephalitis 01-0454
01-0573 02-0338
02-0449 02-0827
04-0327 04-0527
07-0550 08-0412
09-0493 11-0745
12-0440 12-0442
+enzephalohepatopat
hie 04-0512
+enzephalomalazie
02-0538
+enzoot. pneumonie
schwein 08-0335
+enzootische pneumo
nie 01-0652
03-0405 08-0571
08-0572 11-0687
12-0655
+enzootische rinderle
ukose 02-0552
02-0557 02-0558
02-0559 02-0563
10-0368
+enzootische virusdia
rrhoe 01-0421
enzym 01-0026
01-0032 01-0041
01-0080 01-0091
01-0168 01-0375
01-0376 01-0412
01-0488 02-0065
02-0076 02-0082
02-0162 02-0163
02-0259 02-0293
02-0336 02-0677
02-0743 02-0797
02-0843 03-0118
03-0232 03-0253
03-0281 03-0571
03-0608 04-0071
04-0099 04-0178
04-0206 04-0208
04-0340 04-0395
04-0415 04-0474
04-0503 04-0512
04-0654 05-0001
05-0015 05-0026
05-0053 05-0072
05-0111 05-0131
05-0169 05-0210
05-0232 05-0352
05-0372 05-0426
05-0588 05-0608

enzym 05-0610
05-0619 05-0681
06-0103 06-0133
06-0192 06-0240
06-0608 06-0613
06-0644 06-0751
07-0047 07-0057
07-0064 07-0681
07-0689 07-0761
08-0057 08-0070
08-0151 08-0429
09-0034 09-0049
09-0066 09-0190
09-0240 09-0256
09-0258 09-0265
09-0588 10-0023
10-0037 10-0048
10-0051 10-0063
10-0070 10-0072
10-0153 10-0266
10-0273 10-0285
10-0370 10-0400
11-0007 11-0031
11-0038 11-0060
11-0095 11-0145
11-0163 11-0237
11-0248 11-0253
11-0380 11-0741
11-0777 12-0039
12-0041 12-0042
12-0048 12-0072
12-0073 12-0099
12-0101 12-0224
12-0628 12-0640
12-0682
enzymaktivitaet
01-0011 01-0043
01-0050 01-0051
01-0062 01-0067
01-0074 01-0488
01-0528 01-0630
01-0684 02-0096
02-0097 02-0103
02-0104 02-0107
02-0166 02-0205
02-0348 02-0366
03-0024 03-0054
03-0114 03-0281
03-0590 03-0599
04-0045 04-0063
04-0083 05-0101
05-0111 05-0181
05-0486 05-0503
05-0541 05-0543
05-0575 05-0603
05-0624 06-0077
06-0110 06-0212
06-0215 06-0364
06-0365 06-0678
06-0738 07-0049
07-0052 07-0072
07-0272 07-0344
07-0514 07-0649
07-0662 07-0671
08-0064 08-0074
08-0177 08-0417
08-0512 09-0036
09-0045 09-0581
10-0019 10-0058
10-0062 10-0066
10-0072 10-0073
10-0103 10-0146
10-0153 10-0520
11-0066 11-0083
11-0275 11-0591
enzymaktivitaet
12-0008 12-0063
12-0095 12-0117
12-0524 12-0556
12-0666 04-0231
+enzymimmuntest
03-0345
+enzymtechnik
06-0736 06-0738
+eosinophile 08-0133
+eosinophilie 01-0519
09-0174 12-0527
+ep 05-0559
eperythrozoon
01-0361 04-0368
05-0346 06-0387
08-0329 10-0324
10-0325
+eperythrozoonose
06-0387
epidemiologie
01-0202 01-0240
01-0307 01-0308
01-0312 01-0333
01-0334 01-0340
01-0343 01-0345
01-0347 01-0358
01-0359 01-0367
01-0375 01-0377
01-0383 01-0427
01-0436 01-0438
01-0451 01-0469
01-0482 01-0496
01-0498 01-0504
01-0517 01-0527
01-0540 01-0541
01-0577 01-0605
01-0637 02-0459
02-0476 02-0479
02-0482 02-0487
02-0488 02-0489
02-0496 02-0504
02-0523 02-0526
02-0534 02-0547
02-0548 02-0571
02-0576 02-0584
02-0590 02-0592
02-0597 02-0602
02-0607 02-0608
02-0619 02-0620
02-0629 02-0662
02-0664 02-0665
02-0672 02-0806
02-0812 03-0244
03-0366 03-0372
03-0385 03-0388
03-0390 03-0391
03-0396 03-0403
03-0414 03-0416
03-0419 03-0424
03-0438 03-0446
03-0447 03-0450
03-0455 03-0456
03-0469 03-0476
03-0486 03-0489
03-0502 03-0506
03-0514 03-0528
03-0535 03-0605
04-0329 04-0357
04-0360 04-0370
04-0372 04-0375
04-0379 04-0387
04-0396 04-0397
04-0403 04-0410
04-0411 04-0418
epidemiologie
04-0424 04-0443
04-0451 04-0472
04-0480 04-0529
04-0558 04-0559
04-0644 05-0149
05-0150 05-0161
05-0252 05-0294
05-0318 05-0337
05-0338 05-0339
05-0346 05-0348
05-0353 05-0355
05-0364 05-0376
05-0384 05-0385
05-0393 05-0396
05-0407 05-0418
05-0419 05-0435
05-0440 05-0443
05-0458 05-0459
05-0461 05-0478
05-0483 06-0360
06-0387 06-0398
06-0419 06-0428
06-0430 06-0431
06-0435 06-0443
06-0446 06-0456
06-0458 06-0459
06-0465 06-0471
06-0477 06-0478
06-0488 06-0491
06-0495 06-0496
06-0497 06-0509
06-0535 06-0543
06-0598 06-0607
07-0153 07-0425
07-0428 07-0433
07-0479 07-0487
07-0493 07-0496
07-0502 07-0508
07-0542 07-0556
07-0558 07-0568
07-0582 07-0592
07-0607 07-0610
07-0614 07-0629
07-0705 07-0709
07-0723 07-0728
08-0286 08-0291
08-0294 08-0305
08-0314 08-0315
08-0332 08-0349
08-0357 08-0358
08-0369 08-0372
08-0380 08-0384
08-0389 08-0396
08-0397 08-0415
08-0435 08-0439
08-0457 08-0459
08-0460 08-0465
08-0482 08-0488
08-0569 08-0572
08-0585 09-0281
09-0362 09-0380
09-0383 09-0390
09-0395 09-0400
09-0401 09-0402
09-0431 09-0432
09-0433 09-0434
09-0438 09-0440
09-0441 09-0450
09-0453 09-0459
09-0462 09-0464
09-0465 09-0467
09-0469 09-0470
09-0471 09-0472
09-0475 09-0476
epidemiologie
09-0480 09-0487
09-0491 09-0492
09-0513 09-0524
09-0529 09-0530
09-0531 09-0535
09-0563 09-0571
09-0648 09-0649
09-0654 09-0661
10-0270 10-0291
10-0300 10-0312
10-0325 10-0335
10-0356 10-0357
10-0364 10-0369
10-0376 10-0378
10-0383 10-0384
10-0393 10-0394
10-0396 10-0402
10-0407 10-0408
10-0412 10-0416
10-0431 10-0435
10-0436 10-0442
10-0443 10-0458
10-0463 10-0480
10-0481 10-0484
10-0540 10-0554
10-0555 10-0556
10-0557 10-0566
11-0424 11-0503
11-0508 11-0512
11-0513 11-0523
11-0525 11-0539
11-0542 11-0543
11-0559 11-0563
11-0565 11-0575
11-0583 11-0588
11-0594 11-0600
11-0622 11-0685
11-0692 12-0304
12-0336 12-0376
12-0380 12-0394
12-0413 12-0414
12-0415 12-0416
12-0435 12-0436
12-0439 12-0446
12-0451 12-0453
12-0454 12-0489
12-0497 12-0500
12-0516 12-0614
12-0623
+epidermalwachstums
faktor 04-0107
epidermis (tier)
02-0064 02-0241
03-0200 03-0487
05-0017 06-0199
08-0009 08-0017
08-0079 10-0486
+epididymitis
07-0463 09-0293
+epiduralanaesthesie
08-0639
+epieimeria anguillae
11-0171
+epilepsie 04-0512
08-0535 11-0697
12-0584
+epiphyse 02-0714
04-0034 04-0035
07-0098
+epiphysitis 05-0554
+epistylis 12-0155
epithel 01-0002
01-0010 01-0022
01-0038 01-0050
epithel 01-0070
01-0071 01-0144
01-0153 01-0318
01-0579 01-0618
02-0020 02-0158
02-0290 02-0442
02-0477 02-0651
03-0018 03-0019
03-0024 03-0038
03-0057 03-0085
03-0223 03-0228
03-0281 03-0601
04-0024 04-0027
04-0028 04-0032
04-0046 04-0054
04-0107 04-0210
05-0008 05-0018
05-0022 05-0077
05-0085 05-0094
05-0125 05-0130
05-0225 05-0439
05-0588 06-0014
06-0019 06-0025
06-0070 06-0125
06-0127 06-0203
07-0010 07-0062
07-0069 07-0120
07-0244 07-0344
08-0009 08-0032
08-0034 08-0210
08-0298 09-0010
09-0018 09-0115
09-0164 09-0377
10-0007 10-0008
10-0010 10-0013
10-0041 10-0045
10-0077 10-0155
10-0179 11-0070
11-0101 11-0223
11-0287 11-0315
11-0459 11-0666
11-0688 11-0740
12-0003 12-0010
12-0011 12-0042
12-0061 12-0080
12-0095 12-0196
+epitheliocystis
06-0154
+epostan 07-0109
+epoxid 05-0551
+epstein-barr-virus
05-0404
equidae 03-0052
08-0614
equines encephalosi
virus 06-0506
erbanlage 09-0184
erbkrankheit 01-014
02-0298 02-0300
03-0207 03-0209
03-0594 04-0189
04-0190 04-0191
05-0172 05-0174
06-0199 06-0209
07-0267 08-0155
09-0182 09-0185
09-0578 11-0228
+erbrechen 03-0505
erdnuss 04-0540
erfahrungsaustausch
06-0171
+ergasilus 11-0134
+ergasilus lizae
11-0173

+ergasilus sieboldi
03-0157 03-0158
03-0160
ergebnis 01-0691
ergotropikum
03-0647 06-0629
08-0593 12-0631
12-0638 12-0672
erinaceidae 02-0260
06-0554 08-0469
08-0482
+erkrankung 03-0564
04-0516
ernaehrung 01-0072
01-0578 02-0157
02-0743 02-0922
03-0139 03-0290
03-0549 04-0053
04-0159 04-0217
04-0274 05-0351
05-0542 05-0683
06-0296 06-0744
06-0749 07-0024
07-0654 08-0171
08-0502 08-0525
09-0643 09-0723
10-0501 11-0120
11-0381 12-0163
12-0168 12-0290
12-0546 12-0558
ernaehrungslehre
06-0749 11-0775
erreger 01-0124
01-0204 02-0214
02-0223 03-0170
03-0363 03-0650
05-0570 06-0350
06-0366 06-0376
06-0617 06-0656
08-0099 08-0588
09-0651 10-0159
10-0263 10-0549
11-0205 11-0414
12-0336 12-0647
erregung 03-0041
04-0103 06-0068
10-0079
+ersatzmethoden
11-0281
erstbesamungsalter
03-0134
+erste hilfe 04-0513
05-0635
ertrag 06-0177
08-0098
ertragsverlust
06-0164
erucasaeure 02-0782
erysipelothrix
01-0291 02-0508
04-0364 04-0406
07-0479 08-0391
10-0320 12-0363
+erysipelothrix polyar
thritis 07-0479
+erythroblast 09-0033
+erythrodermatitis
04-0140 06-0155
+erythrogenes toxin
04-0197
+erythromycin
03-0611 12-0140
+erythropoese
06-0196
erythrozyt 01-0172
erythrozyt 01-0447
01-0485 01-0667
02-0078 02-0322
02-0731 03-0036
03-0220 03-0467
03-0568 04-0249
05-0014 05-0054
05-0242 05-0243
05-0244 06-0260
06-0387 06-0486
07-0096 07-0139
07-0162 07-0213
07-0312 07-0329
07-0330 07-0332
07-0586 07-0599
07-0671 08-0074
08-0131 08-0132
08-0173 08-0183
08-0186 08-0487
09-0033 09-0226
09-0242 09-0443
09-0457 09-0533
10-0324 10-0447
10-0455 11-0051
11-0433 11-0741
12-0271 12-0272
12-0401 12-0499
12-0640
erz 07-0086
escherichia coli
01-0291 01-0314
01-0317 01-0318
01-0319 01-0320
01-0321 01-0619
01-0633 01-0634
01-0635 01-0663
02-0142 02-0187
02-0303 02-0335
02-0460 02-0461
02-0462 02-0463
02-0464 02-0465
02-0466 02-0467
02-0468 02-0469
02-0470 02-0656
02-0806 02-0830
02-0856 02-0909
02-0925 03-0106
03-0359 03-0375
03-0376 03-0607
03-0621 03-0668
03-0673 04-0192
04-0193 04-0194
04-0195 04-0308
04-0330 04-0333
04-0334 04-0335
04-0336 04-0339
04-0340 04-0341
04-0342 04-0346
04-0380 04-0558
04-0591 04-0593
05-0322 05-0323
05-0324 05-0561
05-0576 05-0584
05-0604 05-0605
06-0121 06-0363
06-0364 06-0365
06-0429 06-0602
06-0603 06-0632
07-0157 07-0269
07-0436 07-0437
07-0438 07-0439
07-0440 07-0441
07-0442 07-0443
07-0444 07-0445
07-0705 07-0724
escherichia coli
07-0727 07-0750
08-0158 08-0159
08-0290 08-0295
08-0296 08-0297
08-0298 08-0299
08-0300 08-0301
08-0602 08-0689
09-0034 09-0188
09-0189 09-0190
09-0362 09-0363
09-0364 09-0365
09-0366 09-0367
09-0369 09-0370
09-0371 09-0513
09-0641 09-0660
10-0085 10-0097
10-0148 10-0149
10-0150 10-0174
10-0251 10-0272
10-0273 10-0274
10-0275 10-0276
10-0277 10-0278
10-0534 10-0540
10-0542 10-0543
10-0556 10-0557
10-0558 10-0559
10-0560 10-0561
10-0581 11-0126
11-0229 11-0230
11-0231 11-0232
11-0263 11-0421
11-0424 11-0425
11-0426 11-0427
11-0428 11-0429
11-0430 11-0431
11-0432 11-0433
11-0745 11-0746
12-0176 12-0346
12-0347 12-0348
12-0349 12-0351
12-0352 12-0353
12-0354 12-0356
12-0581 12-0617
12-0649 12-0666
esel 01-0513
03-0708 07-0566
+esox lucius 07-0188
11-0162 12-0144
essigsaeure 02-0453
ester 02-0136
esterase 03-0017
04-0083 04-0195
05-0021 11-0066
12-0679
+estrogensulfat
07-0347
ethanol 01-0067
02-0857 03-0678
11-0058 12-0095
12-0604
ether 01-0492
+ethik 06-0269
07-0334 11-0108
11-0386 12-0315
12-0319 12-0320
+ethonium 03-0685
+ethopathie 09-0246
ethylenoxid 03-0340
aetiologie 01-0424
01-0615 06-0572
+eubothrium salvelini
11-0178
+eugenol 08-0100
+eukalyptus krankheit
10-0425
+europaeische faulbr
ut 03-0170
euter 01-0237
01-0635 02-0324
02-0325 04-0074
04-0554 05-0057
05-0059 05-0187
05-0565 06-0612
07-0016 07-0076
07-0286 07-0451
07-0718 07-0724
07-0752 08-0050
08-0307 09-0077
09-0205 09-0277
09-0387 09-0645
09-0646 09-0650
10-0024 10-0166
10-0336 10-0559
11-0012 11-0758
12-0619 12-0697
eutererkrankung
01-0626 03-0415
05-0564 09-0653
10-0558
+eutervertraeglichkeit
09-0645
euthanasie 03-0665
03-0690 07-0248
+euthyreose 07-0658
eutrophierung
04-0136
evolution 02-0671
05-0003 06-0003
06-0555 07-0541
08-0070 12-0441
+evoziiertes potential
02-0130
+exitation 12-0684
exkrement 03-0172
10-0123
exkretion 02-0766
03-0672 04-0604
06-0645 06-0664
07-0772 10-0588
11-0058
exokrine druese
08-0015
+exos lucius 07-0189
+exot 01-0266
+exoten 05-0545
+exotoxin 12-0343
+expansionsschichtan
alyse 11-0269
export 01-0533
03-0712 07-0515
07-0795 09-0249
10-0254
exposition 01-0680
02-0113
+expression 03-0434
03-0454 10-0153
10-0360 11-0520
11-0557
+exsikkose 03-0575
09-0635
+exsudat 08-0542
extirpation 06-0691
+extraduralanaesthesi
e 07-0398
extrakt 01-0519
02-0581 03-0671
05-0484 05-0584
07-0669 12-0212
extrakt 12-0619
extraktion 05-0119
09-0017
+extremitaet 10-0029
+f-protein 07-0532
07-0533
fachbuch 01-0016
02-0001 05-0150
05-0564 06-0003
06-0353 06-0517
06-0685 06-0711
06-0738 06-0749
07-0005 07-0227
07-0228 07-0229
07-0733 07-0785
09-0027 09-0162
09-0187 12-0002
12-0185 12-0539
+faerbung 04-0018
04-0019 04-0022
05-0027 08-0292
faerse 01-0084
01-0085 01-0235
01-0243 02-0153
03-0027 03-0248
03-0280 03-0540
03-0569 04-0280
05-0158 05-0261
05-0273 05-0281
05-0425 05-0567
06-0139 06-0286
06-0299 06-0311
06-0322 06-0475
06-0639 07-0112
07-0356 07-0369
07-0375 07-0378
07-0379 07-0380
07-0381 07-0394
07-0396 07-0475
07-0576 08-0141
08-0233 08-0234
08-0240 08-0341
08-0348 08-0455
09-0166 09-0267
09-0290 09-0320
09-0387 09-0422
10-0231 10-0300
10-0497 11-0100
11-0364 12-0198
12-0294 12-0295
12-0296 12-0299
12-0301
+faezes 07-0153
+faktenspeicher
08-0544
+faktor 12-0047
+faktor-12-mangel
03-0209
+faktor-9-mangel
04-0191
+faktorenkrankheit
02-0785 04-0166
08-0284 09-0336
10-0552 12-0325
falconiformes
02-0924
farbe 02-0700
05-0488 06-0748
08-0490 11-0060
12-0271
+farbfotographie
02-0715
farbstoff 04-0016
04-0019 04-0255

farbstoff 06-0019
08-0163 09-0490
11-0160 12-0349
+farm 03-0645
+farntest 04-0262
fasan 01-0539
02-0784 03-0458
03-0508 04-0008
05-0408 07-0473
07-0549 08-0389
11-0437 11-0523
fasciola 01-0487
01-0488 01-0489
01-0490 02-0507
02-0673 02-0674
03-0518 03-0523
03-0527 04-0452
05-0443 05-0444
05-0449 06-0536
07-0607 07-0608
07-0609 07-0751
08-0428 08-0429
09-0542 09-0544
10-0454 10-0455
10-0456 10-0457
11-0591 11-0592
12-0505 12-0506
12-0507 12-0508
faser 02-0033
04-0040 04-0648
07-0051 07-0066
+faskoverm 05-0613
fat 01-0018
01-0154 01-0322
01-0421 01-0459
01-0482 01-0483
02-0330 02-0506
02-0518 02-0543
02-0598 02-0641
03-0475 04-0023
04-0380 04-0452
05-0028 05-0231
05-0365 05-0404
06-0021 06-0146
06-0242 06-0255
06-0404 06-0493
06-0520 07-0438
07-0539 07-0596
07-0597 07-0598
08-0329 08-0373
08-0374 08-0388
09-0239 09-0453
09-0454 09-0489
10-0013 10-0276
10-0311 10-0378
10-0555 11-0156
11-0505 11-0533
11-0587 12-0222
12-0406 12-0444
12-0460 07-0299

faulbrut 03-0170
+febantel 10-0587
12-0515
feder (tier) 02-0014
04-0419 05-0003
11-0692 12-0489
federwild 04-0343
06-0465 06-0724
09-0408 09-0505
12-0391
+feedback 05-0571
feldversuch 06-0266
06-0267 06-0481
feldversuch 06-0541
12-0456
felines leukose virus
02-0570 02-0571
02-0572 02-0573
03-0446 03-0447
04-0393 04-0394
06-0446 06-0447
06-0448 06-0450
06-0624 07-0740
08-0207 08-0366
11-0519
felines virus inf perit
onitis 04-0401
fell 03-0637
+felodipin 10-0588
+femur 02-0894
02-0895
+fenamin 02-0132
+fenbendazol
12-0670
+fenprostalen
06-0310
fenthion 05-0489
+fenyalerat 09-0568
ferkel 01-0012
01-0275 01-0283
01-0319 01-0320
01-0386 01-0558
01-0617 01-0618
01-0619 01-0620
01-0621 01-0622
02-0174 02-0493
02-0731 02-0732
02-0845 03-0005
03-0054 03-0100
03-0227 03-0260
03-0353 03-0402
03-0553 03-0554
03-0607 03-0608
03-0609 03-0610
03-0647 03-0653
04-0041 04-0076
04-0233 04-0338
04-0339 04-0340
04-0342 04-0400
04-0404 04-0439
04-0445 04-0504
04-0551 04-0552
04-0593 04-0604
05-0041 05-0071
05-0193 05-0328
05-0386 05-0499
05-0559 06-0040
06-0041 06-0209
06-0281 06-0334
06-0339 06-0341
06-0470 06-0605
06-0606 06-0607
06-0608 07-0030
07-0055 07-0056
07-0273 07-0351
07-0430 07-0439
07-0441 07-0442
07-0704 07-0705
07-0706 07-0736
08-0035 08-0172
08-0187 08-0274
08-0297 08-0299
08-0300 08-0318
08-0323 08-0324
08-0325 08-0376
08-0391 08-0505
08-0506 08-0529
08-0581 08-0582
ferkel 08-0583
08-0584 08-0585
08-0602 08-0637
09-0345 09-0346
09-0351 09-0353
09-0365 09-0375
09-0405 09-0639
09-0640 09-0641
09-0642 10-0127
10-0160 10-0174
10-0175 10-0278
10-0289 10-0396
10-0398 10-0462
10-0501 10-0551
10-0571 11-0322
11-0430 11-0449
11-0474 11-0529
11-0686 11-0687
11-0688 11-0742
11-0746 12-0190
12-0284 12-0351
12-0352 12-0425
12-0540 12-0614
12-0638
fermentation 01-0316
06-0755 07-0780
+ferritin 07-0020
08-0339
+fersensehnenstrang
12-0067
fertilitaet 12-0282
+fertilitaetsstoerung
07-0367
+fesselbein 01-0706
+fesselgelenk
01-0706
+festliegen 04-0498
12-0548
+festphasen-enzymim
munassay 02-0559
+fetalkinese 09-0105
+fetotomie 05-0268
fett 01-0062
01-0583 02-0713
03-0717 06-0043
06-0743 07-0667
08-0107 10-0086
11-0524 11-0632
12-0041 12-0051
12-0560
fettgehalt 01-0156
01-0297 02-0089
03-0621 03-0735
06-0742 09-0069
11-0401
fettgewebe 02-0024
02-0169 03-0279
05-0506 09-0084
10-0012
fettsaeure 07-0346
fettstoffwechsel
03-0045 03-0279
03-0546 03-0547
03-0549 07-0697
08-0047 08-0488
08-0502 10-0147
fetus 02-0377
09-0273
feuchtigkeit 09-0189
10-0424
+fiberendoskop
04-0497
+fibrin 05-0248
08-0018
+fibrinolyse 02-0348
+fibroblast 03-0042
11-0517
+fibroleiomyom
12-0199
fibromvirus 09-0497
+fibronectin 01-0186
+fibropapillom
05-0158 07-0193
07-0252
fieber 01-0201
01-0574 02-0265
03-0570 04-0518
05-0148 06-0047
07-0060 07-0085
07-0296 07-0737
08-0308 08-0350
09-0199 11-0239
11-0429
filariidae 02-0671
02-0696 02-0697
02-0698 03-0511
03-0514 04-0481
05-0477 06-0545
06-0547 08-0458
08-0460 08-0462
08-0465 09-0559
10-0478 10-0480
11-0612 11-0613
12-0534 12-0658
+film 05-0668
filter 02-0099
04-0323 07-0294
07-0517 09-0113
+filterpapier 05-0087
+fimbrienantigen
01-0319
+fingerprinting
08-0291
finne 01-0497
02-0678 03-0528
05-0452 05-0453
05-0455 07-0605
07-0611 07-0815
08-0432 09-0542
10-0459 10-0460
10-0643
fisch 01-0109
01-0110 01-0121
02-0225 02-0237
02-0248 02-0345
03-0141 03-0145
03-0148 03-0152
03-0157 03-0159
03-0160 03-0161
03-0165 03-0166
03-0714 04-0660
05-0670 06-0149
06-0150 06-0152
06-0154 06-0156
06-0166 06-0168
06-0550 06-0735
07-0139 07-0140
07-0155 07-0157
07-0163 07-0169
07-0170 07-0175
07-0177 07-0178
07-0179 07-0180
07-0181 07-0192
07-0193 07-0194
07-0197 07-0209
07-0216 07-0776
08-0096 08-0098
08-0099 08-0106
08-0107 08-0116
08-0117 08-0120
fisch 09-0133
09-0138 09-0141
09-0143 09-0150
09-0151 09-0152
09-0153 10-0437
10-0565 11-0127
11-0129 11-0130
11-0134 11-0135
11-0138 11-0140
11-0141 11-0142
11-0143 11-0148
11-0151 11-0160
11-0163 11-0164
11-0165 11-0169
11-0175 11-0177
11-0774 12-0127
12-0130 12-0133
12-0135 12-0137
12-0138 12-0154
12-0165 12-0174
12-0176 12-0177
12-0368 12-0466
12-0598
+fisch-vibriose
02-0214
fischerzeugnis
03-0714 05-0047
05-0048 07-0190
09-0724 10-0636
10-0637 10-0638
10-0639 11-0774
+fischgesundheitsdien
st 06-0143
12-0128
+fischkrankheiten
06-0143
fischmehl 03-0139
09-0619
+fischotter 03-0418
03-0631
+fischproduktionsanla
ge 03-0142
+fischsterben
01-0101 04-0139
06-0142
fistel 01-0038
02-0684 04-0618
06-0407 07-0805
12-0051
fitness 05-0096
09-0337
+fixateur externe
12-0702
+fixieren 05-0011
10-0261
+flavobakterium
06-0150 06-0421
11-0144 11-0145
+fleckenseuche
06-0142
+fledermaus 02-0598
02-0599
fleisch 01-0331
01-0332 01-0719
01-0721 01-0725
02-0693 02-0927
03-0712 03-0715
03-0732 03-0735
03-0737 03-0739
03-0741 04-0651
04-0659 04-0666
05-0320 05-0617
05-0674 05-0684
06-0661 06-0728
06-0729 06-0739

fleisch 06-0743
06-0744 07-0593
07-0628 07-0755
07-0811 07-0816
07-0835 07-0838
07-0841 07-0843
08-0191 08-0490
09-0617 09-0734
09-0735 09-0736
10-0254 10-0642
12-0275 12-0382
12-0674
fleischbeschau
01-0722 01-0731
02-0916 03-0512
03-0712 03-0713
04-0438 04-0650
05-0672 05-0673
06-0265 06-0715
08-0687 08-0688
09-0726 09-0727
12-0188 12-0275
12-0724 12-0725
fleischerzeugnis
03-0735 04-0652
04-0662 09-0734
10-0642
fleischfresser
01-0003
fleischleistung
12-0653
fleischprodukt
05-0685
fleischproduktion
02-0911 09-0728
10-0239
fleischqualitaet
01-0522 01-0723
02-0910 02-0930
03-0501 03-0745
03-0746 04-0651
04-0663 05-0004
05-0676 05-0685
05-0688 05-0689
06-0747 07-0820
09-0739 09-0740
09-0741 10-0641
10-0644 12-0595
fleischrind 02-0388
05-0288 06-0310
07-0747 10-0110
10-0167 11-0307
12-0302
fleischschwein
05-0525 05-0529
+fleischuntersuchung
02-0910
fleischverarbeitung
03-0743 04-0659
09-0739 09-0741
fleischwirtschaft
08-0685
+flexibacter columnar
is 11-0132
fliege 04-0491
12-0538
fliessgewaesser
10-0236 12-0127
+flosse 09-0150
+flotation 03-0365
03-0717 08-0426
+flow-zytometrie
06-0242
+flubendazol 12-0662
fluessigduenger
01-0291
+fluessiger stickstoff
01-0719
fluessigfuttermittel
01-0686
fluessigkeit 02-0007
02-0106 02-0146
03-0112 04-0038
04-0603 05-0064
08-0034 10-0088
11-0336 11-0713
fluessigsperma
12-0116
+flugbiene 12-0184
+flugplatz 03-0728
flugzeug 03-0728
+flumethrin 04-0581
12-0536
+flumethrin pouron
04-0582 04-0583
fluor 01-0036
08-0497 10-0644
11-0204
fluoreszenz 02-0543
04-0120 04-0255
05-0015 05-0236
09-0409 09-0515
10-0327 11-0095
fluorid 02-0791
05-0053 11-0662
fluorometrie 01-0523
+fluprostenol 09-0316
fohlen 01-0028
01-0565 01-0581
01-0592 01-0599
01-0606 01-0707
02-0617 02-0888
03-0422 03-0698
03-0709 04-0226
04-0545 04-0546
04-0547 05-0554
05-0587 06-0199
06-0222 06-0369
06-0422 06-0423
06-0454 06-0557
07-0240 07-0281
07-0453 07-0693
08-0268 08-0312
08-0321 08-0489
08-0568 08-0652
09-0028 09-0283
09-0624 09-0673
10-0274 10-0292
10-0293 10-0505
10-0535 10-0620
11-0270 11-0411
11-0675 11-0676
11-0677 11-0678
11-0752 12-0190
12-0364 12-0605
12-0606 12-0607
12-0608
+folbex va 11-0206
folie 05-0305
follikel 01-0048
01-0076 01-0229
01-0250 01-0253
01-0257 02-0133
02-0146 02-0400
03-0109 03-0113
03-0115 03-0276
04-0027 04-0245
05-0040 05-0129
05-0260 05-0263
follikel 05-0277
05-0581 05-0588
05-0589 06-0014
06-0275 07-0026
07-0027 07-0111
07-0116 07-0339
07-0342 07-0343
08-0195 09-0058
09-0087 09-0088
09-0100 09-0260
09-0291 09-0304
10-0104 11-0049
11-0326 11-0336
11-0355 11-0713
12-0100
folsaeure 05-0575
forelle 01-0097
01-0098 01-0099
01-0105 01-0117
01-0118 01-0119
02-0204 02-0205
02-0206 02-0209
02-0213 02-0216
02-0221 02-0222
02-0229 02-0233
02-0234 02-0236
02-0239 02-0243
03-0146 03-0153
04-0136 04-0141
04-0153 04-0155
06-0150 06-0153
07-0143 07-0144
07-0153 07-0156
07-0176 07-0184
07-0200 07-0202
07-0204 08-0101
08-0102 08-0103
08-0105 09-0124
09-0125 09-0126
09-0128 09-0135
09-0136 09-0142
09-0144 09-0679
11-0123 11-0131
11-0136 11-0144
11-0145 11-0149
11-0180 11-0181
11-0183 11-0188
11-0191 11-0192
12-0129 12-0132
12-0141 12-0144
12-0149 12-0150
12-0161 12-0162
12-0171 12-0175
formaldehyd 01-0292
01-0492 01-0608
02-0778 03-0507
04-0017 05-0309
06-0701 07-0141
07-0196 09-0017
09-0148 11-0127
12-0156
+formfleischprodukt
07-0843
+formimidglutaminsae
ure 06-0565
forschung 01-0129
01-0131 01-0213
01-0215 02-0066
02-0257 02-0319
02-0353 02-0522
02-0825 03-0087
03-0181 03-0192
03-0262 03-0273
03-0367 06-0107
06-0123 06-0378
forschung 06-0618
06-0731 07-0127
07-0223 07-0225
07-0226 10-0001
10-0640 11-0577
11-0579 11-0588
12-0424 12-0505
12-0523
forschungseinrichtun
g 09-0428
11-0278
forstwirtschaft
03-0721
fortpflanzung
01-0084 02-0045
02-0185 02-0362
02-0380 02-0425
02-0609 02-0815
02-0816 03-0130
03-0134 03-0323
04-0158 04-0637
05-0290 05-0297
06-0122 06-0271
06-0327 06-0539
06-0541 07-0188
07-0277 07-0412
08-0095 08-0225
08-0279 09-0124
09-0154 09-0157
09-0257 09-0261
09-0344 10-0582
11-0120 11-0201
11-0321 11-0342
11-0354 11-0377
11-0381 11-0386
12-0287 12-0303
fortpflanzungsstoerun
g 01-0232
01-0234 01-0235
01-0236 02-0185
02-0372 02-0378
02-0513 02-0899
03-0286 03-0287
03-0288 03-0292
03-0626 04-0176
04-0264 04-0265
04-0586 05-0281
06-0271 06-0284
06-0295 06-0329
06-0357 06-0570
07-0356 07-0357
07-0358 08-0153
08-0192 08-0197
08-0212 09-0257
09-0330 10-0218
11-0313 11-0317
11-0320 11-0324
11-0335 11-0373
11-0389 11-0453
11-0560 12-0287
12-0291
fortpflanzungsverf
01-0235 06-0141
06-0295 08-0197
08-0212 09-0314
fraktion 07-0032
fraktur 01-0698
01-0705 01-0706
01-0707 02-0872
02-0873 02-0874
02-0882 02-0885
02-0891 02-0892
02-0894 02-0895
02-0924 03-0583
04-0628 04-0640
fraktur 05-0573
05-0635 05-0641
05-0646 05-0654
05-0657 05-0659
05-0663 05-0664
06-0697 06-0702
06-0709 07-0230
07-0730 07-0793
08-0527 08-0664
08-0674 08-0677
08-0678 09-0688
09-0709 09-0718
09-0719 10-0120
10-0602 11-0759
11-0763 11-0766
12-0700 12-0703
12-0709 09-0692
francisella tularensis
03-0391 05-0358
frau 01-0229
06-0362 06-0754
07-0043 08-0030
08-0202 09-0253
09-0254 09-0255
+freilassung 03-0631
fremdkoerper
01-0586 01-0587
01-0699 02-0820
02-0879 02-0902
03-0709 04-0614
04-0619 05-0635
05-0644 05-0648
06-0616 07-0801
07-0805 09-0598
10-0493 11-0645
12-0564 12-0692
12-0699 12-0716
+frequenz 10-0097
12-0480
+frettchen 03-0696
04-0106 05-0115
05-0360 05-0437
10-0262 10-0378
friesian-rind 09-0069
frischfleisch 04-0165
04-0660
frischkaese 01-0316
09-0730
frischsperma 01-0090
08-0088 11-0108
+frischzelltherapie
08-0605
frostresistenz
04-0125 10-0415
frucht 01-0596
fruchtbarkeit 01-0092
01-0096 01-0232
01-0234 01-0241
01-0247 01-0256
01-0262 01-0265
01-0560 02-0100
02-0186 02-0189
02-0200 02-0361
02-0363 02-0364
02-0373 02-0420
02-0431 02-0432
03-0121 03-0277
03-0284 03-0297
03-0301 03-0318
03-0319 03-0320
03-0322 03-0326
03-0328 03-0329
03-0330 03-0338

fruchtbarkeit 03-0342 04-0134 04-0158 04-0260 04-0302 04-0499 05-0271 05-0273 05-0552 05-0580 06-0081 06-0141 06-0296 06-0314 06-0315 06-0321 06-0627 07-0023 07-0129 07-0130 07-0355 07-0368 07-0397 07-0420 07-0463 07-0653 08-0071 08-0082 08-0201 08-0217 08-0219 08-0220 08-0227 08-0567 08-0634 09-0122 09-0184 09-0280 09-0283 09-0301 09-0319 09-0580 10-0108 10-0232 10-0243 11-0200 11-0285 11-0314 11-0323 11-0325 11-0329 11-0331 11-0333 11-0337 11-0351 11-0356 11-0361 11-0364 11-0374 11-0376 11-0380 11-0384 11-0391 11-0393 11-0394 11-0399 11-0400 11-0726 12-0113 12-0282 12-0290 12-0305 12-0312 12-0314 12-0321 12-0322 12-0337
fruchtbarkeit (tier) 01-0233 02-0402 02-0837 04-0269 06-0293 07-0396 10-0237 11-0392 12-0295 12-0296
fruchttod embryonale r 01-0233 02-0368 07-0570 10-0020 10-0219 11-0389 12-0603
fruehgeburt 08-0351 09-0028
fruehjahr 01-0124 09-0555 10-0471
+fruehjahrsviraemie 02-0208 04-0140
fruehreife 12-0607
fsh 01-0086 01-0257 01-0730 02-0046 02-0139 02-0377 02-0403 02-0405 02-0771 03-0077 03-0299 03-0303 04-0284 04-0286 05-0118 05-0571 06-0122 06-0312 07-0118 07-0128 07-0376 07-0377 07-0403 07-0404 08-0081 08-0221 08-0235 08-0258 09-0076 09-0253 09-0294 09-0295 10-0040 10-0057 11-0099 11-0336 11-0344 11-0365 11-0713 12-0026
fuchs 01-0122 01-0246 01-0436 01-0439 01-0442 04-0158 04-0183 04-0203 04-0379 04-0408 05-0388 05-0389 06-0414 06-0480 06-0481 06-0482 06-0648 06-0724 07-0551 07-0828 08-0423 08-0469 09-0043 09-0261 09-0471 10-0393 10-0394 10-0502 11-0002 11-0594 12-0037
fuetterung 01-0059 01-0196 01-0197 01-0236 01-0277 01-0338 01-0439 01-0463 01-0549 01-0559 01-0560 01-0584 01-0684 02-0079 02-0124 02-0125 02-0147 02-0260 02-0435 02-0726 02-0729 02-0730 02-0739 02-0782 02-0788 02-0790 03-0048 03-0195 03-0264 03-0354 03-0501 03-0553 03-0556 03-0563 03-0593 03-0597 03-0598 03-0611 04-0048 04-0328 04-0496 04-0540 05-0037 05-0270 05-0298 05-0500 05-0524 05-0527 05-0557 05-0689 06-0036 06-0075 06-0276 06-0326 06-0333 06-0416 06-0559 06-0563 06-0594 06-0610 06-0617 06-0641 06-0717 07-0001 07-0008 07-0030 07-0083 07-0124 07-0212 07-0214 07-0215 07-0230 07-0368 07-0649 07-0668 07-0683 07-0701 07-0744 07-0778 07-0823 07-0824 08-0095 08-0227 08-0300 08-0418 08-0489 08-0491 08-0506 08-0518 08-0550 08-0647 08-0649 09-0154 09-0158 09-0203 09-0282 09-0284 09-0334 09-0526 09-0573 09-0580 09-0584 09-0601 09-0613 09-0626 09-0664 09-0729 10-0238 10-0493 10-0494 10-0497 10-0621 11-0026 11-0067 11-0305 11-0329 11-0332 11-0333 11-0627 11-0687 12-0181 12-0328 12-0540 12-0545 12-0547 12-0637
fuetterungsversuch 01-0231 01-0550 01-0563 02-0156 02-0725 03-0697 04-0219 04-0521 08-0198 08-0633 09-0612 09-0626 12-0044 12-0045 12-0593
+fumagillin 11-0208
fumarase 01-0503 01-0528
+fumaratreduktase 01-0528
fumarsaeure 01-0679
+fundulus grandis 07-0155
fungi 02-0004 02-0641 02-0646 03-0565 03-0587 03-0662 03-0716 07-0575 07-0780 08-0404 10-0421 10-0425 10-0645
+fungi imperfecti 11-0167
fungizid 03-0495 06-0634
+funktion 04-0095 07-0320 08-0044 08-0058 08-0199 09-0076 09-0079 09-0080 11-0078 12-0255
+funktion 02-0014 06-0262
+funktionsstoerung 02-0236
+furacillin 03-0685
+furamatreduktase 01-0503
+furazolidon 12-0654
+furunkulose 08-0101
fusarium 01-0462 01-0463 03-0495 03-0501 06-0515 06-0592 07-0679 08-0076
fusarium moniliforme 02-0640
fusarium roseum 01-0274 08-0402
fusarium solani 11-0569
+fusarium tabacinum 07-0198
+fusiobacterium 10-0348
+fusion 07-0567
+fusobacterium 09-0714 10-0347 12-0383
+fusobacterium necro phorum 01-0618 02-0533
+fuss 04-0633
fussboden 01-0710 03-0357 09-0351 09-0352
futter 01-0247 01-0416 01-0571 02-0240 03-0588 04-0543 05-0297 06-0551 07-0679 07-0685 07-0688 08-0044 08-0490 08-0509 08-0558 12-0198 12-0324
futteraufnahme 01-0285 01-0620 02-0109 02-0132 02-0922 04-0052 06-0016 06-0096 06-0350 06-0723 07-0090 07-0101 11-0406
futteraufwand 01-0537 05-0559 10-0242 12-0638
futterbedarf 05-0502
futterfett 12-0073
futtergemisch 06-0726 07-0092 07-0779
futterhefe 03-0679 03-0680 07-0001
futtermittel 01-0062 01-0273 01-0317 01-0561 01-0576 01-0603 01-0613 02-0430 02-0744 02-0874 03-0048 03-0372 03-0543 03-0587 03-0592 03-0719 04-0138 04-0150 04-0332 04-0519 05-0043 05-0099 05-0320 05-0417 05-0546 06-0598 06-0736 07-0431 07-0485 07-0578 07-0681 07-0780 08-0510 08-0543 08-0544 08-0554 08-0561 08-0597 09-0577 10-0192 10-0529 11-0198 11-0331 11-0524 11-0662 11-0668 11-0671 11-0673 12-0072 12-0171 12-0491 12-0551 12-0588 12-0589 12-0592 12-0597 12-0628
futtermittel (pflanze) 03-0350 05-0061 05-0531 09-0329 10-0235 12-0596
futtermittel (tier) 02-0640 02-0774 05-0060 06-0634
futtermittelhygiene 04-0307 04-0308 10-0255
futterpflanze 06-0720 07-0686 12-0591
futterqualitaet 09-0746
futterverarbeitungsbet rieb 03-0372
futterverwertung 01-0655 12-0655
futterzusatz 05-0429 05-0496 06-0595 06-0648 06-0716 07-0485 07-0655 07-0745 07-0771 08-0606 09-0071 11-0122 12-0125 12-0642
+gaba 02-0105 02-0144 02-0171 07-0095
+gadus morhua 07-0162
+galanin 04-0216
+galle 11-0077
gallenblase 01-0578 04-0073 05-0081 05-0538 06-0077 06-0694 07-0104 07-0301 07-0675 10-0599 12-0080 12-0249 12-0578 12-0585
gallengang 04-0518 07-0020
+gallensaeure 04-0526 05-0077 12-0556
gallenstein 04-0518 07-0675 11-0769 12-0578 12-0720
galliformes 01-0645
gamet 02-0417 04-0482 05-0029 05-0120 11-0014
+gammaglobulin 01-0607 10-0175
gammastrahlen 02-0757 02-0783 03-0243 03-0259 06-0196
ganglion 03-0101 04-0003 04-0014 05-0024 07-0022 08-0054 09-0048
gans 01-0725 02-0868 03-0723 04-0014 05-0283 05-0284 06-0397 07-0486 07-0487 09-0282 09-0472 12-0117 12-0118 12-0492
+ganzzellantigen 03-0236
gartenbau 03-0721
gas 01-0037 01-0116 02-0264 04-0545 06-0169 07-0426 07-0804 09-0064 09-0342 11-0672 12-0057 12-0058 12-0329
+gasblasenkrankheit 06-0142 08-0099
+gasblasentrauma 06-0169
gaschromatograph 12-0543
gaschromatographie 01-0048 02-0530 03-0734 04-0050 04-0656 10-0579

gaschromatographie
11-0140
+gasgangraen
07-0478
+gasterophilose
02-0709
gastroenteritis
01-0420 01-0522
03-0376 03-0469
03-0611 04-0517
12-0520
gastropoda 01-0540
05-0449 06-0538
07-0197 07-0608
+gasuebersaettigung
12-0170
+gazelle 03-0629
gebaerparese
04-0348 04-0499
gebirgsklima 04-0506
gebrauchseigenschaft
05-0399
geburt 01-0224
01-0231 01-0263
01-0265 01-0550
02-0140 02-0369
02-0417 02-0870
02-0870 03-0100
03-0283 03-0544
04-0037 04-0254
04-0258 04-0259
04-0260 04-0500
04-0546 04-0549
04-0564 05-0038
05-0153 05-0268
05-0269 05-0590
05-0661 06-0011
06-0261 06-0278
06-0282 06-0283
06-0649 07-0339
07-0350 07-0351
07-0353 07-0360
07-0364 07-0405
07-0695 07-0707
07-0729 08-0204
08-0206 08-0527
09-0273 09-0599
09-0697 10-0055
10-0233 11-0073
11-0271 11-0292
11-0293 11-0307
11-0309 11-0311
11-0314 11-0322
11-0629 12-0282
12-0283 12-0284
12-0298
geburtensynchronisati
on 04-0290
06-0310
geburtsinduktion
02-0422 03-0131
06-0319 08-0204
09-0273 11-0359
12-0283
geburtsmasse
01-0265 01-0621
03-0131 07-0351
08-0581 09-0028
geburtsstoerung
05-0268 07-0729
08-0203 09-0697
10-0233 11-0307
11-0311 11-0319
+gedaechtnis 07-0075
07-0094
gefaess 01-0037
01-0713 05-0399
05-0680 06-0056
10-0036
gefieder 02-0468
02-0759
gefluegel 01-0146
01-0160 01-0292
01-0305 01-0364
01-0409 01-0451
01-0452 01-0472
01-0494 01-0688
01-0724 02-0441
02-0459 02-0467
02-0476 02-0534
02-0567 02-0581
02-0590 02-0655
02-0685 03-0350
03-0367 03-0403
03-0426 03-0452
03-0593 04-0205
04-0332 04-0357
04-0492 04-0506
04-0591 04-0660
04-0663 05-0272
05-0303 05-0305
05-0321 05-0377
05-0399 05-0400
05-0402 05-0480
05-0598 05-0599
05-0609 05-0673
05-0686 05-0687
06-0276 06-0459
06-0464 06-0464
06-0598 06-0643
06-0655 06-0732
07-0331 07-0431
07-0432 07-0512
07-0513 07-0543
07-0544 07-0553
07-0564 07-0755
07-0811 07-0816
08-0597 08-0626
09-0360 09-0369
09-0395 09-0398
09-0399 09-0448
09-0480 09-0492
09-0506 09-0596
09-0618 09-0739
10-0032 10-0334
10-0572 10-0635
11-0037 11-0082
11-0413 11-0419
11-0421 11-0432
11-0486 11-0523
11-0539 11-0619
11-0651 11-0665
11-0671 12-0054
12-0101 12-0326
12-0333 12-0335
12-0340 12-0342
12-0355 12-0397
12-0443 12-0488
12-0490 12-0504
12-0554 12-0597
12-0598 12-0635
gefluegelfleisch
03-0736 03-0743
05-0685 07-0819
gefluegelproduktion
01-0284 03-0372
04-0323 05-0298
07-0579 10-0241
11-0403
gefluegelstall
01-0287 05-0309
+gefrieraetztechnik
04-0021
gefrieranlage
05-0687
gefrieren 01-0181
01-0501 01-0719
02-0190 02-0191
02-0202 02-0311
02-0927 03-0009
04-0120 04-0296
04-0297 05-0120
05-0687 06-0018
06-0308 07-0004
07-0062 07-0383
07-0386 07-0482
07-0819 08-0231
10-0605 11-0013
11-0111 11-0273
11-0352 11-0370
11-0417 12-0305
12-0311
+gefrierhilfsmittel
12-0118
+gefrierkonservierung
11-0361
gefrierkultur 06-0302
06-0308
gefrierpackung
02-0918 05-0687
gefriertrocknen
02-0647 06-0251
11-0507
gehalt 01-0091
01-0561 01-0566
02-0119 02-0720
02-0730 03-0686
05-0135 05-0682
06-0319 06-0760
07-0116 07-0671
08-0048 08-0632
09-0285 09-0304
09-0746 10-0424
10-0637 11-0065
11-0681 11-0706
gehirn 01-0005
01-0025 01-0052
01-0081 01-0136
01-0434 02-0011
02-0012 02-0034
02-0040 02-0073
02-0088 02-0101
02-0130 02-0144
02-0149 02-0159
02-0280 02-0281
02-0333 02-0448
02-0506 02-0640
02-0738 02-0905
03-0002 03-0056
03-0062 03-0084
03-0528 03-0656
03-0688 04-0050
04-0055 04-0208
04-0579 04-0642
05-0015 05-0090
05-0105 05-0106
05-0114 05-0455
05-0467 05-0537
06-0015 06-0047
06-0066 06-0067
06-0069 06-0072
06-0078 06-0079
06-0094 06-0100
06-0147 06-0190
gehirn 07-0002
07-0021 07-0039
07-0067 07-0081
07-0085 07-0094
07-0095 07-0099
07-0107 07-0498
07-0550 07-0695
08-0044 08-0073
08-0117 08-0146
08-0407 08-0412
08-0517 08-0541
08-0630 09-0023
09-0046 09-0056
09-0063 09-0066
09-0155 09-0185
09-0584 10-0016
10-0049 10-0081
10-0093 10-0138
10-0139 10-0197
10-0289 10-0354
10-0395 10-0516
10-0590 10-0598
10-0629 11-0008
11-0032 11-0061
11-0066 11-0742
12-0047 12-0056
12-0090 12-0200
12-0351 12-0470
12-0479
+gehoer 08-0023
+geisselantigen
04-0351
+gelbfettkrankheit
05-0508
gelbkoerper 01-0226
01-0227 01-0228
01-0253 02-0019
02-0056 02-0360
03-0110 04-0115
04-0267 05-0104
05-0579 05-0589
06-0123 06-0280
06-0285 07-0110
07-0114 07-0116
09-0091 09-0099
09-0101 09-0250
09-0267 09-0269
09-0291 09-0308
09-0322 10-0232
11-0286 11-0342
11-0379 11-0710
12-0032 12-0099
12-0279 12-0286
12-0292
+gelbsucht 04-0518
+gelelektrophorese
05-0238
gelenk (skelett)
08-0656 08-0657
08-0669 10-0003
10-0503 10-0504
11-0004 11-0762
11-0771 12-0701
12-0710 12-0719
gelenk (skelett)
03-0566
gelenk (skelett)
01-0589 01-0712
02-0005 02-0007
02-0300 02-0750
02-0758 03-0022
04-0631 04-0636
04-0639 05-0657
05-0664 05-0665
06-0001 06-0200
gelenk (skelett)
06-0584 06-0585
06-0702 06-0708
07-0799 08-0664
08-0666 08-0675
09-0693 09-0709
10-0595 10-0615
10-0616 12-0705
12-0711 12-0714
+gelfiltration 02-0099
02-0146
gemisch 12-0120
+gemse 06-0006
06-0007
gen 02-0043
02-0131 02-0142
02-0176 02-0179
02-0197 02-0302
02-0341 02-0401
02-0468 03-0107
03-0124 03-0233
03-0454 03-0484
03-0682 04-0108
04-0109 04-0110
04-0184 04-0195
04-0200 04-0334
04-0361 05-0092
05-0227 05-0234
05-0424 06-0073
06-0107 06-0433
06-0472 06-0516
07-0304 07-0326
07-0327 07-0437
07-0524 07-0525
07-0659 08-0068
08-0296 09-0086
09-0091 09-0184
09-0191 09-0197
09-0221 10-0032
10-0098 10-0149
10-0153 10-0202
10-0211 10-0266
10-0359 10-0360
10-0379 10-0429
11-0018 11-0229
11-0230 11-0425
11-0426 11-0501
11-0511 11-0520
11-0531 11-0557
12-0210 12-0219
12-0251 12-0262
12-0316
genbank 02-0470
04-0335
+gendefekt 01-0233
generation 04-0451
genetik 01-0133
01-0193 01-0221
01-0265 01-0323
01-0502 01-0530
02-0012 02-0180
02-0297 02-0299
02-0304 02-0340
02-0380 02-0551
03-0103 03-0104
03-0105 03-0107
03-0193 04-0109
04-0111 04-0171
04-0188 04-0220
05-0004 05-0021
05-0171 05-0175
05-0181 05-0211
05-0319 05-0372
05-0421 05-0450
05-0525 05-0529

genetik 06-0403
06-0578 06-0596
07-0266 07-0317
07-0327 07-0404
08-0072 08-0095
08-0155 08-0286
09-0182 09-0183
09-0184 09-0185
09-0229 09-0233
10-0020 10-0030
10-0108 11-0251
11-0263 11-0377
11-0425 11-0533
11-0651 11-0744
11-0764 12-0190
12-0210 12-0245
12-0413 12-0441
12-0628
06-0433
+genexpression
05-0683
+geningeneering
01-0147
genom 01-0455
03-0434 03-0466
03-0480 04-0223
04-0417 05-0442
05-0447 06-0004
06-0429 06-0499
08-0401 09-0180
09-0494 10-0098
10-0374 10-0380
10-0387 10-0391
10-0400 10-0401
11-0438 11-0516
11-0536 12-0413
12-0613
genotyp 01-0375
02-0550 05-0123
05-0175 06-0208
06-0225 07-0287
07-0798 08-0068
08-0341 09-0160
10-0122 10-0269
genreservezuechtung
07-0126 12-0316
+genstruktur 01-0502
+gentamycin 01-0674
04-0591 04-0592
05-0596
+gentechnik 01-0131
01-0394 02-0587
03-0473 03-0478
03-0480 03-0484
03-0682 04-0200
04-0293 05-0421
06-0104 06-0105
06-0106 06-0107
06-0429 06-0680
06-0682 07-0050
07-0812 07-0834
08-0290 08-0360
08-0378 09-0086
09-0301 10-0153
10-0196 10-0371
10-0401 11-0557
11-0777 12-0315
12-0358
+gentechnologie
01-0409 02-0176
03-0210 04-0110
07-0846 10-0152
11-0502 11-0743
11-0744 11-0745
12-0259
+gentransfer 01-0252
genwirkung 01-0252
04-0078
+geotaxis 01-0495
+geraet 06-0335
12-0004
+geriatrie 06-0577
+gerichtsmedizin
04-0235
gerinnung 02-0347
02-0348 02-0866
03-0267 03-0268
04-0191 04-0234
05-0248 06-0068
06-0678 07-0333
08-0509 09-0243
09-0744 10-0208
10-0209 10-0272
11-0273 12-0269
+germanium 01-0079
geruch 01-0029
01-0298 07-0421
+gesamtkeimzahl
01-0272
+geschichte 03-0181
03-0182 03-0186
03-0188 03-0189
03-0190 03-0191
12-0185
geschlecht 02-0417
06-0016 06-0677
06-0744 08-0004
08-0260 09-0156
10-0020 10-0039
10-0227 10-0487
11-0217 12-0509
12-0574
geschlechtsbeeinfluss
ung 02-0416
07-0397 08-0059
geschlechtsbestimmu
ng 02-0819
02-0906 02-0907
03-0108 03-0116
07-0126 11-0291
geschlechtsorgan
01-0238 01-0700
02-0045 02-0301
02-0498 02-0899
04-0042 04-0204
04-0210 04-0276
04-0381 05-0031
06-0070 06-0201
06-0274 06-0408
06-0411 06-0555
06-0587 07-0007
07-0229 07-0487
08-0141 08-0142
08-0148 08-0205
08-0225 08-0266
08-0395 09-0009
09-0083 09-0166
09-0251 09-0280
09-0282 09-0387
09-0421 09-0422
10-0045 10-0222
10-0225 11-0200
11-0218 11-0310
11-0652 12-0016
geschlechtsreife
04-0118 04-0119
09-0061 09-0297
09-0312 11-0289
geschlechtszyklus
01-0085 01-0219
geschlechtszyklus
01-0225 01-0242
01-0243 01-0260
02-0361 02-0373
03-0088 03-0110
03-0113 03-0125
03-0126 03-0132
03-0239 03-0251
03-0294 03-0295
03-0305 04-0098
04-0113 04-0115
04-0116 04-0131
04-0267 04-0272
05-0127 05-0288
06-0070 06-0275
06-0280 06-0285
06-0292 07-0113
07-0131 07-0342
07-0345 07-0355
07-0359 07-0369
08-0014 08-0059
08-0062 08-0195
08-0220 08-0238
09-0094 09-0095
09-0101 09-0291
11-0299 11-0301
11-0302 11-0330
11-0356 11-0370
12-0015 12-0103
12-0288 12-0294
12-0297
geschwindigkeit
03-0266 11-0111
geschwuer 01-0310
02-0747 02-0751
02-0767 03-0357
08-0643 08-0652
10-0510 10-0623
12-0229 12-0579
12-0707
gesetzblatt 11-0278
gesetzmaessigkeit
06-0197
gestagen 09-0267
10-0009 11-0724
11-0725
+gestuet 04-0467
gesundheit 02-0424
04-0554 06-0336
07-0413 11-0270
12-0324
gesundheitsschutz
02-0356 03-0180
03-0273 03-0676
06-0727 08-0122
+gesundheitsueberwa
chung 01-0276
getreide 01-0462
03-0724 03-0726
08-0076 12-0590
+getreideschimmelka
efer 05-0310
+getroxel 04-0380
gewaesser 03-0718
04-0373
+gewaesserbeschaffe
nheit 11-0186
gewebe (tier)
01-0007 01-0648
01-0674 01-0681
02-0075 02-0237
02-0269 02-0311
02-0313 02-0739
03-0059 03-0229
03-0528 03-0732
gewebe (tier)
04-0017 04-0657
04-0665 05-0019
05-0102 05-0111
05-0165 05-0596
05-0606 05-0619
06-0119 06-0441
07-0058 07-0362
07-0539 08-0683
09-0017 09-0049
09-0050 09-0167
10-0013 12-0017
12-0053 12-0587
gewebehormon
02-0122 02-0173
03-0021 03-0041
03-0225 04-0052
04-0337 05-0109
06-0197 07-0089
12-0087
+gewebekleber
11-0749
gewebekultur
01-0015 02-0017
02-0039 03-0042
03-0301 03-0614
07-0019 10-0101
10-0102 12-0214
12-0410
+geweih 01-0209
02-0817
+gewinnung 01-0726
gewuerz 09-0735
+ghp 09-0733
+giardia 04-0441
08-0422
gibberella avenaceu
m 07-0743
gibberella zeae
10-0529
gift 03-0720
06-0596 07-0678
08-0098 08-0115
+giftpflanze 02-0772
gips 05-0307
+glasfaserendoskop
02-0715
+glatte muskulatur
02-0163 02-0170
04-0024 04-0077
04-0112 05-0028
05-0107
+glaukom 07-0786
+gliazelle 08-0038
gliedmassen 01-0003
01-0133 01-0134
01-0705 01-0706
01-0708 01-0709
01-0711 01-0716
02-0121 02-0300
02-0720 02-0844
02-0872 02-0873
02-0881 02-0884
02-0892 02-0893
02-0894 02-0895
02-0897 03-0097
03-0536 03-0627
04-0505 04-0609
04-0630 04-0632
04-0634 04-0635
04-0636 04-0639
04-0640 05-0006
05-0042 05-0050
05-0091 05-0151
05-0163 05-0166
gliedmassen 05-0537
05-0586 05-0651
05-0653 05-0654
05-0657 05-0659
05-0660 05-0663
06-0038 06-0091
06-0199 06-0428
06-0548 06-0571
06-0582 06-0705
06-0707 07-0674
07-0797 07-0798
08-0623 08-0656
08-0664 08-0666
08-0667 08-0669
08-0671 08-0674
08-0676 08-0681
09-0053 09-0582
09-0706 09-0709
09-0710 09-0716
09-0717 09-0719
10-0126 10-0616
10-0618 10-0620
10-0622 10-0624
11-0010 11-0217
11-0225 11-0618
11-0765 11-0766
11-0772 12-0067
12-0607 12-0701
12-0703 12-0710
12-0711 12-0712
12-0713
+gliom 03-0206
globulin 02-0153
02-0217 02-0308
03-0253 03-0257
03-0264 07-0032
07-0290 07-0694
08-0104 08-0187
10-0187 10-0194
11-0268 12-0244
+globus pallidus
02-0132
+glomerulopathie
05-0528
+glomerulusschaden
02-0245
+glossinidae 01-0544
glucagon 01-0038
01-0069 01-0073
02-0070 03-0034
04-0597 05-0240
06-0058 07-0103
10-0044 10-0050
11-0090 12-0078
+glugea lucioperca
03-0151
+glugea stephani
02-0223
+glukokortikoid
02-0878
+glukokortikosteroid
11-0252
glukosamin 02-0294
03-0615
+glukosaminglykan
03-0615
glukose 01-0069
01-0662 01-0664
02-0061 02-0278
02-0733 03-0045
03-0617 04-0039
04-0053 04-0092
04-0104 04-0499
04-0502 05-0031

glukose 05-0035
05-0498 06-0060
06-0205 06-0641
07-0214 07-0650
07-0651 08-0076
09-0075 09-0108
09-0635 09-0645
10-0080 10-0590
11-0045 11-0058
11-0332 11-0610
12-0361
+glukosid 03-0613
+glukosurie 03-0561
glutamin 04-0510
+glutaraldehyd
03-0236 04-0017
glutathion 01-0079
05-0135 05-0553
06-0542 08-0074
11-0035
+glutazyt 12-0209
glycoprotein 01-0078
02-0145 02-0540
05-0394 05-0405
06-0244 06-0255
09-0093 12-0465
12-0553
+glycosaminoglycan
04-0088
glycosid 03-0586
04-0594 08-0548
glykogen 01-0011
02-0230 03-0529
04-0041 04-0341
05-0052 05-0126
07-0187 08-0054
08-0492 09-0251
11-0144
glykolyse 12-0063
glykosidase 10-0073
glyzerin 02-0530
03-0019 03-0123
04-0072 04-0125
06-0018
+gn rh 02-0402
gnotobiotechnik
12-0386 12-0494
gnotobiotisches tier
03-0380 03-0404
07-0317 08-0297
08-0379 11-0688
12-0388
+gnrh 08-0220
09-0253 09-0307
+gobiomorphus cotidi
anus 02-0222
+gold 02-0095
05-0014 06-0625
+goldfisch 02-0105
+goldhafer 01-0552
07-0683
+golgi-methode
12-0090
+gonadenhypoplasie
04-0188
gonadotropin
01-0086 01-0222
01-0258 02-0201
02-0407 03-0044
03-0291 03-0302
03-0304 04-0116
04-0285 05-0578
05-0579 07-0109
07-0136 07-0409
07-0676 08-0202

gonadotropin
08-0254 09-0059
09-0061 09-0100
09-0107 09-0170
09-0255 09-0305
09-0308 10-0052
10-0054 10-0107
10-0215 11-0196
11-0288 11-0395
12-0100 12-0102
12-0292 12-0308
+gonosom 11-0384
+graetschferkel
02-0731
+gramnegativ
02-0645
+grampositiv 02-0645
+granula 02-0075
10-0006 12-0212
+granulom 02-0243
03-0692 05-0463
07-0207 07-0666
08-0133 10-0429
+granulomatoese men
ingoencephalitis
02-0583
+granulosazelltumor
09-0170
granulozyt 01-0519
01-0529 02-0321
03-0417 04-0135
04-0228 04-0232
05-0201 05-0202
05-0204 05-0205
05-0207 05-0246
05-0248 06-0259
06-0262 06-0513
06-0546 07-0269
07-0322 07-0725
08-0152 09-0163
09-0385 10-0082
10-0207 11-0231
11-0267 12-0212
12-0254 12-0506
graphidum 08-0425
gras 07-0655
+graskrankheit
01-0564
grenzwert 01-0098
06-0726 10-0637
grossanlage 05-0371
10-0240 12-0609
grosshirn 03-0003
03-0079 03-0080
+gruenalge 11-0164
grundwasser 04-0326
gruppenhaltung
05-0520 10-0231
guelle 01-0295
03-0363 05-0311
06-0345 07-0421
07-0426 07-0427
07-0772 10-0253
11-0409
guellebeseitigung
01-0295 10-0253
+guerteltier 09-0528
+gummi-arabicum-lo
esung 04-0228
+gurami 04-0154
+guyana 02-0599
+gymnorhynchus gig
as 07-0187
+gyrodactylus bullata
rudis 07-0179

+gyrodactylus curem
a 07-0178
+gyrodactylus egusai
12-0158
+gyrodactylus joi
12-0158
+gyrodactylus masou
12-0157
+gyrodactylus stellatu
s 07-0177
haar 01-0043
02-0646 03-0626
05-0003 05-0005
10-0236 11-0681
+haarfollikel 05-0512
+haarling 07-0637
haarwild 02-0629
03-0008 03-0627
03-0663 04-0010
06-0201 06-0415
07-0823 08-0294
08-0317 08-0452
08-0619 09-0539
09-0556 10-0295
+habilitationsschrift
07-0338
hackfleisch 03-0729
03-0730 06-0732
06-0748
+haemagglutination
02-0512 02-0622
05-0335 07-0533
+haemagglutinationste
st 01-0363
12-0438
+haemangiom
03-0197
+haemangiosarkom
03-0198
+haemapherese
10-0204
haematokritwert
01-0198 04-0509
05-0242 07-0139
07-0331 09-0129
09-0242 11-0051
12-0268 12-0270
haematologie
01-0200 01-0218
01-0361 01-0488
01-0511 01-0546
02-0125 02-0152
02-0345 02-0349
02-0564 02-0723
03-0137 03-0138
03-0246 03-0629
05-0047 05-0239
05-0366 06-0671
07-0038 07-0064
07-0330 07-0331
07-0569 07-0628
07-0710 08-0103
08-0118 08-0485
09-0125 09-0127
09-0240 09-0241
10-0207 12-0129
12-0130 12-0174
12-0271 12-0452
12-0500
haematolyse 07-0458
+haematom 11-0643
+haematopinus
02-0699 04-0446
+haematopoese
07-0492

+haematractidium sco
mbri 07-0172
+haematurie 07-0252
haemobartonella
07-0492 10-0326
+haemodynamik
02-0114 10-0588
12-0033
haemoglobin 01-0198
03-0524 05-0237
05-0242 06-0098
06-0545 07-0213
08-0025 08-0113
08-0490 09-0064
09-0522 10-0206
12-0268
+haemoglobinurie
05-0495
+haemolymphe
08-0124
haemolyse 01-0186
02-0466 03-0209
04-0334 11-0436
11-0741 12-0266
12-0401 12-0405
12-0656
+haemolysetest
07-0458
haemonchus 01-0515
01-0516 02-0691
02-0833 03-0522
04-0469 04-0470
07-0624 09-0552
10-0465 11-0605
11-0606 12-0523
12-0524
+haemonchus contort
us-l3 01-0516
haemophilus
01-0381 01-0649
01-0323
01-0382 01-0383
01-0384 01-0385
01-0386 02-0527
02-0528 02-0786
03-0421 04-0381
05-0178 05-0356
06-0418 06-0419
06-0420 07-0355
08-0288 08-0347
08-0348 08-0349
09-0195 09-0196
09-0215 09-0216
09-0421 09-0422
09-0423 09-0424
10-0157 10-0222
10-0343 10-0344
11-0495 12-0405
+haemophilus avium
01-0381
+haemophilus pleuro
pneumoniae
08-0349 09-0424
+haemorrhagie
12-0138
+haemorrhagische en
teritis 11-0691
+haemorrhagische vir
usseptikaemie
12-0144
+haemosensitim
07-0484
+haemospermie
04-0275

haerte (physikal)
06-0743
+haeufigkeit 08-0563
hahn (tier) 02-0190
02-0191 02-0202
03-0196 04-0605
05-0076 05-0138
05-0139 05-0501
05-0531 06-0645
06-0672 12-0420
halbmetall 01-0079
+haloperidol 10-0568
+halothan 01-0668
11-0728 11-0750
hals 03-0422
05-0164 05-0493
08-0139 08-0646
haltbarkeit 02-0915
04-0658 06-0251
11-0775 12-0397
haltung 09-0335
haltungsform 02-0436
hammel 01-0516
06-0564 07-0687
hammelfleisch
02-0678 07-0842
+hammondia 10-0445
+handbuch 06-0184
handel 02-0351
04-0165 12-0275
12-0723
hang 10-0463
+hantierungsfehler
07-0215
haploidie 04-0215
09-0156
+haploporidae
09-0143
+hapten 08-0183
harn 01-0207
01-0376 01-0462
01-0558 02-0168
02-0173 02-0766
02-0779 03-0563
04-0645 04-0665
05-0068 05-0500
05-0616 05-0623
06-0185 06-0187
06-0562 06-0565
06-0693 07-0353
07-0663 07-0664
07-0676 08-0270
09-0417 09-0443
09-0574 09-0705
09-0737 10-0023
10-0295 10-0508
11-0058 11-0630
11-0631 11-0731
12-0558 12-0619
harnapparat 01-0587
02-0461 04-0520
04-0641 05-0160
05-0165 06-0577
07-0228 07-0252
08-0529 11-0641
12-0544 12-0558
harnblase 01-0144
01-0587 05-0094
06-0693 08-0313
09-0114 10-0141
11-0661
harnleiter 02-0856
09-0001
harnroehre 01-0642
07-0794 10-0611

harnroehre 10-0613
+harnroehrenstein
01-0642
+harnstein 02-0770
harnstoff 01-0062
01-0292 01-0685
03-0059 03-0555
05-0094 05-0572
06-0653 08-0119
10-0328 10-0523
11-0664
+harnzucker 03-0630
hase 01-0344
02-0658 08-0317
haustier 01-0004
01-0266 01-0333
01-0437 02-0602
02-0603 02-0607
03-0467 03-0510
04-0356 04-0385
05-0150 05-0239
05-0463 05-0545
06-0353 07-0227
07-0228 07-0229
07-0280 07-0739
08-0001 08-0011
08-0469 09-0027
09-0420 09-0433
09-0471 09-0614
09-0696 10-0219
11-0292 11-0465
12-0694
haut 01-0009
01-0134 01-0461
02-0210 02-0287
02-0442 02-0455
02-0639 02-0712
02-0746 02-0812
02-0852 03-0100
03-0383 03-0384
03-0508 03-0511
03-0515 03-0637
04-0004 04-0036
04-0040 04-0142
04-0180 04-0185
04-0346 04-0479
04-0494 04-0569
05-0003 05-0009
05-0205 05-0315
05-0410 05-0479
05-0511 05-0512
05-0523 05-0534
05-0628 06-0351
06-0401 06-0407
06-0511 06-0518
06-0567 06-0574
06-0586 06-0588
06-0622 06-0690
07-0167 07-0191
07-0227 07-0238
07-0243 07-0256
07-0260 07-0299
07-0320 07-0759
08-0040 08-0401
08-0530 09-0009
09-0060 09-0149
09-0150 09-0151
09-0236 09-0610
09-0691 09-0702
09-0706 10-0489
10-0515 10-0604
11-0013 11-0174
11-0180 11-0402
11-0444 11-0566
11-0573 12-0145
haut 12-0165
12-0190 12-0341
12-0477 12-0483
12-0570 12-0575
12-0599 12-0725
hautdruese 02-0015
05-0009 05-0512
+hautkrankheit
03-0585 04-0180
hcc-virus 03-0418
08-0390 10-0405
+hcg 01-0229
03-0291 07-0120
09-0091
+hd 09-0720
+hd-waage 09-0720
he-virus 05-0380
hedera helix 08-0565
hefe 04-0219
06-0648 07-0839
11-0568 12-0480
+heilung 10-0601
+heilung 05-0628
11-0760
+heimtier 10-0261
10-0262
heizungsverf 06-0334
+heliotropium
10-0524
helminthe 09-0542
helminthe 01-0113
01-0270 01-0505
01-0507 01-0670
02-0222 03-0156
03-0165 03-0651
04-0146 04-0147
04-0148 04-0149
04-0450 05-0441
05-0442 06-0160
06-0162 06-0163
07-0174 07-0175
07-0176 07-0177
07-0178 07-0179
07-0186 07-0188
07-0189 07-0190
07-0191 07-0192
07-0197 07-0216
08-0110 08-0426
10-0453 11-0177
11-0178 11-0179
12-0157 12-0158
12-0159 12-0161
12-0162 12-0167
12-0334
helminthose 01-0510
01-0522 02-0680
02-0681 02-0682
02-0684 02-0840
03-0516 03-0517
03-0531 03-0635
04-0443 04-0477
05-0456 05-0463
05-0464 05-0470
05-0593 06-0535
07-0631 08-0358
08-0424 08-0430
08-0446 08-0448
08-0449 08-0453
08-0457 08-0458
08-0459 08-0462
09-0538 09-0540
09-0558 10-0394
10-0464 10-0471
10-0472 10-0474
10-0479 11-0160
helminthose 11-0588
11-0590 12-0504
12-0516 12-0519
12-0521 12-0532
+hemiclepsis 09-0148
hemmstoff 01-0041
02-0293 02-0650
02-0667 02-0861
02-0912 03-0060
03-0713 04-0162
05-0117 05-0159
05-0266 06-0197
06-0364 06-0453
06-0656 06-0663
06-0756 07-0084
07-0108 07-0109
07-0765 07-0833
09-0039 10-0163
10-0208 11-0274
11-0380 12-0055
hengst 01-0702
01-0704 02-0885
03-0123 03-0542
04-0275 07-0361
09-0110 09-0111
10-0224 10-0576
10-0609 10-0610
11-0219 11-0285
11-0338 11-0398
12-0026 12-0027
12-0104 12-0293
henne 06-0042
07-0230 12-0120
+heparin 02-0096
05-0588 07-0014
07-0054 10-0208
+heparinkomplex
02-0348
+heparinozyten
11-0226
hepatitis 01-0189
02-0507 02-0628
05-0497 05-0544
06-0492 07-0656
07-0779 08-0390
09-0481 11-0540
11-0673
+hepatitis b-virus
03-0493
+hepatitisvirus
10-0388
herbizid 01-0720
04-0541 05-0491
06-0145 07-0682
08-0567 12-0563
herbst 04-0294
herde 01-0377
02-0388 03-0451
03-0523 04-0261
04-0302 06-0329
07-0462 07-0475
08-0218 09-0649
10-0341 11-0585
herefordrind 02-0186
08-0031
heritabilitaet 05-0525
07-0285
+hernia umbilicalis
07-0789
hernie 03-0703
05-0649 06-0696
07-0788 07-0789
08-0660 09-0702
10-0492 11-0652
herpes simplex virus
03-0484 03-0485
05-0404 05-0405
09-0493 10-0200
10-0414 11-0541
11-0555
herpesvirus 01-0452
02-0617 02-0621
02-0625 02-0628
02-0629 02-0630
02-0631 03-0482
05-0392 05-0395
05-0403 06-0454
06-0493 06-0494
06-0495 06-0503
07-0163 08-0395
09-0206 09-0355
09-0482 10-0160
10-0406 10-0407
10-0408 10-0409
10-0415 11-0522
11-0542 11-0543
11-0552 11-0553
11-0674 12-0463
12-0466 12-0468
herpesvirus felis
09-0494
herpesvirus suis
01-0450 04-0406
04-0414 04-0415
04-0416 05-0396
05-0397 05-0398
06-0497 07-0427
07-0430 07-0559
08-0391 08-0396
08-0397 08-0584
09-0214 09-0355
09-0487 09-0488
09-0489 10-0411
11-0546 11-0547
12-0451
herpesvirus varicella
e 09-0482
herz 01-0040
01-0049 01-0056
01-0060 01-0061
01-0365 01-0578
02-0028 02-0081
02-0091 02-0101
02-0114 02-0115
02-0120 02-0151
02-0231 02-0295
03-0021 03-0037
03-0051 03-0071
03-0512 03-0573
03-0640 03-0648
03-0710 04-0062
04-0068 04-0075
04-0086 04-0088
04-0096 04-0101
04-0106 04-0108
04-0169 04-0258
04-0507 04-0509
04-0511 04-0513
04-0535 04-0578
05-0051 05-0075
05-0083 05-0084
05-0111 05-0313
05-0529 06-0031
06-0048 06-0062
06-0065 06-0085
06-0086 06-0089
06-0090 06-0097
06-0099 06-0191
06-0192 06-0193
herz 06-0195
06-0545 06-0546
06-0695 07-0012
07-0029 07-0036
07-0051 07-0079
07-0630 07-0640
07-0644 07-0711
07-0791 08-0049
08-0063 08-0528
08-0622 09-0005
09-0053 09-0055
09-0085 09-0593
09-0687 10-0038
10-0068 10-0070
10-0086 10-0089
10-0344 10-0569
11-0047 11-0642
11-0655 12-0012
12-0013 12-0059
12-0068 12-0082
12-0092 12-0201
12-0542 12-0571
12-0572 12-0587
12-0661
herz-/kreislaufmittel
04-0513
herz-kreislaufsystem
02-0092 02-0114
02-0147 05-0046
05-0529 06-0033
06-0042 06-0188
07-0079 07-0229
07-0791 08-0061
09-0686 09-0699
10-0603 11-0646
12-0693
+herz-kreislaufueberb
elastung 03-0562
+herzfrequenz
02-0147 07-0125
herzklappe 08-0021
+herzkrankheit
05-0539
+herzkranzgefaess
06-0089
+herzminutenvolumen
02-0114
+herzschlagfrequenz
06-0188
+herztaetigkeit
02-0123 05-0324
+herzventrikel
04-0507
heterakidae 01-0510
heterogen 09-0193
+heteropolyanion
12-0455
heu 01-0552
01-0559 02-0523
07-0649 07-0684
10-0236 12-0044
12-0045 12-0328
+hexamita 03-0506
+hexamitiasis
08-0108
hexose 10-0031
+hfrs-virus 06-0509
hilfsstoff 05-0681
10-0571 12-0097
02-0074
hinterhirn 05-0046
hirn 08-0052
+hirnstamm 05-0537
+hirsch 01-0730
02-0630 02-0817

+hirsch 03-0663
06-0201 08-0452
08-0619 09-0539
hirudinea 09-0145
histamin 01-0050
01-0052 02-0075
02-0849 04-0465
04-0473 05-0067
05-0682 06-0049
06-0714 06-0735
08-0056 10-0638
11-0226 12-0008
12-0009 12-0053
12-0079 12-0727
histidin 07-0353
09-0056 10-0051
+histiosoma piscium
07-0194
+histochemisch
04-0088
+histokompatibilitaet
05-0225 06-0433
+histokompatibilitaets
komplex 10-0193
histologie 01-0006
01-0009 01-0011
01-0136 01-0137
01-0139 01-0223
01-0248 01-0273
01-0355 01-0371
01-0411 01-0416
01-0446 01-0453
01-0454 01-0459
01-0464 01-0465
01-0468 01-0511
01-0553 01-0569
01-0580 01-0682
01-0685 02-0005
02-0015 02-0016
02-0030 02-0031
02-0043 02-0105
02-0229 02-0241
02-0242 02-0244
02-0275 02-0277
02-0288 02-0290
02-0584 02-0614
02-0628 02-0634
02-0652 02-0724
02-0728 02-0787
03-0004 03-0014
03-0016 03-0196
03-0402 03-0499
03-0513 03-0599
03-0601 03-0679
04-0010 04-0033
04-0034 04-0035
04-0173 04-0175
04-0180 04-0185
04-0343 04-0420
04-0523 04-0531
04-0553 05-0003
05-0005 05-0008
05-0011 05-0012
05-0014 05-0015
05-0018 05-0022
05-0024 05-0025
05-0088 05-0154
05-0231 05-0431
05-0434 05-0439
05-0470 05-0512
05-0523 05-0538
05-0565 06-0008
06-0018 06-0207
06-0441 06-0569
06-0588 06-0590
histologie 07-0010
07-0027 07-0081
07-0120 07-0155
07-0167 07-0180
07-0206 07-0209
07-0211 07-0232
07-0240 07-0243
07-0254 07-0345
07-0359 07-0464
07-0575 07-0660
07-0674 07-0703
07-0718 07-0806
08-0109 08-0133
08-0136 08-0210
08-0339 08-0394
08-0528 08-0539
08-0571 09-0002
09-0003 09-0014
09-0018 09-0019
09-0021 09-0022
09-0024 09-0025
09-0026 09-0047
09-0142 09-0152
09-0167 09-0170
09-0171 09-0174
09-0261 09-0407
09-0442 09-0505
09-0594 09-0607
10-0005 10-0008
10-0009 10-0143
10-0275 10-0515
11-0005 11-0006
11-0014 11-0016
11-0083 11-0129
11-0135 11-0173
11-0175 11-0185
11-0214 11-0215
11-0216 11-0222
11-0297 11-0338
11-0559 11-0605
11-0666 12-0004
12-0007 12-0089
12-0127 12-0139
12-0145 12-0147
12-0148 12-0151
12-0169 12-0172
12-0200 12-0202
12-0356 12-0497
12-0576 12-0583
12-0659 12-0708
histomonas 04-0436
+histon 02-0047
histoplasma 05-0413
08-0405
+historie 06-0740
+hitzestress 07-0053
+hitzschlag 03-0559
+hiv-1 11-0501
+hochleistung 10-0218
hochleistungskuh
01-0551 04-0294
07-0008 07-0651
hochschulausbildung
05-0257
hochschule 02-0801
03-0182 03-0188
04-0238
+hochspannungsleitun
g 03-0027
hoden 01-0047
01-0105 01-0246
01-0248 02-0013
02-0030 02-0031
02-0041 02-0139
02-0182 02-0243
hoden 02-0273
02-0385 02-0386
02-0609 02-0675
02-0740 02-0771
03-0046 03-0128
03-0196 04-0011
04-0030 04-0031
04-0119 04-0122
04-0607 05-0025
05-0093 05-0131
05-0138 05-0140
05-0161 05-0445
06-0128 06-0129
06-0412 06-0587
06-0669 06-0701
07-0209 07-0240
07-0340 07-0803
08-0075 08-0082
08-0153 09-0015
09-0044 09-0059
09-0083 09-0107
09-0109 09-0115
09-0294 09-0698
10-0179 10-0609
10-0612 11-0006
11-0093 11-0095
11-0103 11-0107
11-0218 11-0285
11-0288 11-0289
11-0338 11-0394
11-0711 12-0018
12-0027 12-0293
+hoeckerschwan
01-0452
hoehenlage 05-0086
06-0074
hoeren 05-0090
+hoffmann-methode
12-0700
+holocanthus tricolor
07-0193
holstein-friesian-rind
01-0236 03-0294
03-0296 05-0152
08-0048 08-0218
holz 02-0118
+homoeopathie
04-0534 05-0574
09-0658
homogen 09-0747
+homolog 03-0487
honig 06-0171
06-0177 08-0628
11-0210 12-0179
12-0180 12-0181
honigtau 03-0169
12-0181
hormon 01-0255
01-0564 02-0018
02-0071 02-0162
02-0199 02-0201
02-0370 02-0376
02-0403 02-0420
02-0714 02-0868
03-0053 03-0078
03-0112 03-0115
03-0125 03-0292
04-0031 04-0058
04-0060 04-0080
04-0131 04-0274
04-0279 04-0289
05-0068 05-0070
05-0072 05-0103
05-0107 05-0108
05-0112 05-0212
hormon 05-0261
05-0271 05-0280
05-0281 06-0033
06-0045 06-0055
06-0243 06-0275
06-0276 06-0278
06-0280 06-0286
06-0292 06-0306
06-0587 06-0626
07-0045 07-0046
07-0098 07-0129
07-0130 07-0339
07-0357 07-0748
07-0761 07-0804
08-0030 08-0059
08-0063 08-0092
08-0094 08-0220
08-0245 08-0255
08-0279 08-0609
09-0060 09-0092
09-0096 09-0107
09-0271 09-0288
09-0300 09-0303
09-0304 09-0307
09-0586 09-0605
10-0021 10-0022
10-0040 10-0041
10-0042 10-0043
10-0080 10-0115
10-0173 11-0007
11-0079 11-0196
11-0327 11-0338
11-0389 11-0591
11-0625 11-0777
12-0076 12-0078
12-0101 12-0102
12-0242 12-0279
12-0287 12-0300
12-0559
+hormonstoerung
02-0736
horn 05-0650
11-0703 12-0708
+hornhautulkus
01-0310
+hospitalinfektion
05-0330
hplc 01-0048
03-0102 04-0108
07-0679 12-0667
hueftgelenk 06-0583
09-0628
+hueftgelenkdysplasie
12-0710
huehnerpockenvirus
04-0423
huf 02-0288
02-0886 02-0887
03-0705 05-0652
05-0655 05-0656
07-0800 08-0513
08-0663 08-0665
08-0668 09-0708
09-0710 09-0711
09-0712 11-0703
11-0760 11-0761
+hufbeschlag
05-0653
+hufeisen 09-0711
hufpflege 06-0704
09-0711 09-0712
+hufrehe 08-0663
08-0671 11-0760
huhn 01-0006
01-0014 01-0015
huhn 01-0282
01-0303 01-0416
01-0423 01-0430
01-0469 01-0470
01-0510 01-0653
01-0696 02-0035
02-0050 02-0051
02-0109 02-0110
02-0111 02-0294
02-0342 02-0468
02-0496 02-0519
02-0582 02-0583
02-0616 02-0654
02-0660 02-0760
02-0761 03-0026
03-0030 03-0373
03-0444 03-0462
03-0464 03-0496
04-0043 04-0044
04-0125 04-0220
04-0316 04-0397
04-0423 04-0436
05-0029 05-0074
05-0075 05-0173
05-0192 05-0292
05-0296 05-0310
05-0379 05-0401
05-0483 05-0531
05-0597 05-0619
05-0620 05-0623
05-0624 06-0225
06-0239 06-0360
06-0393 06-0394
06-0395 06-0425
06-0462 06-0490
06-0498 06-0499
06-0502 06-0597
06-0644 06-0671
07-0027 07-0028
07-0032 07-0084
07-0119 07-0301
07-0343 07-0417
07-0499 07-0508
07-0524 07-0525
07-0528 07-0529
07-0537 07-0538
07-0539 07-0540
07-0560 07-0561
07-0562 07-0563
07-0571 07-0578
07-0587 07-0672
07-0673 07-0689
07-0713 07-0830
08-0021 08-0079
08-0091 08-0279
08-0315 08-0387
08-0388 09-0023
09-0025 09-0042
09-0359 09-0380
09-0383 09-0447
09-0458 09-0481
09-0491 09-0496
09-0524 09-0662
09-0664 10-0011
10-0065 10-0068
10-0103 10-0161
10-0190 10-0191
10-0213 10-0329
10-0361 10-0404
10-0412 10-0417
10-0418 10-0440
10-0530 10-0597
10-0644 11-0013
11-0016 11-0051
11-0052 11-0080

huhn 11-0256
11-0405 11-0420
11-0470 11-0538
11-0550 11-0618
11-0650 11-0655
11-0667 11-0669
12-0014 12-0055
12-0064 12-0075
12-0117 12-0118
12-0247 12-0272
12-0374 12-0420
12-0428 12-0460
12-0465 12-0489
12-0599 12-0604
12-0664 12-0681
+humanmedizin
04-0242
huminstoff 03-0670
09-0639
hummel 11-0211
+humorale abwehr
12-0266 12-0267
+humorale immunant
wort 06-0230
+humorale immunrea
ktion 10-0192
hund 01-0046
01-0051 01-0053
01-0054 01-0055
01-0056 01-0057
01-0058 01-0127
01-0132 01-0137
01-0138 01-0139
01-0140 01-0141
01-0142 01-0268
01-0270 01-0281
01-0312 01-0334
01-0359 01-0378
01-0436 01-0438
01-0443 01-0446
01-0500 01-0532
01-0546 01-0548
01-0566 01-0567
01-0568 01-0569
01-0587 01-0590
01-0595 01-0670
01-0697 01-0712
02-0007 02-0008
02-0040 02-0059
02-0060 02-0061
02-0062 02-0077
02-0090 02-0091
02-0092 02-0112
02-0113 02-0114
02-0115 02-0116
02-0117 02-0118
02-0119 02-0120
02-0121 02-0122
02-0123 02-0124
02-0125 02-0127
02-0128 02-0168
02-0169 02-0171
02-0173 02-0181
02-0266 02-0267
02-0268 02-0277
02-0278 02-0279
02-0280 02-0282
02-0287 02-0292
02-0301 02-0330
02-0331 02-0347
02-0349 02-0368
02-0382 02-0383
02-0387 02-0448
02-0449 02-0457
02-0464 02-0474
hund 02-0475
02-0544 02-0604
02-0605 02-0611
02-0612 02-0614
02-0627 02-0634
02-0642 02-0643
02-0679 02-0684
02-0685 02-0688
02-0696 02-0701
02-0704 02-0711
02-0712 02-0713
02-0716 02-0717
02-0733 02-0734
02-0735 02-0756
02-0757 02-0758
02-0762 02-0763
02-0764 02-0765
02-0766 02-0767
02-0778 02-0779
02-0780 02-0846
02-0847 02-0848
02-0849 02-0851
02-0852 02-0853
02-0854 02-0856
02-0864 02-0865
02-0866 02-0871
02-0872 02-0873
02-0878 02-0879
02-0892 02-0893
02-0894 02-0895
02-0908 03-0006
03-0057 03-0058
03-0071 03-0072
03-0073 03-0074
03-0075 03-0076
03-0078 03-0199
03-0200 03-0201
03-0202 03-0203
03-0208 03-0209
03-0223 03-0230
03-0249 03-0263
03-0268 03-0277
03-0278 03-0376
03-0390 03-0477
03-0483 03-0509
03-0532 03-0557
03-0558 03-0559
03-0560 03-0561
03-0568 03-0572
03-0576 03-0580
03-0581 03-0582
03-0583 03-0585
03-0594 03-0595
03-0643 03-0654
03-0674 03-0710
04-0006 04-0029
04-0036 04-0042
04-0059 04-0067
04-0068 04-0069
04-0089 04-0090
04-0091 04-0092
04-0093 04-0094
04-0095 04-0121
04-0168 04-0169
04-0172 04-0177
04-0178 04-0179
04-0180 04-0191
04-0217 04-0231
04-0234 04-0242
04-0272 04-0273
04-0304 04-0317
04-0318 04-0341
04-0346 04-0371
04-0402 04-0409
04-0410 04-0430
hund 04-0432
04-0441 04-0442
04-0458 04-0476
04-0477 04-0495
04-0508 04-0509
04-0512 04-0525
04-0526 04-0527
04-0528 04-0529
04-0530 04-0531
04-0532 04-0533
04-0534 04-0535
04-0536 04-0537
04-0577 04-0594
04-0595 04-0596
04-0597 04-0617
04-0618 04-0619
04-0627 04-0636
04-0639 04-0640
04-0641 05-0012
05-0049 05-0086
05-0087 05-0088
05-0089 05-0107
05-0108 05-0109
05-0110 05-0123
05-0144 05-0145
05-0146 05-0160
05-0161 05-0162
05-0163 05-0164
05-0165 05-0166
05-0167 05-0174
05-0243 05-0247
05-0254 05-0278
05-0279 05-0280
05-0324 05-0355
05-0413 05-0414
05-0455 05-0456
05-0458 05-0466
05-0478 05-0482
05-0486 05-0489
05-0502 05-0503
05-0504 05-0505
05-0506 05-0507
05-0532 05-0533
05-0534 05-0535
05-0536 05-0537
05-0538 05-0539
05-0540 05-0541
05-0542 05-0579
05-0581 05-0600
05-0601 05-0622
05-0639 05-0646
05-0647 05-0648
05-0649 05-0663
05-0667 05-0669
06-0001 06-0026
06-0049 06-0050
06-0051 06-0065
06-0088 06-0089
06-0090 06-0091
06-0092 06-0093
06-0097 06-0193
06-0194 06-0205
06-0206 06-0263
06-0277 06-0327
06-0398 06-0407
06-0466 06-0485
06-0486 06-0487
06-0510 06-0523
06-0530 06-0540
06-0545 06-0546
06-0547 06-0549
06-0556 06-0575
06-0576 06-0577
06-0578 06-0579
06-0580 06-0581
hund 06-0582
06-0583 06-0584
06-0585 06-0587
06-0588 06-0589
06-0600 06-0601
06-0622 06-0623
06-0649 06-0650
06-0659 06-0688
06-0690 06-0691
06-0692 06-0694
06-0695 06-0696
06-0697 06-0698
06-0708 06-0709
06-0711 06-0713
07-0002 07-0012
07-0013 07-0020
07-0021 07-0037
07-0038 07-0064
07-0065 07-0087
07-0088 07-0089
07-0236 07-0237
07-0247 07-0248
07-0249 07-0250
07-0251 07-0252
07-0253 07-0254
07-0255 07-0256
07-0257 07-0297
07-0298 07-0299
07-0300 07-0330
07-0365 07-0412
07-0444 07-0491
07-0492 07-0502
07-0630 07-0635
07-0639 07-0640
07-0641 07-0645
07-0656 07-0657
07-0658 07-0675
07-0676 07-0757
07-0758 07-0759
07-0760 07-0786
07-0791 07-0792
07-0793 07-0799
07-0805 07-0806
07-0809 08-0002
08-0005 08-0007
08-0017 08-0054
08-0055 08-0056
08-0057 08-0131
08-0132 08-0133
08-0134 08-0142
08-0145 08-0146
08-0147 08-0148
08-0149 08-0212
08-0257 08-0306
08-0315 08-0355
08-0359 08-0379
08-0383 08-0386
08-0390 08-0405
08-0422 08-0427
08-0431 08-0434
08-0442 08-0457
08-0458 08-0459
08-0460 08-0461
08-0462 08-0471
08-0474 08-0475
08-0482 08-0532
08-0533 08-0535
08-0536 08-0537
08-0538 08-0539
08-0563 08-0564
08-0609 08-0620
08-0621 08-0622
08-0623 08-0644
08-0645 08-0646
08-0660 09-0005
hund 09-0009
09-0010 09-0011
09-0012 09-0013
09-0062 09-0063
09-0064 09-0065
09-0078 09-0079
09-0080 09-0081
09-0085 09-0102
09-0164 09-0171
09-0172 09-0173
09-0174 09-0175
09-0217 09-0218
09-0219 09-0222
09-0223 09-0262
09-0263 09-0328
09-0358 09-0392
09-0396 09-0411
09-0442 09-0443
09-0451 09-0470
09-0507 09-0510
09-0514 09-0515
09-0520 09-0543
09-0559 09-0573
09-0586 09-0587
09-0590 09-0597
09-0598 09-0601
09-0607 09-0608
09-0610 09-0621
09-0682 09-0685
09-0693 09-0694
09-0702 09-0703
09-0704 09-0716
09-0717 09-0718
09-0719 09-0720
09-0722 09-0723
10-0003 10-0004
10-0036 10-0037
10-0069 10-0070
10-0090 10-0091
10-0116 10-0117
10-0128 10-0138
10-0139 10-0140
10-0141 10-0142
10-0143 10-0210
10-0265 10-0372
10-0405 10-0428
10-0429 10-0449
10-0450 10-0451
10-0452 10-0453
10-0458 10-0459
10-0461 10-0476
10-0478 10-0479
10-0480 10-0481
10-0515 10-0516
10-0517 10-0518
10-0519 10-0569
10-0587 10-0588
10-0599 10-0604
10-0605 10-0612
10-0624 10-0628
10-0629 11-0007
11-0040 11-0041
11-0055 11-0056
11-0087 11-0088
11-0089 11-0090
11-0091 11-0218
11-0269 11-0273
11-0443 11-0468
11-0479 11-0528
11-0535 11-0599
11-0613 11-0616
11-0617 11-0622
11-0652 11-0653
11-0654 11-0656
11-0657 11-0658

hund 11-0673
11-0728 11-0729
11-0730 11-0751
11-0765 11-0766
11-0772 12-0034
12-0035 12-0036
12-0056 12-0057
12-0058 12-0084
12-0085 12-0187
12-0201 12-0202
12-0203 12-0204
12-0217 12-0229
12-0287 12-0288
12-0382 12-0383
12-0434 12-0448
12-0457 12-0474
12-0478 12-0500
12-0510 12-0514
12-0529 12-0530
12-0534 12-0541
12-0555 12-0556
12-0557 12-0574
12-0575 12-0576
12-0577 12-0578
12-0579 12-0580
12-0581 12-0600
12-0639 12-0640
12-0657 12-0658
12-0665 12-0676
12-0677 12-0678
12-0687 12-0688
12-0691 12-0692
12-0698 12-0701
12-0710 12-0711
12-0712 12-0713
12-0716 12-0717
12-0718 12-0719
12-0720 12-0721
hunger 01-0120
02-0286 05-0074
06-0060 06-0063
07-0672 12-0350
+hyaenenkrankheit
06-0428 08-0534
+hyaluronidase
10-0622
hybrid (tier) 04-0151
07-0208 08-0173
+hybridisierung
05-0362 05-0363
05-0404
+hybridisierungsverfa
hren 04-0199
+hybridom 02-0305
07-0276 09-0225
09-0229 09-0445
10-0197 12-0260
+hybridomtechnik
01-0147 02-0317
03-0234
hybridzuechtung (tier
) 04-0426
+hydatidose 05-0458
09-0546 12-0514
hydrolase 01-0630
05-0551 06-0212
+hydrophobie
08-0163
+hydroxylase 05-0015
07-0057
hydroxyprolin
01-0008
hygiene 01-0270
01-0294 01-0299
01-0300 01-0540

hygiene 01-0728
02-0537 02-0798
03-0289 03-0349
03-0355 03-0722
03-0744 04-0564
04-0646 05-0351
05-0417 06-0182
07-0414 07-0423
07-0512 07-0540
08-0090 08-0575
08-0684 09-0448
10-0241 10-0252
10-0256 10-0448
11-0404 11-0432
12-0275
+hygienestandard
01-0272
hymenolepis 01-0503
02-0677
hymenoptera
06-0555
+hyostrongylus
05-0470
+hyperaesthesie
03-0471
+hyperaldosteronismu
s 01-0569
+hyperglykaemie
03-0561 10-0590
12-0626
+hyperimmunserum
06-0484
+hyperkapnie
06-0050
+hyperoplus lanceolat
us 11-0138
+hyperplasie 02-0241
07-0202
+hypertension
06-0053
+hypertonie 03-0035
09-0589
+hypertrophie
01-0008 01-0581
+hyperviskositaet
10-0372
+hypnose 05-0076
+hypoaktivitaet
02-0235
hypoderma 09-0567
10-0489
+hypodermose
09-0569
+hypoglykaemie
09-0602 11-0045
+hypokalaemie
04-0509
+hypokalzaemie
12-0547
+hypokapnie 04-0506
+hypophthalmichthys
molitrix 04-0147
hypophyse 01-0244
02-0095 02-0111
02-0379 02-0771
03-0004 03-0011
03-0043 03-0049
03-0077 03-0088
03-0090 03-0095
03-0096 04-0057
04-0118 04-0187
05-0016 05-0070
05-0092 06-0053
06-0060 06-0101
06-0111 06-0290

hypophyse 07-0003
07-0057 07-0061
07-0071 07-0073
07-0074 07-0077
07-0093 07-0100
08-0073 08-0221
08-0258 08-0625
09-0054 09-0068
09-0076 09-0100
09-0378 10-0052
10-0054 10-0057
10-0060 10-0061
10-0065 10-0084
10-0140 10-0585
11-0023 11-0033
11-0080 11-0290
11-0300 12-0066
hypophysenhormon
01-0567 01-0568
06-0101 11-0023
11-0296
+hyposensibilisierung
02-0746
hypothalamus
01-0006 01-0040
02-0033 02-0095
02-0109 02-0111
02-0159 02-0771
03-0080 03-0089
04-0118 04-0465
06-0053 06-0054
06-0064 07-0045
07-0055 07-0097
07-0098 07-0100
07-0664 08-0062
09-0060 09-0061
09-0076 10-0033
11-0084 11-0300
12-0070 12-0639
+hypothermie
02-0092
+hypothese 05-0147
+hypothyreose
03-0553 07-0658
+hypoxaemie 09-0139
+hypoxie 02-0233
04-0548 06-0056
12-0571 12-0572
+hysteroskopie
10-0220
hyxomvirus 04-0424
+ibr 01-0405
01-0448 01-0449
04-0573 12-0461
ibr/ipv-virus 11-0545
ibr/ipv-virus 01-0448
01-0449 01-0611
01-0650 02-0312
02-0543 02-0593
02-0618 02-0619
02-0620 02-0622
02-0626 03-0479
03-0480 03-0602
04-0417 05-0180
05-0393 05-0394
06-0467 07-0555
07-0556 07-0557
07-0737 08-0392
08-0393 08-0574
09-0432 09-0483
09-0484 09-0485
09-0486 10-0410
11-0542 11-0544
12-0462
ibv 01-0422

ibv 02-0586
07-0537 07-0538
07-0539 07-0540
08-0374 09-0458
+ichthyobo necator
07-0167
+ichthyobodose
08-0108
ichthyologie 06-0144
12-0134
+ichthyopathol dienst
11-0128
+ichthyophthirius mul
tifiliis 07-0168
+ichthyophthirus
11-0134
+ichthyozid 08-0096
08-0098 08-0116
ichuridae 08-0455
+ictalurus furcatus
04-0138
+ictalurus nebulosus
07-0203
+ictalurus punctatus
01-0111 02-0242
03-0149 04-0138
07-0149 07-0159
07-0160 07-0168
07-0212 08-0104
08-0118 11-0124
11-0130 12-0153
+ictiobus cyprinella
12-0126
identifizierung
02-0213 03-0461
03-0737 05-0121
05-0237 05-0422
06-0028 06-0245
06-0250 06-0399
06-0404 06-0418
06-0755 09-0208
09-0547 10-0211
10-0276 10-0283
10-0426 10-0639
11-0276
+idiotyp 12-0264
+idiotypische netzwer
ktheorie 02-0314
02-0315 02-0340
+idiotypisches netzw
erk 03-0218
03-0219
+ige 11-0252
+ihn 11-0152
+ihnv 06-0156
07-0163
+ileozaekalfistel
03-0708
+ileumobstipation
10-0509
ilt-virus 02-0616
05-0400 05-0401
05-0402 07-0563
07-0564 09-0492
+iltis 05-0508
+imidazoquinoxalin
07-0829
+imipramin 12-0639
imkereigeraet
01-0126
+immersion foot
09-0609
immission 01-0556
04-0646 05-0196
06-0720 12-0592

immobilisierung
10-0096
+immun-thrombozyto
penie 04-0234
+immunaffinitaets-dep
letionstechnik
03-0212
+immunantwort
03-0237 03-0238
03-0241 03-0243
03-0245 10-0172
+immunassay 07-0821
+immunblotting
01-0168 02-0472
+immundefekt
07-0300 11-0501
+immundepression
04-0473 09-0406
+immundiffusion
02-0472
+immundiffusionstest
03-0737 07-0521
07-0526
+immunfluoreszenz
02-0624
+immunfraktion
07-0497
immungenetik
02-0318 06-0472
10-0196 10-0202
11-0395 12-0230
12-0262
immunglobulin
01-0148 01-0151
01-0152 01-0155
01-0156 01-0157
01-0161 01-0169
01-0178 01-0179
01-0185 01-0390
02-0148 02-0285
02-0305 02-0316
02-0475 02-0520
02-0635 02-0745
03-0211 03-0217
03-0220 03-0224
03-0227 03-0228
03-0233 03-0239
03-0245 03-0247
03-0248 03-0251
03-0423 04-0211
04-0219 04-0369
04-0528 05-0187
05-0189 05-0190
05-0197 05-0216
05-0227 05-0233
05-0238 05-0299
05-0436 05-0528
05-0599 06-0105
06-0221 06-0222
06-0224 06-0242
06-0244 06-0254
06-0257 06-0375
06-0470 06-0660
07-0268 07-0281
07-0282 07-0286
07-0288 07-0293
07-0294 07-0295
07-0301 07-0311
07-0325 07-0538
07-0584 07-0782
07-0783 08-0147
08-0166 08-0172
08-0176 08-0182
08-0382 08-0429
08-0689 09-0202

immunglobulin
09-0208 09-0210
09-0224 09-0229
09-0235 09-0239
09-0242 09-0265
09-0393 09-0444
09-0623 10-0021
10-0131 10-0165
10-0169 10-0170
10-0174 10-0178
10-0188 10-0225
10-0426 10-0536
11-0247 11-0249
11-0252 11-0253
11-0258 11-0680
12-0010 12-0202
12-0213 12-0221
12-0222 12-0227
12-0228 12-0237
12-0239 12-0245
12-0248 12-0249
12-0251 12-0255
12-0264 12-0417
12-0426 12-0427
12-0457 12-0530
+immunglobulin m
08-0104
+immunhistochemie
07-0539
immunisierung
01-0160 01-0237
01-0369 01-0383
01-0388 01-0389
01-0393 01-0420
01-0443 01-0611
01-0615 01-0619
01-0650 01-0652
02-0324 02-0327
02-0356 02-0458
02-0472 02-0525
02-0591 02-0691
02-0698 02-0765
02-0844 03-0302
03-0417 03-0424
03-0460 03-0485
04-0339 04-0365
04-0408 04-0576
04-0608 05-0180
05-0184 05-0185
05-0191 05-0358
05-0374 05-0388
05-0436 05-0484
05-0557 05-0581
05-0582 05-0601
06-0449 06-0454
06-0526 07-0136
07-0137 07-0159
07-0168 07-0270
07-0283 07-0305
07-0311 07-0312
07-0318 07-0341
07-0429 07-0442
07-0445 07-0446
07-0450 07-0544
07-0562 07-0565
07-0588 07-0609
07-0715 07-0738
07-0739 08-0074
08-0352 08-0353
08-0392 08-0471
08-0513 08-0585
08-0602 08-0636
09-0226 09-0289
09-0427 09-0508
09-0547 09-0661

immunisierung
09-0664 09-0683
09-0714 10-0282
10-0477 11-0054
11-0136 11-0140
11-0242 11-0266
11-0381 11-0422
11-0497 11-0544
11-0578 11-0713
11-0714 11-0726
12-0141 12-0312
12-0345 12-0443
12-0461
immunitaet 01-0159
01-0193 01-0303
01-0320 01-0480
01-0530 01-0531
01-0607 01-0623
01-0633 01-0653
02-0318 02-0325
02-0524 02-0533
02-0573 02-0582
02-0586 02-0588
02-0594 02-0606
02-0626 02-0631
02-0635 02-0668
02-0679 02-0692
02-0698 03-0221
03-0236 03-0263
03-0381 03-0426
03-0453 03-0477
03-0520 03-0541
04-0213 04-0253
04-0394 04-0401
04-0406 05-0026
05-0035 05-0188
05-0190 05-0193
05-0198 05-0202
05-0207 05-0209
05-0212 05-0304
05-0306 05-0340
05-0343 05-0379
05-0471 06-0223
06-0393 06-0394
06-0432 06-0447
06-0450 06-0455
06-0480 06-0482
06-0484 06-0494
06-0605 06-0623
07-0314 07-0429
07-0430 07-0447
07-0488 07-0505
07-0708 08-0164
08-0167 08-0170
08-0181 08-0274
08-0393 08-0400
08-0456 08-0603
08-0604 09-0121
09-0183 09-0218
09-0236 09-0345
09-0394 09-0405
09-0437 09-0479
09-0487 09-0488
09-0500 09-0540
09-0662 10-0160
10-0174 10-0190
10-0192 10-0267
10-0287 10-0301
10-0302 10-0337
10-0398 10-0446
10-0460 10-0545
10-0570 11-0236
11-0244 11-0496
11-0524 11-0564
11-0574 11-0639

immunitaet 11-0685
11-0743 12-0215
12-0239 12-0255
12-0387 12-0412
12-0417 12-0430
12-0431 12-0488
+immunkomplex
12-0498
+immunkrankheit
03-0230 06-0222
+immunmodulation
05-0200 05-0203
05-0206 05-0230
+immunogene peptid
e 01-0394
+immunogenitaet
05-0122 09-0363
immunologie 01-0106
01-0154 01-0155
01-0302 01-0361
01-0362 01-0445
01-0456 01-0458
01-0461 02-0277
02-0306 02-0314
02-0315 02-0320
02-0326 02-0328
02-0331 02-0340
02-0341 02-0349
02-0460 02-0509
02-0522 02-0574
02-0578 02-0598
02-0601 02-0615
02-0616 02-0625
02-0694 03-0110
03-0214 03-0215
03-0217 03-0218
03-0219 03-0220
03-0222 03-0223
03-0226 03-0232
03-0234 03-0235
03-0237 03-0241
03-0242 03-0247
03-0339 03-0402
03-0428 03-0439
03-0440 03-0465
03-0479 03-0534
03-0579 03-0641
03-0671 04-0078
04-0203 04-0204
04-0205 04-0209
04-0214 04-0219
04-0396 04-0429
04-0434 04-0478
04-0517 04-0576
05-0183 05-0194
05-0206 05-0210
05-0211 05-0213
05-0216 05-0224
05-0231 05-0234
05-0355 05-0368
05-0370 05-0615
06-0216 06-0239
06-0247 06-0248
06-0249 06-0250
06-0348 06-0448
06-0490 06-0533
06-0543 06-0597
06-0734 07-0277
07-0280 07-0320
07-0328 07-0477
07-0525 07-0562
07-0572 07-0673
08-0129 08-0162
08-0179 08-0360
08-0370 08-0417

immunologie 08-0436
08-0601 08-0629
09-0068 09-0202
09-0217 09-0232
09-0233 09-0234
09-0262 09-0266
09-0336 09-0406
09-0414 09-0444
09-0463 09-0477
09-0484 09-0486
09-0500 09-0663
10-0152 10-0180
10-0183 10-0193
10-0198 10-0199
10-0354 10-0370
10-0406 10-0407
10-0414 11-0254
11-0259 11-0262
11-0264 11-0308
11-0435 11-0484
11-0502 11-0524
11-0532 11-0561
11-0605 11-0606
12-0220 12-0233
12-0237 12-0247
12-0251 12-0253
12-0256 12-0264
12-0266 12-0267
12-0393 12-0411
12-0419 12-0429
12-0498
+immunpraeparat
01-0690
+immunpraezipitation
05-0226 06-0073
+immunprophylaxe
01-0357 01-0380
01-0448
immunreaktion
01-0041 01-0105
01-0146 01-0153
01-0158 01-0160
01-0162 01-0163
01-0164 01-0165
01-0166 01-0167
01-0168 01-0169
01-0170 01-0171
01-0172 01-0173
01-0175 01-0182
01-0186 01-0190
01-0362 01-0529
01-0574 01-0575
01-0668 02-0018
02-0019 02-0025
02-0034 02-0095
02-0099 02-0111
02-0161 02-0217
02-0307 02-0322
02-0324 02-0326
02-0328 02-0333
02-0437 02-0449
02-0458 02-0490
02-0552 02-0575
02-0591 02-0614
02-0679 02-0694
02-0697 02-0745
02-0787 02-0789
03-0022 03-0224
03-0229 03-0231
03-0235 03-0237
03-0238 03-0240
03-0241 03-0242
03-0245 03-0247
03-0264 03-0289
03-0370 03-0380

immunreaktion
03-0382 03-0404
03-0435 03-0464
03-0504 03-0674
04-0196 04-0216
04-0217 04-0224
04-0234 04-0363
04-0365 04-0458
04-0460 04-0471
04-0473 04-0549
05-0186 05-0190
05-0194 05-0195
05-0197 05-0199
05-0210 05-0223
05-0304 05-0306
05-0325 05-0331
05-0332 05-0358
05-0359 05-0416
05-0423 05-0436
05-0463 06-0219
06-0220 06-0222
06-0223 06-0228
06-0230 06-0231
06-0233 06-0234
06-0235 06-0237
06-0243 06-0253
06-0257 06-0367
06-0368 06-0372
06-0375 06-0399
06-0415 06-0420
06-0436 06-0449
06-0450 06-0480
06-0481 06-0484
06-0494 06-0500
06-0503 06-0526
06-0538 06-0540
06-0623 06-0629
06-0660 07-0154
07-0186 07-0264
07-0265 07-0285
07-0289 07-0292
07-0297 07-0300
07-0304 07-0305
07-0306 07-0308
07-0310 07-0313
07-0314 07-0316
07-0317 07-0319
07-0320 07-0321
07-0323 07-0326
07-0327 07-0329
07-0434 07-0455
07-0456 07-0532
07-0573 07-0583
07-0762 07-0769
07-0783 08-0118
08-0131 08-0132
08-0169 08-0174
08-0176 08-0177
08-0178 08-0179
08-0180 08-0319
08-0322 08-0326
08-0393 08-0421
08-0429 08-0431
08-0456 08-0533
08-0598 08-0605
08-0610 08-0635
09-0176 09-0177
09-0178 09-0194
09-0200 09-0203
09-0206 09-0209
09-0218 09-0219
09-0222 09-0227
09-0230 09-0238
09-0340 09-0363
09-0385 09-0393

immunreaktion
09-0537 09-0545
09-0558 09-0605
09-0662 10-0084
10-0165 10-0167
10-0173 10-0176
10-0177 10-0182
10-0186 10-0187
10-0188 10-0189
10-0200 10-0203
10-0290 10-0318
10-0332 10-0336
10-0432 10-0454
10-0460 10-0477
10-0497 10-0546
11-0012 11-0139
11-0149 11-0151
11-0243 11-0250
11-0253 11-0260
11-0261 11-0263
11-0265 11-0294
11-0304 11-0395
11-0467 11-0474
11-0499 11-0501
11-0554 11-0571
11-0581 11-0582
11-0605 11-0606
11-0612 11-0635
11-0744 12-0204
12-0215 12-0221
12-0222 12-0223
12-0225 12-0227
12-0229 12-0232
12-0234 12-0235
12-0236 12-0238
12-0239 12-0241
12-0242 12-0243
12-0245 12-0248
12-0252 12-0254
12-0255 12-0257
12-0258 12-0259
12-0260 12-0261
12-0344 12-0365
12-0417 12-0462
12-0501 12-0521
12-0533 12-0611
12-0632 12-0683
+immunregulation
03-0218 12-0242
immunserum 01-0182
01-0726 02-0313
02-0404 02-0470
04-0281 04-0351
04-0662 05-0179
05-0182 05-0195
05-0214 05-0436
06-0216 06-0224
06-0417 06-0420
06-0512 06-0520
06-0619 06-0725
07-0443 07-0447
07-0547 07-0783
08-0417 08-0573
09-0121 09-0237
09-0423 09-0548
10-0211 10-0281
11-0363 11-0442
11-0516 12-0274
12-0402
+immunstatus
02-0635 09-0426
+immunstimulation
05-0209 12-0204
+immunsuppression
01-0362 01-0432
+immunsuppression
02-0328 02-0336
02-0615 03-0215
03-0246 04-0203
04-0253 05-0213
05-0331 05-0359
05-0604 06-0230
06-0629 07-0285
07-0290 07-0295
07-0305 07-0313
07-0329 07-0366
07-0543 07-0688
07-0762 08-0386
08-0475 08-0620
10-0180 10-0418
10-0429 11-0538
11-0554 11-0561
12-0232 12-0235
12-0252 12-0419
12-0521 12-0597
12-0611
+immunsystem
02-0321 02-0334
03-0246 04-0214
05-0200 07-0282
08-0180 09-0228
09-0231 09-0670
10-0193 12-0248
+immuntechnik
02-0574 05-0394
06-0228 06-0256
06-0257 07-0615
08-0051 08-0165
09-0547 10-0196
10-0461 12-0363
12-0402 12-0427
+immuntherapie
10-0130 12-0194
+immuntoleranz
08-0179 09-0463
11-0561
+immuntoxin 05-0229
+immunzytochemie
05-0016 08-0183
10-0197
+impedanz 02-0114
06-0091
impfen 06-0480
07-0511
impfen (tier) 01-0319
01-0358 01-0364
01-0367 01-0384
01-0394 01-0397
01-0422 01-0438
01-0439 01-0440
01-0485 01-0623
01-0651 01-0653
01-0694 02-0350
02-0512 02-0533
02-0536 02-0573
02-0586 02-0601
02-0602 02-0603
02-0606 02-0607
02-0610 02-0620
03-0148 03-0226
03-0415 03-0418
03-0430 03-0455
03-0477 03-0493
03-0602 03-0603
03-0683 04-0203
04-0213 04-0358
04-0402 04-0405
04-0406 04-0486
04-0573 05-0198
05-0255 05-0331
impfen (tier) 05-0332
05-0340 05-0375
05-0377 05-0378
05-0386 05-0396
05-0397 05-0400
05-0405 05-0583
05-0619 06-0238
06-0374 06-0375
06-0377 06-0393
06-0401 06-0413
06-0430 06-0431
06-0455 06-0477
06-0502 06-0621
07-0430 07-0481
07-0535 07-0540
07-0542 07-0564
07-0713 07-0715
07-0738 08-0284
08-0309 08-0331
08-0382 08-0383
08-0389 08-0391
08-0600 08-0603
09-0370 09-0380
09-0386 09-0388
09-0394 09-0396
09-0406 09-0423
09-0430 09-0431
09-0437 09-0438
09-0448 09-0450
09-0463 09-0470
09-0472 09-0479
09-0488 09-0491
09-0492 09-0557
09-0637 09-0638
09-0642 09-0644
10-0257 10-0267
10-0301 10-0308
10-0337 10-0352
10-0373 10-0376
10-0378 10-0390
10-0398 10-0412
10-0544 10-0545
11-0131 11-0139
11-0262 11-0278
11-0294 11-0397
11-0455 11-0474
11-0488 11-0503
11-0507 11-0526
11-0535 11-0537
11-0546 11-0547
11-0549 11-0552
11-0565 11-0574
11-0693 12-0142
12-0143 12-0344
12-0357 12-0372
12-0387 12-0396
12-0412 12-0430
12-0432 12-0433
12-0449 12-0454
12-0457 12-0463
12-0525 12-0632
12-0635
+impfreaktion
11-0443
+impfschutz 07-0737
impfstoff 01-0147
01-0213 01-0327
01-0337 01-0362
01-0366 01-0369
01-0389 01-0394
01-0396 01-0423
01-0439 01-0440
01-0441 01-0451
01-0466 01-0611
01-0612 01-0636
impfstoff 01-0649
01-0650 01-0653
01-0680 01-0689
01-0690 01-0691
01-0692 01-0693
02-0323 02-0350
02-0458 02-0474
02-0490 02-0491
02-0493 02-0504
02-0522 02-0524
02-0528 02-0533
02-0541 02-0544
02-0570 02-0572
02-0573 02-0579
02-0582 02-0586
02-0587 02-0599
02-0602 02-0604
02-0605 02-0606
02-0623 02-0626
02-0631 02-0829
03-0148 03-0243
03-0381 03-0394
03-0430 03-0444
03-0453 03-0460
03-0461 03-0607
03-0641 03-0642
03-0643 03-0673
03-0674 03-0682
04-0203 04-0339
04-0372 04-0394
04-0402 04-0404
04-0423 04-0570
04-0573 04-0577
04-0590 04-0601
05-0122 05-0182
05-0379 05-0386
05-0397 05-0405
05-0406 05-0407
05-0411 05-0582
06-0109 06-0204
06-0377 06-0379
06-0414 06-0419
06-0420 06-0447
06-0449 06-0450
06-0455 06-0473
06-0479 06-0483
06-0494 06-0500
06-0501 06-0503
06-0504 06-0505
06-0533 06-0621
06-0622 06-0624
06-0659 06-0660
06-0680 06-0682
06-0683 07-0429
07-0430 07-0434
07-0440 07-0441
07-0481 07-0527
07-0534 07-0609
07-0699 07-0720
07-0737 07-0738
07-0739 07-0740
08-0102 08-0170
08-0194 08-0322
08-0327 08-0353
08-0354 08-0361
08-0362 08-0383
08-0386 08-0389
08-0393 08-0396
08-0419 08-0598
08-0599 08-0604
08-0619 08-0636
08-0637 09-0215
09-0365 09-0373
09-0404 09-0436
09-0471 09-0495
impfstoff 09-0545
09-0660 09-0662
09-0683 09-0714
10-0193 10-0277
10-0287 10-0301
10-0302 10-0318
10-0336 10-0355
10-0357 10-0380
10-0395 10-0397
10-0409 10-0544
10-0570 11-0233
11-0262 11-0266
11-0443 11-0458
11-0467 11-0477
11-0486 11-0491
11-0502 11-0503
11-0532 11-0544
11-0546 11-0548
11-0550 11-0552
11-0557 11-0564
11-0572 11-0574
11-0603 11-0635
11-0698 11-0699
11-0714 11-0733
11-0743 11-0744
11-0745 11-0746
12-0259 12-0344
12-0366 12-0372
12-0387 12-0410
12-0443 12-0454
12-0456 12-0632
12-0633 12-0634
12-0651
+impfstoffpruefung
02-0582
+implantat 06-0694
implantation 01-0045
01-0233 02-0285
02-0875 03-0035
03-0052 03-0710
04-0012 05-0639
05-0640 06-0127
07-0377 07-0385
07-0394 09-0092
09-0297 09-0312
11-0700 12-0308
import 05-0457
05-0677 08-0191
impotenz 02-0381
in vitro 01-0089
01-0095 01-0177
01-0222 01-0256
02-0009 02-0184
02-0419 03-0007
03-0069 03-0090
03-0096 03-0525
04-0224 04-0240
04-0291 04-0353
05-0248 05-0477
06-0388 06-0538
06-0635 06-0657
07-0021 07-0084
07-0269 07-0285
07-0325 07-0383
07-0384 07-0390
07-0392 07-0394
07-0397 07-0490
07-0583 07-0595
07-0617 07-0777
08-0003 08-0010
08-0060 08-0073
08-0088 08-0230
08-0234 08-0307
08-0308 08-0333
08-0338 09-0036

in vitro 09-0077
10-0007 10-0011
10-0024 10-0035
10-0060 10-0061
10-0087 10-0102
10-0103 10-0104
10-0148 10-0154
10-0164 10-0196
10-0346 10-0575
10-0585 11-0371
12-0012 12-0013
12-0080 12-0087
12-0091 12-0218
12-0223 12-0250
12-0286 12-0473
12-0636 12-0656
12-0669 12-0674
in vivo 03-0096
04-0510 05-0248
06-0078 06-0647
07-0021 07-0036
07-0617 08-0064
08-0230 08-0308
08-0333 08-0338
12-0223
+in-vitro-fertilisation
02-0399
+in-vitro-technik
02-0131 02-0176
02-0317 02-0323
02-0587 03-0108
03-0234 03-0337
03-0341 03-0669
03-0682 04-0110
04-0120 04-0202
04-0222 04-0292
04-0296 05-0181
05-0224 05-0234
05-0267 05-0421
05-0424 05-0442
05-0447 05-0679
05-0683 06-0255
06-0256 06-0259
06-0655 06-0680
07-0050 07-0117
07-0278 07-0279
07-0284 07-0325
07-0470 07-0603
07-0812 08-0242
08-0250 08-0256
09-0034 09-0087
09-0088 09-0205
09-0255 09-0266
09-0299 10-0149
10-0181 11-0018
11-0255 11-0256
11-0286 11-0291
11-0371 11-0516
11-0536 12-0094
12-0097 12-0218
12-0226 12-0246
12-0251 12-0259
12-0495
inaktivierung 06-0363
06-0395 06-0489
06-0503 06-0506
06-0731
+inappetenz 03-0588
05-0573
+indikation 03-0277
04-0623
indikator 01-0276
03-0374 04-0572
07-0431 07-0717
11-0189 11-0199
indol 04-0654
08-0292
+indomethacin
02-0849 08-0003
+induktion 06-0139
industrie 03-0262
03-0719 06-0738
industriemaess produ
ktionsmethode
01-0235 01-0277
02-0080 02-0456
02-0682 03-0136
03-0420 03-0545
04-0280 04-0290
04-0313 04-0568
05-0274 06-0294
06-0604 08-0673
09-0257 09-0448
09-0640 11-0431
11-0588 12-0135
12-0169 12-0227
+inf bovine keratoko
njunktivitis 08-0569
+infekt keratokonjunk
tivitis 12-0394
+infekt pankreasnekr
ose (ipn) 09-0135
+infektabwehr
01-0621 01-0622
07-0350 09-0214
infektion 01-0158
01-0167 01-0192
01-0193 01-0216
01-0313 01-0330
01-0344 01-0374
01-0377 01-0390
01-0418 01-0432
01-0433 01-0444
01-0452 01-0464
01-0472 01-0480
01-0481 01-0487
01-0493 01-0514
01-0515 01-0516
01-0526 01-0540
01-0544 01-0614
01-0621 01-0628
01-0638 01-0660
01-0663 02-0457
02-0465 02-0466
02-0473 02-0489
02-0490 02-0491
02-0508 02-0528
02-0554 02-0557
02-0558 02-0589
02-0609 02-0611
02-0631 02-0642
02-0643 02-0654
02-0660 02-0662
02-0663 02-0670
02-0675 02-0678
02-0684 02-0691
02-0693 02-0702
02-0823 02-0840
02-0870 03-0145
03-0231 03-0240
03-0263 03-0264
03-0289 03-0309
03-0354 03-0359
03-0370 03-0373
03-0380 03-0381
03-0388 03-0389
03-0394 03-0400
03-0404 03-0417
03-0425 03-0482
03-0501 03-0504
infektion 03-0526
03-0530 03-0541
03-0620 03-0704
04-0135 04-0217
04-0349 04-0356
04-0401 04-0460
04-0461 04-0470
04-0549 05-0330
05-0354 05-0360
05-0387 05-0389
05-0395 05-0413
05-0427 05-0428
05-0466 05-0469
05-0476 05-0481
05-0587 05-0637
05-0665 06-0155
06-0286 06-0351
06-0365 06-0367
06-0369 06-0371
06-0372 06-0396
06-0403 06-0410
06-0416 06-0419
06-0475 06-0493
06-0502 06-0523
06-0540 06-0544
06-0553 06-0617
06-0640 07-0162
07-0168 07-0317
07-0350 07-0442
07-0452 07-0453
07-0459 07-0465
07-0466 07-0474
07-0475 07-0488
07-0491 07-0501
07-0503 07-0552
07-0557 07-0565
07-0566 07-0569
07-0573 07-0579
07-0581 07-0591
07-0592 07-0712
07-0727 08-0101
08-0102 08-0103
08-0135 08-0136
08-0162 08-0169
08-0170 08-0181
08-0216 08-0297
08-0310 08-0316
08-0329 08-0332
08-0340 08-0341
08-0348 08-0377
08-0399 08-0408
08-0414 08-0417
08-0418 08-0421
08-0428 08-0431
08-0432 08-0433
08-0442 08-0452
08-0455 08-0569
08-0587 08-0602
08-0684 09-0028
09-0194 09-0265
09-0358 09-0372
09-0379 09-0381
09-0384 09-0391
09-0403 09-0405
09-0413 09-0416
09-0420 09-0425
09-0426 09-0458
09-0482 09-0517
09-0522 09-0523
09-0527 09-0544
09-0548 09-0551
09-0710 09-0714
10-0180 10-0200
10-0268 10-0275
10-0282 10-0290
infektion 10-0326
10-0328 10-0342
10-0343 10-0371
10-0374 10-0386
10-0408 10-0413
10-0436 10-0437
10-0441 10-0469
10-0475 10-0476
10-0489 10-0549
10-0601 10-0608
11-0147 11-0164
11-0165 11-0168
11-0205 11-0236
11-0411 11-0436
11-0441 11-0446
11-0465 11-0479
11-0486 11-0490
11-0500 11-0519
11-0537 11-0538
11-0555 11-0561
11-0581 11-0582
11-0586 11-0592
11-0661 11-0675
11-0676 11-0708
12-0003 12-0136
12-0342 12-0345
12-0364 12-0367
12-0373 12-0375
12-0381 12-0386
12-0388 12-0420
12-0448 12-0459
12-0470 12-0471
12-0474 12-0475
12-0479 12-0494
12-0499 12-0506
12-0508 12-0510
12-0526 12-0527
12-0528 12-0539
12-0605 12-0606
12-0644 12-0647
12-0648
+infektionsabwehr
01-0159
infektionskrankheit
01-0203 01-0237
01-0301 01-0303
01-0605 01-0612
02-0447 02-0448
02-0449 02-0450
02-0451 02-0453
02-0542 03-0366
03-0405 03-0408
03-0490 03-0628
03-0633 03-0635
04-0329 04-0576
05-0207 05-0273
05-0315 05-0400
05-0406 05-0407
05-0512 05-0563
05-0564 06-0347
06-0353 06-0408
06-0485 06-0722
07-0440 07-0441
07-0454 07-0513
07-0527 07-0759
07-0764 07-0827
08-0171 08-0267
08-0272 08-0284
08-0311 08-0352
08-0409 08-0591
08-0621 08-0636
09-0183 09-0272
09-0396 09-0411
09-0430 09-0482
09-0624 09-0662
infektionskrankheit
10-0169 10-0225
10-0239 10-0254
10-0262 10-0340
10-0536 10-0586
11-0157 11-0279
11-0403 11-0452
11-0462 11-0476
11-0538 11-0682
12-0141 12-0338
12-0383 12-0398
12-0443
+infektionsmodell
08-0624
+infestation 07-0179
infiltration 02-0062
06-0510
influenzavirus
07-0526
influenzavirus ente
02-0577 11-0522
influenzavirus geflue
gel 01-0653
06-0457 06-0458
06-0459 09-0447
10-0377 11-0523
12-0428
influenzavirus huma
06-0453 07-0573
influenzavirus pferd
06-0454 06-0455
07-0511 08-0369
10-0376 10-0570
12-0427
influenzavirus schwe
n 04-0396
05-0376 06-0456
07-0527 11-0521
information 04-0306
10-0079
informationsmittel
01-0212 02-0001
06-0618 07-0338
11-0396
informationssystem
01-0626 02-0159
09-0244
informationstaetigkei
12-0277
infusion 01-0054
01-0662 01-0664
02-0151 02-0374
02-0445 02-0462
03-0109 03-0575
04-0578 04-0597
04-0607 04-0642
06-0051 09-0645
10-0054 11-0090
11-0628 11-0711
12-0051 12-0052
12-0279
ingesta 04-0051
08-0288
+inguinalhernie
07-0788
+inhalation 02-0849
09-0685
inhaltsstoff 02-0010
02-0198 02-0430
02-0846 03-0086
03-0267 04-0259
11-0239 11-0241
12-0335 12-0405
inhibierung 01-0043
01-0061 01-0164

inhibierung 02-0068
02-0072 02-0107
02-0694 02-0851
03-0085 03-0487
04-0193 04-0471
04-0595 04-0654
05-0034 05-0040
05-0056 05-0117
05-0329 05-0551
05-0570 06-0111
06-0270 06-0489
06-0678 07-0035
07-0078 07-0089
07-0533 08-0079
08-0151 08-0288
08-0316 08-0330
08-0393 09-0735
09-0744 10-0077
10-0121 10-0331
11-0084 12-0060
12-0064 12-0224
12-0241 12-0252
12-0257 12-0258
12-0361 12-0473
12-0482 12-0602
+inhibin 02-0146
injektion 01-0069
02-0142 02-0151
02-0335 02-0417
02-0813 02-0834
02-0839 02-0869
03-0125 03-0132
03-0133 03-0575
04-0104 04-0116
04-0131 04-0289
04-0340 04-0431
04-0634 05-0030
05-0215 05-0433
05-0591 05-0599
05-0636 06-0124
06-0621 06-0626
06-0701 06-0710
07-0067 07-0069
07-0289 07-0307
07-0339 07-0650
07-0786 08-0058
08-0094 08-0220
08-0495 08-0503
08-0506 08-0621
08-0639 09-0070
09-0086, 09-0122
10-0088 10-0090
10-0173 10-0449
10-0590 11-0001
11-0008 11-0060
11-0354 11-0355
11-0429 11-0729
+inkorporationsrate
01-0045
+inkubation 09-0088
inkubationszeit
12-0265
innereien 02-0915
02-0917 03-0715
06-0732
inokulation 01-0401
04-0427
inosin 03-0094
insecta 02-0705
04-0533 07-0218
10-0252 10-0486
10-0490 11-0211
11-0612
insektizid 01-0597
02-0700 02-0705
insektizid 02-0706
03-0177 04-0581
05-0486 05-0621
06-0668 06-0671
06-0675 06-0679
07-0141 08-0120
09-0155 09-0333
09-0560 10-0252
10-0533 11-0615
11-0619 11-0620
12-0538
institut 01-0213
07-0337 08-0194
09-0428 11-0577
+insuffizienz 02-0735
insulin 01-0069
01-0662 01-0664
02-0053 02-0070
02-0137 02-0169
02-0278 02-0330
02-0337 02-0733
03-0034 03-0045
03-0557 03-0560
04-0039 04-0081
04-0104 04-0504
05-0240 05-0498
05-0505 06-0037
06-0060 06-0077
06-0205 06-0641
07-0071 07-0076
07-0101 07-0103
07-0650 07-0651
07-0657 09-0050
09-0058 09-0592
09-0602 10-0037
10-0053 10-0060
10-0075 10-0080
11-0054 11-0090
11-0653 12-0626
+insulinom 09-0602
int organisation
05-0258
intensiv 09-0116
intensivierung
02-0396 03-0137
03-0138 03-0140
07-0798
+intensivmast
03-0543 07-0215
interaktion 01-0021
01-0676 02-0100
03-0052 03-0113
03-0491 03-0492
03-0669 04-0024
04-0098 05-0019
05-0211 05-0213
05-0363 05-0391
05-0612 06-0350
06-0659 07-0075
07-0553 07-0798
08-0060 08-0577
09-0190 09-0736
10-0374 10-0573
11-0018 12-0336
12-0533 12-0546
+interferenz 10-0380
12-0341
interferon 01-0181
02-0319 02-0320
02-0585 02-0588
02-0601 02-0648
02-0825 02-0828
03-0250 03-0260
03-0427 03-0442
03-0454 03-0479
interferon 03-0492
04-0229 04-0386
04-0388 05-0206
06-0243 06-0483
07-0490 07-0595
09-0230 09-0231
09-0663 10-0021
10-0022 10-0072
10-0184 10-0185
10-0201 10-0202
11-0235 11-0250
11-0253 11-0683
11-0745 12-0223
12-0241 12-0250
12-0252 12-0265
+interleukin 02-0321
03-0215 05-0217
08-0178 09-0232
+interleukin 2
08-0169 09-0207
12-0238 12-0250
+interleukin 3
12-0006 12-0008
intermediaerstoffwec
hsel 01-0057
02-0738 04-0065
04-0510 06-0058
06-0558 08-0019
10-0044 10-0518
+international
10-0001
+internationaler stand
08-0243
+internist 02-0711
intoxikation 01-0132
01-0356 01-0471
01-0549 01-0595
01-0596 01-0597
01-0598 01-0599
01-0600 01-0601
01-0683 01-0685
01-0687 01-0720
02-0090 02-0367
02-0704 02-0773
02-0774 02-0775
02-0776 02-0777
02-0778 02-0779
02-0780 02-0863
02-0865 02-0866
02-0924 02-0926
03-0172 03-0564
03-0586 03-0588
03-0589 03-0590
03-0591 03-0594
03-0595 03-0596
03-0633 04-0153
04-0337 04-0340
04-0541 05-0244
05-0428 05-0546
05-0547 05-0549
05-0550 05-0622
05-0624 06-0168
06-0515 06-0578
06-0592 06-0595
06-0600 06-0601
06-0714 07-0450
07-0681 07-0683
07-0684 07-0691
08-0311 08-0513
08-0546 08-0550
08-0554 08-0555
08-0558 08-0560
08-0563 08-0565
08-0684 09-0611
09-0613 09-0614
intoxikation 09-0618
09-0619 09-0621
09-0622 10-0520
10-0523 10-0524
10-0525 10-0526
10-0527 10-0529
10-0531 10-0533
10-0598 10-0630
10-0631 11-0199
11-0640 11-0663
11-0664 11-0665
11-0674 12-0174
12-0269 12-0563
12-0591 12-0594
12-0596 12-0601
12-0602 12-0676
12-0677 12-0727
+intramammaer
07-0750
+intramuskulaer
06-0238
+intravaginal 03-0294
+invagination
12-0718
+invasionskrankheit
01-0203
inzucht 03-0278
05-0173 05-0289
07-0040 08-0320
10-0099
inzuchtlinie 06-0526
ion 01-0245
03-0055 04-0063
05-0058 05-0078
05-0115 05-0243
06-0062 06-0085
08-0152 10-0043
10-0068 10-0077
11-0057 11-0085
11-0272 12-0263
ionenaustausch
03-0042 03-0050
03-0051 08-0034
10-0047 10-0052
10-0067 10-0074
ionenaustauscher
07-0744
+ionogramm 04-0509
+ipn-subtypen
09-0136
+ipnv 06-0153
06-0156 07-0163
ir-strahlen 01-0283
06-0334 07-0058
+isoelektrische fokuss
ierung 01-0077
+isoelektrischer punk
t 02-0478
03-0293
isoenzym 01-0053
+isofluran 09-0685
isolat 07-0447
07-0453 08-0291
isolierung 01-0060
01-0078 01-0094
01-0181 01-0185
01-0216 01-0312
01-0331 01-0381
01-0382 01-0385
01-0423 01-0442
01-0470 02-0106
02-0145 02-0154
02-0160 02-0211
02-0310 02-0346
02-0348 02-0464
isolierung 02-0485
02-0515 02-0925
03-0037 03-0056
03-0170 03-0228
03-0232 03-0378
04-0030 04-0197
04-0206 04-0228
04-0428 05-0176
05-0234 05-0325
06-0151 06-0255
06-0366 06-0370
06-0381 06-0396
06-0397 06-0400
06-0422 06-0534
06-0680 07-0272
07-0451 07-0459
07-0509 07-0610
08-0207 08-0292
08-0347 09-0181
09-0195 09-0221
09-0374 09-0387
09-0535 09-0551
10-0049 10-0154
10-0264 10-0268
10-0273 10-0283
10-0288 10-0294
10-0295 10-0321
10-0322 10-0324
10-0344 10-0347
10-0353 10-0377
10-0422 10-0423
10-0444 10-0476
11-0025 11-0234
11-0439 11-0450
11-0451 11-0470
11-0480 11-0487
11-0734 12-0049
12-0211 12-0214
12-0385 12-0391
12-0466
+isomere 03-0177
+isopode 07-0199
+isosorbit-5-mononitr
at 10-0569
isotop 02-0920
04-0364 06-0051
07-0494 07-0681
08-0037 08-0440
09-0074 09-0091
09-0499 12-0236
+ivermectin 01-0535
01-0539 01-0669
02-0687 02-0702
02-0703 03-0651
05-0485 07-0617
08-0450 08-0472
08-0613 10-0473
12-0502 12-0503
12-0671
+ivomec 05-0613
ixodes 01-0534
07-0601 08-0473
ixodidae 01-0365
01-0454 03-0535
03-0538 04-0432
04-0582 05-0438
05-0484 05-0585
07-0758 08-0468
09-0562 10-0483
10-0484
+izatizon 05-0620
jagd 03-0723
04-0621 06-0724
jagdgeraet 04-0621
05-0636

jagdtier 02-0923
jagdwirtschaft
01-0645
jahreszeit 02-0200
02-0397 02-0681
02-0923 03-0163
03-0164 03-0290
03-0304 03-0305
03-0715 03-0746
04-0145 04-0227
04-0282 04-0313
04-0551 05-0208
05-0288 05-0376
05-0483 06-0579
06-0718 06-0739
06-0752 07-0055
07-0131 07-0134
07-0137 07-0340
08-0086 08-0223
08-0226 09-0089
09-0270 09-0285
09-0353 09-0553
09-0632 10-0110
10-0227 10-0341
10-0464 10-0467
10-0487 11-0069
11-0299 11-0323
11-0330 11-0602
12-0029 12-0107
12-0184 12-0522
jbe-virus 09-0501
+jnt-test 05-0245
05-0246
jod 01-0036
01-0158 01-0571
02-0017 03-0360
03-0553 03-0592
03-0646 04-0085
04-0277 05-0509
07-0648 09-0062
09-0665 10-0251
11-0075 11-0318
11-0637 12-0028
12-0554
+johanniskraut
05-0584 09-0667
+jubilaeum 11-0117
jungbulle 01-0086
05-0289 06-0190
jungeber 04-0635
jungrind 01-0279
01-0504 01-0535
03-0125 06-0060
06-0389 07-0768
09-0203 10-0463
12-0610
jungsau 03-0133
03-0134 04-0131
04-0289 05-0271
05-0583 07-0055
10-0009 12-0314
jungtier 04-0571
05-0493 05-0508
06-0282 09-0224
09-0567 10-0295
10-0534 11-0691
12-0486
jungtierkrankheit
11-0677
+kachektin 06-0055
+kachexie 01-0401
03-0565 03-0567
12-0196
kadmium 01-0119
01-0657 02-0236
kadmium 02-0237
02-0781 03-0166
05-0201 05-0553
05-0623 06-0048
06-0720 07-0204
07-0840 08-0115
11-0192
kaefigbatterie
10-0242
kaefighaltung
01-0281 02-0658
04-0136 09-0496
09-0620 10-0485
kaeltebehandlung
02-0871 03-0533
04-0074 07-0627
09-0084 10-0012
10-0415 10-0643
+kaelteschutz
10-0026
+kaenguruhkrankheit
04-0522
kaese 01-0332
02-0909 02-0925
03-0716 03-0740
05-0682 06-0760
06-0761 07-0846
07-0847 09-0745
09-0746 09-0747
kalb 01-0035
01-0068 01-0152
01-0157 01-0158
01-0221 01-0278
01-0327 01-0349
01-0357 01-0388
01-0397 01-0418
01-0428 01-0429
01-0431 01-0477
01-0485 01-0519
01-0535 01-0536
01-0588 01-0600
01-0607 01-0608
01-0609 01-0610
01-0611 01-0612
01-0613 01-0614
01-0615 01-0616
01-0617 01-0651
01-0654 01-0663
01-0678 02-0136
02-0137 02-0138
02-0139 02-0182
02-0291 02-0310
02-0355 02-0366
02-0369 02-0433
02-0434 02-0435
02-0440 02-0453
02-0500 02-0532
02-0638 02-0651
02-0657 02-0670
02-0680 02-0750
02-0751 02-0785
02-0786 02-0787
02-0788 02-0789
02-0790 02-0838
02-0839 02-0840
03-0014 03-0207
03-0211 03-0225
03-0309 03-0352
03-0356 03-0359
03-0360 03-0361
03-0371 03-0393
03-0404 03-0424
03-0425 03-0457
03-0468 03-0598
03-0599 03-0600
kalb 03-0601
03-0602 03-0603
03-0604 03-0605
03-0606 03-0608
03-0639 03-0644
03-0667 03-0686
04-0026 04-0027
04-0051 04-0053
04-0104 04-0171
04-0211 04-0229
04-0230 04-0259
04-0309 04-0319
04-0328 04-0369
04-0370 04-0447
04-0454 04-0548
04-0549 04-0550
04-0588 04-0589
04-0591 04-0657
05-0013 05-0060
05-0061 05-0152
05-0153 05-0189
05-0190 05-0208
05-0228 05-0240
05-0304 05-0306
05-0316 05-0323
05-0340 05-0383
05-0440 05-0460
05-0469 05-0555
05-0556 05-0557
05-0558 05-0616
05-0634 05-0645
05-0659 05-0661
06-0061 06-0110
06-0268 06-0283
06-0304 06-0332
06-0365 06-0371
06-0390 06-0436
06-0443 06-0561
06-0595 06-0602
06-0603 06-0604
06-0640 06-0686
06-0716 06-0717
07-0288 07-0289
07-0290 07-0350
07-0424 07-0429
07-0431 07-0438
07-0446 07-0461
07-0476 07-0480
07-0489 07-0545
07-0602 07-0609
07-0620 07-0626
07-0652 07-0685
07-0694 07-0695
07-0696 07-0697
07-0698 07-0699
07-0700 07-0701
07-0702 07-0703
07-0753 07-0773
07-0790 08-0015
08-0206 08-0208
08-0276 08-0282
08-0332 08-0414
08-0415 08-0421
08-0447 08-0490
08-0494 08-0527
08-0569 08-0570
08-0571 08-0572
08-0573 08-0574
08-0575 08-0576
08-0577 08-0578
08-0579 08-0580
09-0001 09-0072
09-0185 09-0208
09-0319 09-0334
09-0339 09-0340
kalb 09-0341
09-0350 09-0364
09-0365 09-0366
09-0374 09-0388
09-0403 09-0437
09-0441 09-0453
09-0576 09-0577
09-0578 09-0579
09-0606 09-0613
09-0625 09-0626
09-0627 09-0628
09-0629 09-0630
09-0631 09-0632
09-0633 09-0634
09-0635 09-0636
09-0637 09-0638
09-0639 09-0740
10-0125 10-0167
10-0168 10-0169
10-0238 10-0275
10-0276 10-0280
10-0302 10-0310
10-0368 10-0433
10-0439 10-0446
10-0448 10-0471
10-0472 10-0524
10-0536 10-0537
10-0538 10-0539
10-0540 10-0541
10-0542 10-0543
10-0544 10-0545
10-0546 10-0547
10-0548 10-0549
10-0550 10-0579
11-0006 11-0011
11-0025 11-0046
11-0217 11-0234
11-0271 11-0401
11-0412 11-0428
11-0473 11-0584
11-0603 11-0626
11-0627 11-0628
11-0629 11-0630
11-0648 11-0679
11-0680 11-0681
11-0682 11-0683
11-0684 11-0685
11-0707 11-0708
11-0712 11-0736
12-0190 12-0223
12-0298 12-0301
12-0303 12-0339
12-0372 12-0388
12-0418 12-0499
12-0609 12-0611
12-0612 12-0613
12-0633 12-0651
kalium 01-0021
01-0245 01-0558
02-0060 02-0168
02-0171 02-0838
03-0036 04-0059
04-0062 04-0068
04-0509 05-0058
05-0078 05-0267
06-0046 06-0062
06-0084 06-0085
06-0086 06-0198
07-0051 07-0756
09-0059 09-0067
10-0495 11-0085
+kaliumpermanganat
07-0196
+kalkbrut 04-0161
+kallikrein-kinin-syste
m 04-0337
kallus 06-0548
kalorimetrie 06-0042
+kaltlichtzytoskop
02-0819
+kalzinose 01-0552
kalzium 01-0039
01-0056 01-0117
01-0231 01-0550
01-0552 01-0589
02-0025 02-0034
02-0060 02-0150
03-0037 03-0050
03-0051 03-0090
03-0101 03-0630
04-0060 04-0077
04-0086 04-0112
04-0499 04-0508
05-0049 05-0056
05-0058 05-0081
05-0083 05-0084
05-0113 05-0115
05-0119 05-0137
05-0138 06-0045
06-0084 06-0085
06-0131 07-0035
07-0043 07-0063
07-0068 07-0070
07-0123 07-0204
07-0655 07-0659
07-0683 07-0754
07-0847 08-0019
08-0041 08-0058
08-0073 08-0143
08-0152 08-0521
08-0522 09-0055
09-0621 09-0744
10-0056 10-0067
10-0070 10-0074
10-0078 10-0496
10-0507 10-0573
11-0043 11-0044
11-0046 11-0053
11-0057 11-0063
11-0079 11-0250
11-0267 11-0597
11-0633 11-0670
12-0012 12-0065
12-0068 12-0076
12-0268 12-0547
12-0550 12-0555
12-0567
+kalziumantagonist
02-0851
+kamel 01-0642
02-0030 02-0646
02-0814 02-0815
02-0816 03-0378
04-0487 04-0614
06-0022 06-0553
08-0085 08-0315
09-0530 10-0288
10-0385 11-0576
12-0098 12-0376
+kamera 02-0715
kamille 09-0667
kanal 05-0056
05-0058 07-0051
09-0007 10-0043
10-0067 10-0068
10-0074
+kanamyzin 04-0599
kaninchen 01-0013
01-0026 01-0040

kaninchen 01-0059
01-0060 01-0061
01-0190 01-0222
01-0223 01-0264
01-0285 01-0433
01-0454 01-0490
01-0538 01-0672
01-0726 02-0005
02-0045 02-0063
02-0082 02-0105
02-0106 02-0107
02-0164 02-0270
02-0308 02-0332
02-0363 02-0437
02-0450 02-0470
02-0635 02-0781
02-0828 02-0829
02-0905 03-0007
03-0018 03-0029
03-0041 03-0042
03-0046 03-0097
03-0098 03-0099
03-0119 03-0167
03-0232 03-0336
03-0370 03-0483
03-0497 03-0500
03-0533 03-0574
03-0677 04-0045
04-0059 04-0062
04-0072 04-0120
04-0298 04-0305
04-0358 04-0378
04-0384 04-0424
04-0475 04-0507
04-0544 04-0571
05-0007 05-0025
05-0031 05-0046
05-0077 05-0078
05-0079 05-0080
05-0081 05-0082
05-0083 05-0084
05-0085 05-0111
05-0112 05-0113
05-0114 05-0119
05-0131 05-0140
05-0177 05-0197
05-0214 05-0343
05-0347 05-0352
05-0373 05-0382
05-0406 05-0407
05-0431 05-0432
05-0433 05-0434
05-0608 06-0012
06-0044 06-0045
06-0046 06-0047
06-0048 06-0064
06-0069 06-0083
06-0086 06-0087
06-0127 06-0192
06-0204 06-0224
06-0226 06-0240
06-0366 06-0368
06-0384 06-0385
06-0417 06-0420
06-0473 06-0474
06-0513 06-0596
06-0647 06-0655
07-0004 07-0033
07-0034 07-0035
07-0060 07-0061
07-0062 07-0063
07-0085 07-0086
07-0120 07-0283
07-0295 07-0296
07-0332 07-0364
kaninchen 07-0399
07-0443 07-0510
07-0529 07-0565
07-0590 07-0691
07-0779 07-0780
07-0807 08-0008
08-0010 08-0016
08-0036 08-0081
08-0135 08-0136
08-0144 08-0256
08-0257 08-0308
08-0425 08-0566
08-0624 09-0045
09-0060 09-0061
09-0096 09-0117
09-0220 09-0224
09-0326 09-0338
09-0357 09-0370
09-0376 09-0493
09-0497 09-0498
09-0532 09-0545
09-0669 09-0689
10-0002 10-0014
10-0020 10-0034
10-0035 10-0051
10-0071 10-0087
10-0088 10-0089
10-0105 10-0119
10-0120 10-0176
10-0318 10-0397
10-0426 10-0435
10-0454 10-0530
10-0585 10-0586
10-0644 11-0039
11-0043 11-0048
11-0053 11-0054
11-0084 11-0085
11-0086 11-0101
11-0353 11-0406
11-0435 11-0460
11-0569 11-0598
11-0724 11-0725
11-0726 12-0011
12-0079 12-0080
12-0081 12-0082
12-0083 12-0102
12-0231 12-0232
12-0269 12-0281
12-0303 12-0356
12-0642 12-0709
+kannibalismus
07-0592
kanuele 08-0487
+kanzerostatikum
07-0261
+kaolin 11-0183
kapillare 02-0013
02-0096 02-0102
07-0021 08-0012
08-0014 10-0094
10-0095 11-0049
11-0060 12-0020
12-0270
+kapillarhaemangiome
07-0206
kapitalismus 06-0269
+kaplow-methode
07-0302
+kapsid-protein
09-0473
+kapuzineraffe
06-0550
karakulschaf 10-0173
12-0593
karbonat 02-0419
karbonat 11-0047
karbonsaeure
11-0380
+karbophos 08-0120
karboxylase 02-0293
03-0524 04-0063
+kardiomyopathie
04-0507 04-0535
09-0594
karenzzeit 02-0859
03-0537 04-0591
07-0833 08-0686
09-0681 11-0739
+karotenoid 12-0349
karotin 01-0247
05-0264 07-0352
09-0283 11-0331
+karpalgelenk
05-0657
karpfen 01-0103
01-0106 01-0112
01-0115 02-0208
02-0217 03-0137
03-0138 03-0139
03-0150 04-0135
04-0140 04-0147
04-0150 04-0152
06-0142 06-0154
06-0155 06-0157
06-0158 06-0160
06-0167 07-0147
07-0156 07-0158
07-0182 07-0183
07-0196 07-0201
07-0205 07-0208
07-0213 08-0095
08-0100 08-0109
08-0113 08-0115
11-0122 11-0139
11-0154 11-0159
11-0182 12-0122
12-0129 12-0132
12-0136 12-0173
+karyotyp 01-0502
+karyotyp 07-0266
karzinogen 02-0180
02-0623 10-0567
karzinom 01-0175
02-0161 02-0272
02-0273 02-0275
02-0289 03-0205
04-0175 04-0176
05-0156 05-0169
07-0240 07-0244
07-0245 07-0249
07-0262 07-0265
08-0144 08-0148
08-0149 08-0150
09-0152 09-0169
09-0174 09-0186
10-0133 10-0135
10-0137 10-0141
10-0142 10-0145
10-0432 11-0222
11-0223 11-0224
12-0196 12-0207
kasein 05-0608
kastrat 02-0271
04-0035 04-0167
05-0506 10-0224
10-0611
kastration 01-0702
01-0703 01-0704
02-0129 04-0011
kastration 04-0275
04-0304 05-0146
05-0254 06-0327
06-0701 07-0790
09-0698 09-0705
10-0610 11-0658
12-0026 12-0027
katalysator 07-0047
+katarakt 02-0136
02-0762
+katheter 03-0314
03-0710 06-0041
10-0629
+katheterisierung
07-0804
kation 01-0056
02-0156 05-0056
12-0231
+katta 12-0626
katze 01-0038
01-0127 01-0143
01-0144 01-0248
01-0359 01-0411
01-0412 01-0424
01-0491 01-0546
01-0579 01-0671
01-0687 01-0697
02-0015 02-0021
02-0028 02-0033
02-0101 02-0159
02-0283 02-0284
02-0289 02-0347
02-0349 02-0457
02-0529 02-0542
02-0570 02-0571
02-0572 02-0573
02-0574 02-0606
02-0627 02-0641
02-0662 02-0663
02-0664 02-0675
02-0713 02-0718
02-0736 02-0768
02-0769 02-0848
02-0855 02-0856
02-0871 02-0872
02-0873 02-0880
02-0894 02-0895
03-0059 03-0079
03-0080 03-0083
03-0084 03-0085
03-0246 03-0390
03-0446 03-0447
03-0459 03-0483
03-0486 03-0538
03-0557 03-0573
03-0578 03-0692
04-0029 04-0059
04-0070 04-0071
04-0181 04-0182
04-0216 04-0234
04-0304 04-0317
04-0388 04-0393
04-0401 04-0430
04-0438 04-0528
04-0535 04-0538
04-0598 04-0629
04-0636 04-0641
05-0022 05-0023
05-0024 05-0050
05-0090 05-0091
05-0105 05-0106
05-0145 05-0155
05-0160 05-0175
05-0195 05-0339
05-0415 05-0478
katze 05-0502
05-0540 05-0541
05-0542 05-0543
05-0544 05-0641
05-0649 06-0013
06-0014 06-0052
06-0066 06-0094
06-0095 06-0096
06-0186 06-0187
06-0204 06-0207
06-0327 06-0446
06-0447 06-0448
06-0449 06-0450
06-0482 06-0487
06-0556 06-0581
06-0590 06-0624
06-0690 06-0699
06-0700 06-0708
06-0711 07-0022
07-0039 07-0066
07-0090 07-0239
07-0258 07-0259
07-0260 07-0299
07-0300 07-0478
07-0488 07-0514
07-0580 07-0636
07-0640 07-0645
07-0657 07-0677
07-0740 07-0786
07-0787 07-0793
07-0794 08-0150
08-0155 08-0207
08-0359 08-0366
08-0406 08-0407
08-0422 08-0427
08-0430 08-0477
08-0536 08-0540
08-0563 08-0620
08-0660 09-0026
09-0046 09-0066
09-0097 09-0164
09-0165 09-0167
09-0175 09-0218
09-0219 09-0221
09-0222 09-0262
09-0264 09-0459
09-0503 09-0511
09-0519 09-0520
09-0529 09-0551
09-0573 09-0591
09-0592 09-0601
09-0622 09-0690
09-0705 09-0706
09-0723 10-0038
10-0092 10-0093
10-0094 10-0095
10-0117 10-0118
10-0129 10-0147
10-0209 10-0326
10-0353 10-0373
10-0392 10-0427
10-0442 10-0444
10-0445 10-0452
10-0531 10-0589
10-0590 10-0600
10-0605 10-0613
11-0092 11-0225
11-0265 11-0269
11-0276 11-0306
11-0324 11-0464
11-0519 11-0570
11-0587 11-0659
11-0660 11-0731
11-0772 12-0059
12-0060 12-0086

katze 12-0087
12-0088 12-0089
12-0090 12-0091
12-0205 12-0206
12-0207 12-0230
12-0383 12-0423
12-0448 12-0478
12-0494 12-0539
12-0558 12-0559
12-0575 12-0582
12-0583 12-0584
12-0585 12-0586
12-0587 12-0601
12-0641 12-0714
12-0717
+katzenleukaemie
10-0373
+katzensarkomvirus
01-0412
+kbr 07-0489
01-0340
01-0342 02-0512
02-0528 05-0345
07-0458 07-0459
kehlkopf 01-0141
01-0699 02-0292
02-0715 03-0197
03-0567 04-0497
06-0088 06-0502
07-0017 07-0665
07-0787 09-0514
09-0694 10-0607
+kehltasche 03-0197
keimdruese 04-0061
04-0116 05-0030
07-0166 07-0208
07-0213 10-0226
11-0018 12-0178
keimdruesenhormon
01-0048 04-0115
07-0120 07-0347
08-0219 09-0083
09-0251 11-0373
11-0388 12-0312
keimgehalt 01-0273
01-0290 01-0299
01-0622 01-0629
02-0384 02-0927
04-0205 04-0349
04-0649 06-0719
06-0754 07-0108
08-0278 09-0342
09-0347 09-0348
09-0349 09-0353
09-0653 10-0222
10-0638 11-0310
11-0398 11-0409
keimling 03-0052
05-0266
keimung 01-0023
09-0115 09-0197
keimzahl 01-0272
01-0281 02-0916
04-0307 04-0326
04-0669 07-0816
08-0688 09-0732
10-0645 11-0239
keimzahlbestimmung
08-0156
kennziffer 05-0274
12-0549
+keratitis 02-0634
+keratokonjunkivitis
01-0388
+keratokonjunktivitis
08-0352 11-0477
+kerntransplantation
06-0298
+ketamin 02-0835
ketecholamine
03-0062
keton 02-0286
08-0502
ketose 02-0026
02-0723 02-0724
02-0727 03-0543
04-0502 06-0034
06-0558 06-0562
06-0563 07-0651
08-0213 09-0581
12-0549
+keulung 01-0210
+khawia 11-0160
+kiefer 04-0174
05-0584
+kieme 02-0229
02-0239 04-0146
07-0174 07-0194
07-0198 08-0114
08-0119 09-0149
09-0153 11-0145
11-0184 11-0187
12-0145 12-0155
12-0167
+kiemen-hyperplasien
04-0153
+kiemennekrose
04-0152 07-0201
12-0173
+kiemenschaeden
11-0125 11-0180
11-0181 11-0183
11-0188
+killerzelle 01-0461
06-0507 07-0303
12-0250
+kinase 01-0412
+kind 02-0505
05-0207 05-0339
kindernahrung
08-0689
kinetik 02-0686
02-0824 02-0864
03-0672 03-0681
05-0614 06-0642
06-0645 08-0302
08-0632 09-0681
12-0216 12-0378
klaeranlage 01-0300
06-0718 12-0335
klassifizierung
01-0333 01-0627
02-0772 04-0185
07-0584 09-0035
10-0170
klaue 01-0710
02-0010 02-0889
02-0890 02-0904
03-0357 04-0133
06-0424 06-0706
07-0796 08-0353
08-0672 09-0426
09-0427 09-0508
09-0714 10-0349
10-0350 10-0351
10-0621 10-0623
11-0497 11-0764
11-0770 12-0707
+klauenkrankheit
09-0714
klauenpflege 02-0921
05-0658 06-0424
08-0672 09-0508
09-0713 10-0352
klebsiella 01-0239
02-0464 02-0535
02-0786 02-0830
04-0275 06-0423
06-0735 08-0225
10-0180 10-0345
kleegras 11-0666
kleie 11-0076
11-0077
kleinhirn 06-0209
07-0234
+kleinsaeuger
05-0353
+kleintier 02-0276
05-0317 05-0545
11-0727
kleintierhaltung
02-0899 03-0691
04-0238 04-0385
05-0291 08-0126
08-0674
+kleintierpraxis
07-0365
klima 02-0685
04-0313 07-0060
08-0086 08-0128
10-0552 12-0182
12-0268
+klimaanalyse
01-0284
klimafaktor 06-0461
klimaschwankung
06-0291
klimatisieren 02-0440
03-0356
+klinik 02-0517
02-0594 02-0801
08-0192 08-0349
08-0539 10-0134
10-0373
+klitoris 07-0795
kloake 02-0577
12-0077
klon 02-0316
03-0106 03-0461
04-0335 04-0388
05-0234 05-0421
05-0423 05-0424
05-0442 05-0447
06-0106 06-0256
06-0429 09-0473
10-0150 10-0196
11-0242 11-0245
+klonierung 02-0142
02-0470 09-0402
09-0473
knochen 01-0004
01-0140 01-0675
02-0279 02-0566
02-0720 02-0791
02-0874 02-0881
02-0884 02-0930
03-0543 03-0567
03-0660 03-0704
04-0408 04-0627
04-0632 04-0633
05-0006 05-0033
05-0055 05-0151
05-0154 05-0162
knochen 05-0166
05-0535 05-0665
05-0669 06-0196
06-0584 06-0703
06-0709 07-0011
07-0043 07-0237
07-0492 07-0652
07-0792 07-0806
08-0003 08-0004
08-0007 08-0043
08-0137 08-0140
08-0147 08-0148
08-0175 08-0207
08-0402 08-0494
08-0500 08-0515
08-0527 08-0534
08-0657 09-0583
09-0627 09-0688
09-0718 09-0719
10-0030 10-0100
10-0120 10-0203
10-0246 10-0418
10-0496 10-0606
10-0618 10-0623
11-0225 11-0255
11-0650 11-0766
11-0770 12-0006
12-0008 12-0203
12-0207 12-0250
12-0256 12-0700
12-0702 12-0704
12-0709 12-0715
knochenmehl
12-0547
knorpel 01-0014
01-0274 02-0049
03-0022 03-0026
03-0614 04-0088
05-0535 08-0402
10-0002 10-0503
10-0585 11-0068
11-0650 12-0019
12-0704
+koagulopathie
01-0595
kobalt 02-0740
06-0565 06-0669
07-0648 08-0493
kochen 06-0661
koenzym 06-0364
koernermais 06-0634
koerper 02-0088
04-0076 05-0073
06-0674 06-0744
07-0497 11-0199
koerperfluessigkeit
03-0574 07-0677
10-0170 11-0707
12-0265
koerpermass 02-0002
02-0225 02-0232
11-0050 12-0170
koerpermasse
01-0012 06-0629
06-0672 06-0679
07-0053 07-0424
09-0573
koerperteil 05-0520
+koerpertemperatur
04-0092 07-0053
+koerperzusammenset
zung 05-0004
05-0684 05-0689
koffein 01-0056
05-0051 06-0600
koffein 07-0035
09-0676
+kohle 04-0066
kohlendioxid 02-0057
02-0110 02-0128
05-0241 06-0051
10-0034 11-0087
11-0088 11-0092
12-0086 12-0087
+kohlendioxidpartiald
ruck 02-0057
kohlenhydrat
01-0062 01-0194
02-0069 02-0744
03-0118 04-0032
05-0059 05-0077
05-0130 05-0203
06-0249 07-0448
12-0041
kohlenhydratstoffwec
hsel 03-0045
09-0075 10-0024
11-0591 12-0361
kohlenwasserstoff
06-0676 09-0134
kohlgemuese
10-0296
+kokain 02-0170
10-0035
+kokultur 04-0023
kokzidiose 01-0614
02-0651 02-0658
03-0373 04-0330
05-0429 05-0561
06-0525 07-0589
07-0779 08-0597
08-0626 09-0513
09-0521 09-0618
09-0644 09-0664
12-0487 12-0488
+kolibakteriose
01-0321
+kolienterotoxaemie
01-0317
kolik 01-0564
01-0695 02-0271
02-0862 03-0649
04-0567 04-0622
04-0623 05-0516
07-0241 08-0523
08-0616 08-0671
09-0536 09-0600
09-0626 09-0673
10-0509 10-0511
kollagen 02-0049
06-0382 07-0014
07-0063 09-0104
12-0629
+kollagenase 09-0104
kolloid 05-0237
05-0326 12-0066
kolometrie 08-0161
+kolonisation 04-0194
+kolonperforation
02-0878
+kolostomie 01-0585
kolostrum 01-0151
01-0152 01-0156
01-0157 01-0607
01-0608 01-0623
02-0327 02-0555
02-0575 02-0595
03-0211 03-0225
03-0405 03-0433
03-0447 04-0263

kolostrum 04-0546
04-0550 05-0189
05-0190 05-0299
05-0393 06-0222
06-0422 06-0470
07-0018 07-0281
07-0288 07-0708
08-0035 08-0166
08-0167 08-0274
08-0391 08-0584
09-0224 09-0394
09-0441 09-0623
09-0626 09-0638
09-0737 10-0174
10-0446 11-0547
12-0228
kombinat fleischwirts chaft 03-0365
03-0717 05-0675
06-0265 07-0836
07-0837 09-0415
09-0546
kombination 07-0778
07-0834 08-0560
09-0672 10-0292
12-0633
kombinationseignung
01-0422 04-0406
04-0605 06-0659
08-0391 10-0285
11-0723
+kombinationsfaehigk eit 09-0660
+kombinationsfleische rzeugnis 07-0843
+kombinationsimpfun g 01-0694
kompatibilitaet
02-0875 04-0446
04-0584 05-0199
11-0733
+komplement
01-0172 01-0186
02-0463 02-0635
03-0220 03-0222
04-0226 04-0361
06-0118 06-0220
06-0247 09-0233
09-0452 09-0486
09-0500 11-0243
11-0259 11-0260
12-0213 12-0222
12-0230 12-0266
12-0267
+komplementaktivitaet 03-0375
+komplementbindung sreaktion 03-0406
+komplementsystem 07-0280
+kompression 06-0698
kondition 02-0222
02-0225 07-0747
+kondor 03-0693
03-0694
+konfiskat 01-0296
01-0297
+kongenital 05-0437
12-0496
+konjugationstransfer 01-0335
+konjunktivitis 03-0508
konserve 03-0733
konserve 04-0664
05-0677
konservieren 01-0514
03-0738 03-0739
04-0263 04-0658
05-0120 06-0137
06-0737 07-0005
07-0449 07-0482
09-0666 10-0159
10-0638
konstitution 03-0549
08-0047 12-0322
+konstriktion 10-0591
konstruktion 07-0220
+kontaktsuppe
08-0274
kontamination
01-0216 01-0272
01-0298 02-0917
02-0929 03-0364
03-0495 03-0715
03-0716 03-0718
03-0719 03-0727
03-0733 04-0139
04-0323 04-0326
04-0592 04-0606
04-0650 04-0661
05-0670 05-0674
07-0477 07-0721
07-0810 07-0816
08-0269 09-0357
09-0397 09-0734
10-0235 10-0251
10-0327 10-0448
10-0524 10-0631
10-0632 10-0635
10-0645 11-0129
11-0204 11-0415
11-0604 11-0620
11-0662 12-0127
12-0592
kontraktion 02-0060
03-0055 03-0074
03-0689 04-0025
04-0059 04-0086
05-0051 05-0083
05-0084 05-0107
05-0113 05-0115
06-0647 06-0649
07-0004 07-0029
07-0072 07-0087
09-0052 10-0071
11-0042 11-0043
11-0044 11-0048
11-0053 11-0055
11-0091 11-0729
12-0013 12-0081
+kontrazeptiva
02-0107 09-0262
09-0263 12-0659
kontrolle 01-0084
01-0085 01-0689
02-0339 02-0359
02-0693 02-0821
03-0733 04-0162
04-0241 04-0322
04-0376 04-0554
04-0644 05-0677
06-0112 06-0176
06-0327 07-0277
07-0462 07-0468
07-0825 10-0249
10-0382 11-0282
11-0780 12-0321
12-0324 12-0514
konzentrat 01-0196
01-0197 03-0543
konzentration
01-0395 02-0172
02-0410 02-0431
03-0593 05-0100
05-0115 05-0139
05-0299 06-0542
07-0112 07-0115
07-0281 07-0763
08-0058 08-0062
08-0073 08-0160
08-0202 08-0246
08-0269 08-0292
08-0339 08-0426
08-0576 09-0073
09-0079 09-0308
10-0023 10-0055
10-0057 10-0084
10-0106 11-0047
11-0052 11-0209
11-0707 12-0013
12-0030 12-0068
12-0227 12-0331
12-0473 12-0538
12-0547 12-0550
12-0600 12-0655
12-0673 12-0675
12-0680
konzeption 02-0619
07-0370 08-0137
08-0364 08-0594
08-0638 10-0258
11-0278 11-0301
kooperation 03-0188
06-0330
korrelation 01-0151
03-0130 03-0351
05-0097 06-0453
06-0542 06-0707
07-0090 07-0096
07-0115 07-0281
07-0632 08-0304
09-0200 09-0277
11-0009 11-0050
11-0681 11-0764
12-0530
kortikosteron
04-0203 04-0221
05-0556
+kortikotropin-releasi ng-faktor 03-0053
kosten 01-0466
07-0126
kostenrechnung
09-0298
kot 01-0419
01-0428 01-0477
01-0492 02-0464
02-0487 02-0488
02-0503 02-0662
02-0673 02-0680
02-0683 02-0735
02-0846 03-0452
04-0300 04-0375
04-0593 04-0665
05-0310 05-0478
05-0593 06-0217
07-0472 07-0509
07-0536 07-0545
07-0547 07-0617
07-0625 07-0676
08-0294 08-0317
08-0415 08-0445
08-0446 08-0452
kot 09-0538
09-0539 10-0154
10-0274 10-0444
10-0472 10-0542
11-0234 11-0461
11-0607 12-0333
12-0334 12-0338
12-0368 12-0445
12-0525 12-0612
12-0664
kraftstoff 03-0166
kralle 04-0629
+krampf 07-0695
+krankheit 01-0204
03-0191 03-0699
04-0170 05-0525
07-0238 07-0300
07-0732 08-0045
08-0134 08-0337
08-0366 08-0483
08-0512 08-0517
08-0538 08-0541
08-0656 08-0657
08-0668 08-0670
08-0671 08-0687
09-0081 09-0378
09-0640 10-0030
10-0145 10-0146
10-0491 10-0499
10-0504 10-0512
10-0516 10-0521
12-0556 12-0567
12-0713
kreatin 04-0043
05-0045 07-0036
08-0057
kreatinin 01-0685
02-0766 05-0572
06-0564 06-0693
07-0662 12-0091
+kreislauf 09-0080
11-0010 12-0069
12-0581
+kreuzband 02-0893
+kreuzimmunitaet
07-0537
+kreuzreaktion
07-0602
kreuzung 02-0200
09-0204 10-0269
11-0217 11-0440
kristall 02-0303
+krokodil 02-0820
kropf 03-0505
11-0081 11-0637
12-0553
+kryochirurgie
01-0700
+kryotechnik 03-0009
03-0341 06-0018
12-0311
+kryotherapie
02-0871
+krypte 04-0038
+kryptorchide
10-0610
+kryptorchismus
01-0702 11-0093
11-0338 12-0293
+kryptosporidiose
11-0579
kuechenabfall
04-0307
kuehlfahrzeug
01-0296
kuehlkette 06-0761
07-0482
kuehllager 01-0296
kuehltransport
01-0296
kuehlverf 03-0009
06-0303
kueken 01-0062
01-0273 01-0274
01-0304 01-0468
01-0486 01-0571
01-0625 01-0648
02-0037 02-0049
02-0156 02-0535
02-0654 02-0656
03-0101 03-0213
03-0351 03-0373
03-0427 03-0463
03-0530 03-0532
03-0597 03-0613
03-0614 03-0615
03-0658 04-0419
04-0420 04-0421
04-0492 04-0523
04-0553 04-0605
05-0030 05-0378
05-0381 05-0428
05-0501 05-0597
06-0238 06-0396
06-0457 06-0500
06-0526 06-0528
06-0610 07-0059
07-0303 07-0542
07-0579 07-0588
07-0659 07-0689
07-0709 07-0710
07-0711 07-0712
07-0714 07-0715
07-0716 08-0362
08-0374 08-0377
08-0402 09-0033
09-0233 09-0588
09-0644 10-0012
10-0019 10-0030
10-0031 10-0063
10-0066 10-0322
10-0342 11-0036
11-0079 11-0405
11-0431 11-0517
11-0518 11-0524
11-0526 11-0537
11-0549 11-0551
11-0670 11-0672
11-0692 11-0693
11-0694 11-0719
12-0072 12-0073
12-0074 12-0353
12-0392 12-0408
12-0421 12-0422
12-0429 12-0431
12-0540 12-0616
12-0617 12-0680
+kuemmerwachstums syndrom 05-0562
kuenstliche besamun g 01-0087
01-0122 01-0123
02-0186 03-0277
03-0278 04-0127
04-0214 04-0242
06-0137 07-0134
07-0519 08-0091
08-0092 08-0093
08-0243 09-0252
09-0328 11-0108

kuenstliche besamun
g 11-0109
11-0351 11-0359
11-0361 11-0376
11-0385 12-0106
12-0115 12-0119
12-0297 12-0298
+kuenstliche vagina
12-0104
kuh 01-0036
01-0069 01-0084
01-0085 01-0088
01-0151 01-0157
01-0220 01-0224
01-0231 01-0232
01-0234 01-0235
01-0241 01-0249
01-0250 01-0251
01-0253 01-0265
01-0294 01-0330
01-0355 01-0370
01-0418 01-0471
01-0549 01-0550
01-0553 01-0557
01-0629 01-0630
01-0633 01-0634
01-0635 01-0636
01-0637 01-0638
02-0086 02-0152
02-0195 02-0290
02-0324 02-0325
02-0343 02-0370
02-0371 02-0375
02-0378 02-0397
02-0400 02-0402
02-0403 02-0404
02-0406 02-0410
02-0417 02-0425
02-0427 02-0435
02-0626 02-0723
02-0724 02-0748
02-0795 02-0796
02-0798 02-0802
02-0804 02-0806
02-0808 02-0861
02-0898 02-0903
03-0049 03-0077
03-0126 03-0284
03-0285 03-0288
03-0292 03-0295
03-0303 03-0310
03-0311 03-0357
03-0392 03-0439
03-0440 03-0481
03-0498 03-0499
03-0544 03-0548
03-0550 03-0552
03-0570 03-0618
03-0619 03-0620
03-0621 04-0113
04-0117 04-0130
04-0174 04-0209
04-0239 04-0247
04-0248 04-0268
04-0281 04-0282
04-0283 04-0284
04-0293 04-0302
04-0313 04-0314
04-0315 04-0348
04-0414 04-0498
04-0500 04-0540
04-0557 04-0586
05-0036 05-0059
05-0099 05-0187
05-0236 05-0260
kuh 05-0262
05-0263 05-0268
05-0269 05-0277
05-0286 05-0287
05-0333 05-0371
05-0395 05-0519
05-0522 05-0565
05-0566 05-0567
05-0569 05-0580
05-0589 05-0592
05-0633 05-0643
05-0644 06-0033
06-0034 06-0035
06-0124 06-0138
06-0140 06-0208
06-0223 06-0273
06-0285 06-0289
06-0290 06-0292
06-0293 06-0294
06-0301 06-0302
06-0303 06-0305
06-0306 06-0307
06-0309 06-0312
06-0323 06-0338
06-0352 06-0436
06-0559 06-0562
06-0570 06-0594
06-0611 06-0612
06-0626 06-0637
07-0109 07-0113
07-0129 07-0130
07-0244 07-0286
07-0345 07-0352
07-0353 07-0356
07-0358 07-0363
07-0367 07-0368
07-0373 07-0376
07-0381 07-0391
07-0393 07-0395
07-0401 07-0413
07-0446 07-0461
07-0500 07-0650
07-0653 07-0667
07-0685 07-0749
07-0750 07-0752
07-0845 08-0047
08-0195 08-0204
08-0205 08-0206
08-0214 08-0219
08-0233 08-0235
08-0236 08-0237
08-0239 08-0241
08-0242 08-0261
08-0331 08-0332
08-0444 08-0496
08-0588 08-0617
08-0659 09-0021
09-0071 09-0072
09-0073 09-0117
09-0201 09-0204
09-0205 09-0274
09-0276 09-0280
09-0284 09-0289
09-0291 09-0296
09-0302 09-0303
09-0304 09-0305
09-0307 09-0308
09-0317 09-0317
09-0318 09-0319
09-0321 09-0322
09-0330 09-0373
09-0402 09-0422
09-0441 09-0581
09-0599 09-0638
09-0646 09-0647
kuh 09-0652
09-0654 09-0655
09-0656 09-0657
09-0659 09-0681
09-0731 09-0737
10-0008 10-0024
10-0083 10-0137
10-0166 10-0205
10-0215 10-0216
10-0218 10-0221
10-0222 10-0231
10-0232 10-0233
10-0237 10-0251
10-0347 10-0362
10-0367 10-0434
10-0446 10-0471
10-0512 10-0539
10-0553 10-0554
10-0555 10-0556
10-0557 10-0559
10-0560 10-0561
10-0562 10-0564
10-0614 10-0623
10-0625 11-0026
11-0045 11-0065
11-0067 11-0099
11-0100 11-0222
11-0223 11-0286
11-0294 11-0295
11-0296 11-0310
11-0317 11-0318
11-0319 11-0320
11-0327 11-0330
11-0331 11-0334
11-0335 11-0341
11-0342 11-0343
11-0344 11-0345
11-0346 11-0349
11-0350 11-0354
11-0363 11-0365
11-0367 11-0373
11-0389 11-0400
11-0509 11-0510
11-0544 11-0626
11-0632 11-0662
11-0739 12-0017
12-0028 12-0191
12-0199 12-0282
12-0297 12-0298
12-0299 12-0305
12-0307 12-0310
12-0349 12-0542
12-0547 12-0548
12-0549 12-0565
12-0592 12-0619
12-0620 12-0622
12-0623 12-0649
12-0650 12-0673
kuhpockenvirus
11-0242
kultur 05-0348
11-0451 11-0498
12-0097 12-0100
+kulturmedium
05-0124
kulturverf 02-0184
02-0549 02-0925
03-0254 03-0395
03-0397 05-0411
06-0108 06-0113
06-0115 06-0116
06-0117 06-0120
06-0213 06-0307
06-0382 06-0683
07-0275 07-0385
kulturverf 07-0391
07-0574 08-0234
08-0246 08-0256
09-0057 09-0059
09-0189 09-0299
09-0311 10-0157
10-0160 10-0311
10-0413 11-0003
11-0454 11-0580
12-0095 12-0265
12-0379 12-0480
12-0523
kupfer 01-0097
01-0098 01-0120
01-0198 01-0555
01-0556 01-0598
01-0599 01-0603
01-0686 02-0234
02-0235 02-0238
02-0728 02-0747
03-0594 03-0598
03-0606 03-0615
03-0626 04-0368
05-0428 05-0554
06-0578 06-0601
07-0044 07-0656
07-0686 07-0692
08-0116 08-0491
08-0496 08-0500
08-0504 08-0506
08-0592 09-0585
09-0614 10-0499
10-0527 11-0191
11-0192 11-0741
12-0029 12-0551
12-0592 12-0594
+kupfersulfat 07-0176
+kurzzeitbaeder
11-0127
kynologie 01-0132
+l. grippotyphosa
01-0378
+l. icterohaemorrhagi
e 01-0378
+l. sejroe 01-0378
+l-fibroblast 02-0004
+l-form 07-0499
+labeo calbasu
02-0220 08-0107
+labeo rohita
11-0132
labmagen 01-0515
01-0519 01-0624
04-0051 04-0521
04-0589 04-0625
05-0060 05-0061
09-0599 11-0605
11-0756 12-0550
12-0566
labor 01-0216
02-0339 10-0574
11-0701
labordiagnostik
02-0175 02-0633
02-0644 02-0743
02-0766 04-0192
04-0645 05-0278
05-0410 05-0453
05-0490 06-0206
06-0348 06-0390
07-0551 08-0340
08-0520 08-0521
08-0522 08-0568
09-0575 09-0625
10-0322 10-0385
labordiagnostik
11-0481 12-0398
12-0591
laborgeraet 01-0216
08-0485 12-0043
laborverf 01-0558
02-0281 02-0287
02-0425 02-0443
02-0668 02-0683
02-0720 03-0120
03-0178 03-0194
03-0216 03-0347
03-0375 03-0409
03-0462 03-0471
03-0494 03-0496
03-0563 03-0618
04-0016 04-0135
04-0298 04-0362
04-0367 04-0434
04-0518 05-0201
05-0204 05-0207
05-0237 05-0286
05-0367 05-0383
05-0575 06-0028
06-0073 06-0369
06-0418 06-0630
06-0725 06-0756
07-0057 07-0316
07-0469 07-0557
07-0602 07-0817
07-0826 07-0827
07-0849 08-0105
08-0167 08-0296
08-0307 08-0326
08-0337 08-0340
08-0443 08-0538
09-0097 09-0118
09-0182 09-0187
09-0212 09-0223
09-0375 09-0485
09-0530 10-0194
10-0307 10-0330
10-0356 10-0633
11-0106 11-0378
11-0383 11-0470
11-0485 11-0527
11-0545 11-0607
11-0630 11-0776
12-0352 12-0372
12-0507
+lactamase 04-0344
lactat 09-0075
12-0552 12-0665
12-0706
lactobacillaceae
06-0736 11-0266
lactobacillus 04-0359
+lactoglobulin
09-0730
lactose 10-0580
laenge 03-0074
11-0055
laerm 01-0146
01-0275 02-0153
02-0437 03-0353
04-0315 04-0316
06-0331 06-0332
09-0338 10-0241
laesion 01-0334
01-0697 02-0368
04-0521 05-0284
05-0520 06-0094
06-0189 06-0511
07-0207 07-0542
08-0052 08-0681

laesion 09-0727 11-0258
laeufer 03-0375 09-0639 10-0267
lagerbehaelter 04-0667 07-0849
lagerdauer 07-0846 10-0207
lagern 01-0206 02-0647 02-0928 04-0569 05-0674 07-0004 07-0839 07-0842 09-0742 10-0207 10-0638 10-0641 11-0275 12-0116 12-0397
+lagunenbewirtschaftung 07-0210
lahmheit 01-0705 01-0708 01-0713 01-0716 01-0717 03-0552 03-0706 04-0181 04-0618 04-0631 04-0635 05-0537 05-0662 06-0424 06-0570 08-0661 08-0662 08-0668 08-0669 08-0679 09-0712 10-0617 10-0619 11-0751 11-0768
+laich papillomatosis 07-0165
+laichen 03-0152
+laicher 07-0166
+laichwanderung 04-0146
lakation 07-0845
laktase 07-0106 10-0058
+laktat 03-0266
+laktat 09-0108
+laktat dehydrogenasetest 11-0776
+laktatdehydrogenase 02-0167 05-0185 05-0544 10-0039
laktation 01-0225 02-0842 03-0067 03-0239 03-0251 03-0547 03-0549 04-0037 04-0074 04-0263 04-0522 04-0564 05-0048 05-0057 05-0059 05-0065 05-0099 05-0141 05-0236 05-0565 05-0608 06-0063 06-0563 06-0613 06-0626 06-0637 07-0050 07-0090 07-0098 07-0353 07-0726 08-0036 08-0048 09-0073 09-0077 09-0241 09-0275 09-0284 10-0218 10-0559 11-0094 11-0292 11-0293 11-0297 11-0314 11-0333
+laktoferrin 04-0193 05-0570
+laktoglobulin 01-0609 08-0689
+laktoperoxydase 06-0751
laktose 03-0123
lamellibranchia 05-0670
lamm 01-0037 01-0072 01-0321 01-0488 01-0623 01-0624 02-0084 02-0140 02-0141 02-0172 02-0515 02-0558 02-0653 02-0662 02-0663 02-0674 02-0690 02-0728 02-0754 02-0791 02-0792 02-0793 02-0842 03-0064 03-0131 03-0240 03-0380 03-0520 03-0521 03-0612 04-0028 04-0103 04-0212 04-0259 04-0261 04-0263 04-0310 04-0320 04-0448 04-0449 04-0468 04-0470 04-0471 05-0061 05-0066 05-0172 05-0454 05-0523 05-0560 05-0561 06-0077 06-0111 06-0367 06-0524 06-0536 06-0542 06-0565 07-0030 07-0341 07-0479 07-0548 07-0623 07-0707 07-0708 07-0815 08-0033 08-0035 08-0333 08-0434 08-0446 08-0483 09-0056 09-0297 09-0312 09-0365 09-0522 09-0555 09-0643 09-0676 10-0028 10-0055 10-0126 10-0268 10-0324 10-0325 10-0465 10-0466 10-0469 10-0475 10-0499 10-0552 10-0568 11-0028 11-0073 11-0216 11-0228 11-0255 11-0340 11-0635 11-0690 12-0031 12-0381 12-0487 12-0511 12-0653
+lampetra tridentata 09-0129
+land 09-0159
landwirt 02-0196
landwirtschaft 03-0721 03-0725
landwirtschaftsbetrieb 07-0401 11-0588
+langerhans" zellen 07-0320 08-0011
+laparoskopie 02-0907 11-0358 11-0767
+laparotomie 01-0666 03-0290 03-0576 05-0643 05-0647 06-0549
+larva migrans visceralis 05-0466
larve 01-0508 01-0514 01-0529 02-0683 02-0688 02-0705 02-0850 03-0533 03-0656 04-0161 04-0461 04-0475 04-0477 04-0484 05-0450 05-0473 05-0476 07-0625 07-0627 07-0638 08-0164 08-0444 08-0445 08-0452 08-0470 09-0567 09-0570 09-0571 10-0488 11-0598 12-0502
+laryngotomie 10-0607
+laryngotra 05-0402
larynx 02-0141
+lasalocid 07-0590
+laserflusszytometrie 01-0154
laserstrahlen 01-0696 04-0011 06-0695 07-0809 08-0675 08-0682 11-0751
latent 03-0447 07-0563 10-0205
+lates calcarifer 02-0247
laufstallhaltung 10-0614
lauge 09-0612
laxans 11-0732
+ld 50 09-0376
lebendmasse 02-0467 02-0731 02-0785 03-0570 04-0134 04-0230 05-0068 05-0676 05-0689 06-0130 06-0339 06-0564 07-0070 07-0090 07-0442 07-0813 08-0201 08-0271 09-0561 09-0642 10-0065 10-0464 10-0474 10-0572 11-0314 11-0405 11-0672 11-0700 12-0430
+lebendmasseverlust 03-0541
lebensfaehigkeit 01-0221 01-0260 04-0137 04-0296 04-0298 04-0548 06-0120 06-0283 07-0190 07-0222 08-0208 09-0189 09-0579 10-0453 10-0643 11-0112 11-0285 11-0353 11-0371 11-0626 12-0009 12-0097 12-0114 12-0116 12-0302
lebensmittel 01-0206 01-0647 02-0485 02-0918 02-0919 02-0926 03-0711 03-0719 03-0722 03-0731 04-0588
lebensmittel 04-0646 04-0656 05-0677 05-0680 05-0681 05-0683 06-0725 06-0727 06-0730 06-0734 06-0736 06-0737 06-0749 07-0450 07-0477 07-0810 07-0817 07-0818 07-0829 07-0834 08-0627 08-0684 09-0133 09-0397 09-0733 09-0738 10-0596 10-0630 10-0631 10-0633 10-0634 11-0774 12-0722 12-0726 12-0727
lebensmittelhygiene 01-0206 01-0280 01-0731 02-0351 02-0428 02-0858 02-0859 02-0909 03-0396 03-0400 03-0714 03-0747 05-0675 05-0680 06-0597 06-0714 06-0726 06-0731 06-0733 07-0819 09-0249 09-0725 09-0728 09-0738 09-0745 10-0632 12-0723
+lebensmittelvergiftung 05-0670
leber 01-0011 01-0012 01-0025 01-0079 01-0080 01-0118 01-0491 01-0547 01-0548 01-0598 01-0725 02-0026 02-0047 02-0053 02-0085 02-0216 02-0237 02-0239 02-0248 02-0294 02-0342 02-0365 02-0503 02-0719 02-0724 02-0730 02-0739 02-0748 02-0776 03-0034 03-0039 03-0143 03-0144 03-0518 03-0546 03-0547 03-0549 03-0550 03-0571 03-0621 03-0699 04-0053 04-0060 04-0064 04-0065 04-0066 04-0073 04-0172 04-0206 04-0336 04-0349 04-0510 04-0512 04-0526 04-0527 04-0538 04-0598 04-0607 05-0026 05-0044 05-0065 05-0066 05-0110 05-0126 05-0168 05-0169 05-0238 05-0313 05-0360 05-0428 05-0444 05-0497 05-0508 05-0531 05-0538 05-0543 05-0551 05-0553 05-0679
leber 06-0058 06-0061 06-0102 06-0113 06-0118 06-0229 06-0528 06-0558 06-0563 06-0578 06-0590 06-0633 06-0672 06-0699 07-0014 07-0020 07-0056 07-0097 07-0149 07-0161 07-0180 07-0185 07-0187 07-0191 07-0192 07-0203 07-0205 07-0214 07-0250 07-0313 07-0492 07-0641 07-0645 07-0649 07-0651 07-0656 07-0667 07-0680 07-0692 07-0707 07-0711 07-0761 07-0815 08-0037 08-0064 08-0390 08-0492 08-0502 08-0505 08-0538 08-0553 08-0633 09-0069 09-0075 09-0141 09-0142 09-0152 09-0153 09-0549 09-0581 09-0726 10-0044 10-0063 10-0118 10-0122 10-0348 10-0405 10-0456 10-0518 10-0520 10-0524 10-0527 10-0567 10-0599 11-0002 11-0029 11-0031 11-0035 11-0083 11-0096 11-0125 11-0135 11-0138 11-0159 11-0183 11-0224 11-0632 11-0727 11-0736 12-0039 12-0068 12-0138 12-0139 12-0146 12-0147 12-0148 12-0171 12-0172 12-0509 12-0512 12-0556 12-0561 12-0580 12-0585 12-0587
+leber-capillariose 09-0142
+lebererkrankung 04-0527 05-0543
+leberkrankheit 05-0541
+lebermikrosporidiose 09-0141
+leberzirrhose 08-0539
+lectintest 06-0451
leder 12-0477 12-0483
leeren 04-0051
legehenne 02-0586 02-0867 03-0115 03-0354 03-0443 03-0445 03-0501 03-0556 04-0116 05-0044 05-0549 07-0416 07-0485 09-0287 09-0337

legehenne 10-0064
10-0247 10-0403
11-0537
legeleistung 01-0303
01-0416 04-0316
05-0044 10-0403
10-0404 11-0405
+lehrbuch 03-0502
+leikotriene 01-0163
+leiomyosarkom
04-0173
leishmania 02-0812
05-0422 06-0523
09-0515 10-0433
leistung 01-0020
02-0002 02-0616
03-0071 03-0124
03-0352 03-0647
04-0078 04-0205
04-0328 04-0449
04-0507 04-0574
05-0096 05-0289
05-0302 05-0305
05-0522 05-0559
06-0031 06-0264
06-0284 06-0336
06-0637 07-0414
07-0822 08-0029
08-0201 09-0053
09-0111 10-0497
10-0539 11-0022
11-0329 12-0633
leistungsfuetterung
01-0551
leistungspruefung
03-0266 07-0644
leitfaehigkeit 09-0655
09-0656
lektin 01-0017
01-0078 02-0094
02-0102 02-0497
04-0473 06-0249
07-0009 09-0315
10-0014 10-0076
10-0171
+lenen 07-0094
lens esculenta
02-0039

02-0136
leptospira 01-0373
01-0374 01-0375
01-0376 01-0377
01-0378 01-0651
02-0525 02-0526
03-0413 03-0414
03-0415 03-0416
03-0417 03-0418
03-0625 04-0377
04-0378 04-0379
05-0353 05-0354
05-0355 06-0120
06-0408 06-0409
06-0410 06-0411
06-0412 06-0413
06-0414 06-0415
07-0428 07-0501
07-0502 07-0503
07-0507 07-0739
07-0827 08-0344
09-0278 09-0417
09-0418 09-0419
09-0420 10-0295
10-0338 10-0339
10-0340 10-0341
leptospira 12-0400
12-0401 12-0402
+leptospira interroga
ns 01-0375
+leptospira pomona
01-0377
+leptospira tarassovi
01-0377
+leptospirose
07-0500
+lernaea cruciata
11-0174
+lernaeenicus longive
ntris 09-0146
+lernaeocera lusci
02-0225
+lernen 06-0079
+letalitaet 08-0311
+leucin 07-0020
+leuciscus cephalus
11-0170 12-0162
+leuciscus sp
11-0187
+leucocytozoon
01-0486
+leukaemie 04-0492
06-0204 06-0263
+leukogramm
12-0129
+leukokritwert
12-0122
leukose 01-0402
01-0404 01-0407
01-0408 01-0410
01-0411 02-0546
02-0549 02-0551
02-0552 02-0554
02-0556 02-0557
02-0559 02-0562
02-0563 02-0564
02-0565 02-0574
03-0252 03-0444
03-0445 03-0448
03-0496 04-0390
04-0395 04-0492
04-0536 05-0367
05-0368 05-0371
06-0441 06-0449
07-0241 07-0255
07-0514 07-0519
07-0520 07-0521
07-0522 07-0792
08-0207 08-0366
08-0368 09-0439
09-0442 09-0443
10-0367 10-0368
10-0372 10-0414
12-0417 12-0423
+leukotrien 06-0080
08-0542 10-0036
+leukotrien d4
02-0087
+leukotriene 01-0041
01-0042 01-0161
01-0162 01-0164
01-0165 01-0166
01-0529 01-0575
+leukotrin b4
04-0544
+leukozidin 06-0216
leukozyt 01-0075
01-0170 01-0181
01-0461 01-0628
02-0207 02-0427
02-0463 02-0546
leukozyt 02-0769
03-0135 03-0247
03-0249 03-0250
03-0254 03-0427
04-0224 04-0486
05-0208 05-0217
05-0228 05-0245
06-0236 06-0245
06-0261 06-0263
06-0653 07-0160
07-0213 07-0258
07-0463 07-0514
08-0043 08-0184
08-0288 09-0039
09-0041 09-0196
09-0558 10-0085
10-0176 10-0200
10-0201 11-0012
11-0274 11-0420
11-0460 11-0696
12-0010 12-0122
12-0175 12-0273
+leukozytozoon
06-0425
leuzin 02-0084
+levamisol 02-0809
07-0625 08-0610
+lexikon 12-0409
+leydigsche zelle
04-0119
lh 01-0083
01-0222 01-0228
01-0244 01-0258
01-0730 02-0133
02-0201 02-0379
03-0043 03-0077
03-0096 03-0109
03-0115 03-0276
03-0652 04-0118
05-0571 05-0581
05-0595 06-0122
06-0126 07-0115
07-0119 07-0133
07-0297 07-0403
08-0053 08-0221
08-0235 08-0254
09-0076 09-0089
09-0090 09-0091
09-0094 09-0268
09-0271 09-0285
09-0289 09-0294
09-0297 09-0312
10-0040 10-0054
10-0057 10-0106
10-0226 10-0232
11-0023 11-0045
11-0080 11-0099
11-0100 11-0332
11-0336 11-0366
11-0395 11-0711
12-0026 12-0050
12-0055 12-0098
12-0286 12-0292
12-0546
libido 01-0730
03-0129 03-0132
04-0098 04-0595
08-0196 11-0021
licht 01-0146
01-0219 01-0495
02-0647 04-0542
07-0406 07-0420
07-0649 08-0040
08-0114 08-0279
09-0047 09-0294
licht 09-0344
09-0345 10-0048
10-0069 10-0243
11-0356 12-0030
12-0641 12-0668
lichtintensitaet
07-0340 07-0355
08-0226 11-0074
+lichtmikroskopie
01-0727
+lichtregime 09-0344
ligase 10-0149
+ligatur 02-0374
10-0004
+ligula 04-0149
+ligula intestinalis
02-0222
+limanda limanda
09-0151
+limulus-amoebozyte
n-lysattest 02-0799
lindan 01-0533
04-0151
linguistik 03-0183
09-0159
linienzucht 08-0022
+liniment 01-0538
+linognatus 08-0478
lipase 02-0165
07-0014 12-0524
lipid 01-0067
01-0074 02-0100
02-0160 03-0118
03-0546 04-0004
04-0035 04-0053
04-0066 05-0063
05-0473 05-0507
06-0087 06-0643
07-0123 07-0346
07-0471 08-0035
08-0036 08-0438
08-0488 08-0492
08-0576 09-0032
09-0370 10-0002
10-0060 10-0063
11-0401 12-0233
+lipidperoxid 05-0607
+lipopolysaccharid
08-0158 09-0195
11-0148 11-0435
lipoproteid 03-0547
09-0058 10-0025
11-0039
+lipoprotein 05-0054
+lipoprotein 11-0017
+liposom 10-0076
11-0249
+lippe 03-0696
+lippengrind 05-0561
liquor 02-0280
02-0448 03-0583
03-0655
+liquor cerebrospinali
s 10-0084
listeria 01-0337
02-0483 03-0386
04-0349 04-0350
04-0601 06-0371
06-0372 07-0270
07-0550 08-0314
09-0383 09-0384
09-0745 10-0154
10-0200 10-0294
10-0296 11-0250
11-0779 11-0780
listeria 11-0781
11-0782 11-0783
12-0365 12-0366
12-0367
+listeria monocytoge
nes 01-0337
09-0745
+listeriose 01-0338
03-0387 03-0388
+literatur 01-0644
+literaturbericht
06-0378
lithium 04-0062
04-0209 05-0243
lkw 06-0343
+lochplattendiffusions
test 06-0630
lockmittel 01-0545
04-0490
loeslichkeit 02-0117
05-0577
loesung (physikal)
11-0609
loesungsmittel
05-0011
lohn 01-0122
+lokalanaesthesie
04-0612
+lokale analgesie
04-0615
lokalisation 02-0029
02-0159 02-0226
02-0331 03-0002
03-0018 03-0021
03-0062 04-0041
04-0204 04-0208
05-0029 06-0131
06-0133 06-0688
09-0066 09-0198
10-0050 10-0171
10-0178 10-0342
11-0095 11-0170
11-0171 11-0267
12-0017 12-0587
+loma morhua
11-0158
+lophyrotoma
08-0553
+lordose 06-0164
07-0212
+loxoscelismus
03-0595
lpg 02-0393
+lps 07-0296
07-0447
+ltt 02-0591
+lucioperca lucioperc
a 03-0151
lueftung 01-0037
01-0282 02-0108
09-0341 09-0343
10-0245
lueftungssystem
06-0337 10-0537
luft 06-0339
08-0130 08-0474
09-0434
luftdruck 12-0170
luftfeuchtigkeit
01-0284 04-0161
04-0319 08-0277
10-0244
luftsack 02-0715
03-0565

lufttemperatur
01-0285
+luliberin 02-0377
+lumbosakral-plexus
09-0006
+luminiszens 08-0484
lumpy skin disease v
irus 06-0505
lunge 01-0037
01-0042 01-0163
01-0165 01-0386
01-0469 01-0580
01-0581 01-0582
01-0595 01-0606
01-0714 01-0715
02-0032 02-0062
02-0077 02-0082
02-0087 02-0101
02-0106 02-0113
02-0116 02-0117
02-0118 02-0119
02-0121 02-0140
02-0141 02-0148
02-0160 02-0295
02-0296 02-0445
02-0462 02-0515
02-0518 02-0636
02-0676 02-0849
03-0064 03-0065
03-0069 03-0072
03-0073 03-0091
03-0092 03-0240
03-0380 03-0517
03-0574 03-0600
03-0615 03-0623
04-0006 04-0069
04-0070 04-0094
04-0105 04-0232
04-0370 04-0519
04-0537 04-0545
04-0603 05-0063
05-0064 05-0067
05-0079 05-0080
05-0085 05-0086
05-0088 05-0098
05-0164 05-0313
06-0049 06-0056
06-0064 06-0065
06-0080 06-0087
06-0089 06-0090
06-0092 06-0095
06-0189 06-0194
06-0510 06-0650
06-0712 07-0029
07-0247 07-0498
07-0630 07-0669
07-0678 07-0684
07-0711 08-0022
08-0024 08-0034
08-0055 08-0056
08-0060 08-0130
08-0301 08-0452
08-0463 08-0573
08-0680 09-0020
09-0030 09-0051
09-0169 09-0355
09-0424 09-0449
09-0525 09-0550
09-0589 09-0595
09-0596 09-0597
09-0598 09-0687
09-0727 10-0007
10-0039 10-0072
10-0091 10-0293
10-0344 10-0491
lunge 10-0594
11-0085 11-0087
11-0088 11-0089
11-0092 11-0224
11-0434 11-0460
11-0483 11-0495
11-0712 11-0740
12-0033 12-0035
12-0049 12-0053
12-0196 12-0207
12-0220 12-0233
12-0468 12-0602
12-0688 12-0698
+lungenadenomatose
01-0413 12-0469
+lungenseuche
11-0472
lupine 06-0593
+lupus erythematosus
03-0585 05-0601
+luteingewebe
09-0268
+luxatio femoris
05-0651 12-0711
+luxation 04-0640
05-0664 06-0582
08-0646 09-0696
12-0714
lyase 03-0529
+lymnaea 07-0197
lympfsystem 08-0386
+lymphadenitis
03-0385 08-0343
08-0687 11-0499
+lymphangitis
03-0384
lymphe 02-0032
02-0181 05-0063
05-0215 06-0038
06-0712 08-0168
10-0088 11-0072
12-0022 12-0049
12-0069 12-0077
12-0224
lymphgefaess
02-0032 02-0768
05-0034 05-0334
07-0027 07-0086
07-0257 09-0171
11-0499
lymphknoten 01-0175
01-0570 02-0032
02-0077 02-0143
02-0482 02-0903
03-0238 03-0385
04-0374 06-0250
06-0370 08-0018
08-0169 08-0343
08-0366 08-0687
10-0132 10-0136
10-0291 11-0509
11-0510 12-0196
12-0214 12-0423
+lymphoblast 01-0531
07-0562
+lymphocystis
11-0153 11-0169
12-0145
+lymphographie
02-0768
+lymphoidzelle
03-0436 03-0441
+lymphokine 01-0531
+lymphom 07-0256
07-0315
+lymphorgane
07-0273
+lymphosarkom
01-0401 05-0374
07-0242 07-0246
10-0136 11-0221
12-0423
+lymphozystis
04-0144
lymphozyt 01-0154
01-0165 01-0177
01-0201 01-0401
01-0475 02-0143
02-0318 02-0329
02-0335 02-0336
02-0340 02-0342
02-0591 02-0692
02-0783 03-0001
03-0058 03-0212
03-0214 03-0217
03-0226 03-0238
03-0249 03-0250
03-0254 03-0259
03-0339 03-0375
03-0437 03-0439
03-0441 03-0479
03-0485 04-0178
04-0196 04-0209
04-0228 04-0233
04-0391 04-0429
04-0434 04-0473
04-0544 05-0035
05-0187 05-0193
05-0203 05-0209
05-0213 05-0215
05-0216 05-0217
05-0218 05-0220
05-0222 05-0224
05-0225 05-0236
05-0247 05-0248
05-0365 05-0370
05-0412 05-0471
06-0024 06-0225
06-0231 06-0235
06-0242 06-0243
06-0246 06-0253
06-0432 06-0440
07-0102 07-0273
07-0285 07-0300
07-0303 07-0309
07-0310 07-0319
07-0321 07-0322
07-0417 07-0456
07-0490 07-0520
07-0583 08-0009
08-0172 08-0182
08-0183 08-0456
09-0200 09-0202
09-0203 09-0206
09-0207 09-0211
09-0212 09-0223
09-0229 09-0363
09-0393 09-0405
09-0490 10-0165
10-0181 10-0183
10-0195 10-0199
10-0290 10-0363
10-0432 11-0235
11-0253 11-0254
11-0255 11-0303
11-0304 11-0308
11-0485 11-0496
11-0505 11-0517
12-0008 12-0189
12-0215 12-0220
lymphozyt 12-0222
12-0225 12-0232
12-0236 12-0243
12-0244 12-0246
12-0248 12-0252
12-0253 12-0257
12-0262 12-0422
12-0462 12-0521
12-0525 12-0611
+lymphozytis 07-0164
+lymphozytose
01-0401 07-0520
lymphsystem 01-0178
01-0179 02-0069
02-0318 03-0065
03-0572 05-0223
12-0022
+lysat 03-0437
lysin 06-0081
07-0074
+lysosom 02-0072
04-0395 11-0491
lysozym 01-0075
02-0164 02-0205
03-0202 06-0654
08-0202 12-0136
+m. pectineus
09-0013
+m. temporalis
09-0013
+macquaria ambigua
11-0164
+maduramycin
05-0577
maedivirus 01-0413
02-0575 03-0450
03-0451 08-0365
09-0446
+maennchen 06-0555
maesten 03-0566
maeusehepatitisvirus
02-0585 06-0508
09-0460 12-0235
magen 01-0038
01-0050 01-0059
01-0078 01-0572
02-0051 02-0122
02-0272 02-0529
02-0690 02-0691
02-0747 02-0748
02-0751 03-0057
03-0085 03-0223
03-0644 03-0700
03-0701 04-0495
04-0638 04-0641
05-0470 06-0025
06-0580 07-0069
07-0087 07-0192
07-0211 07-0249
07-0746 08-0411
08-0444 08-0447
10-0001 10-0096
10-0510 11-0030
11-0041 11-0457
11-0601 12-0037
12-0071 12-0079
12-0085 12-0146
12-0148 12-0160
12-0229 12-0579
12-0699 12-0716
+magensaft 01-0052
magermilch 03-0345
magnesium 01-0071
02-0721 03-0055
05-0607 08-0494
magnesium 10-0056
10-0216 11-0631
11-0670
magnetfeld 01-0495
02-0920 07-0333
09-0238
mais 10-0235
+makrophage
02-0077 02-0094
02-0320 02-0346
02-0615 03-0220
03-0525 04-0066
04-0220 05-0206
05-0209 05-0230
05-0329 06-0055
06-0247 06-0248
06-0402 07-0307
07-0322 07-0324
07-0456 07-0490
07-0585 08-0043
08-0152 08-0339
09-0196 09-0214
09-0216 09-0231
09-0232 10-0076
10-0176 10-0177
10-0184 10-0187
11-0244 11-0248
11-0249 11-0460
11-0491 12-0223
12-0233 12-0247
12-0256 12-0257
12-0482
+makrophagen.
07-0323 08-0175
12-0255
+makrophagenaktiviru
ngsfaktor 12-0243
+makrophagenanhaeu
fung 07-0186
+malabsorption
04-0517
+malabsorptionssyndr
om 02-0759
07-0543 07-0709
+malachitgruen
11-0165
+malaria 07-0585
+malassimilation
09-0602
malathion 06-0672
11-0195
+maldigestion
04-0517
+maligne hypertherm
ie 11-0633
+malignisierung
03-0204
+malleus 05-0602
mammalia 01-0168
01-0226 01-0229
01-0233 01-0461
02-0018 02-0027
02-0036 03-0010
03-0051 03-0118
03-0628 03-0728
04-0018 04-0025
04-0083 05-0028
05-0095 05-0115
07-0552 08-0067
08-0230 08-0231
09-0035 09-0036
09-0299 10-0081
10-0437 11-0469
12-0368 12-0401
12-0025

mammatumorvirus m
aus 03-0434
10-0360 11-0520
+mandibula 05-0641
mangan 03-0626
05-0625 06-0117
mangel 01-0555
01-0556 01-0563
01-0566 01-0568
01-0571 02-0366
02-0524 02-0531
02-0725 02-0737
02-0747 03-0069
03-0248 03-0265
03-0268 03-0606
03-0615 04-0106
04-0274 04-0501
04-0548 05-0217
05-0501 05-0625
06-0071 06-0564
06-0565 07-0306
07-0726 08-0489
08-0494 08-0499
08-0500 08-0501
08-0504 08-0510
09-0275 09-0578
09-0580 09-0583
09-0627 10-0190
10-0219 10-0498
10-0499 10-0528
11-0332 11-0639
12-0215 12-0346
mangelkrankheit (tier
) 01-0311
01-0560 01-0576
02-0204 02-0728
02-0732 02-0734
03-0208 03-0552
03-0626 03-0633
03-0635 04-0498
04-0503 04-0505
04-0509 05-0554
06-0557 06-0560
06-0568 07-0093
07-0653 07-0655
07-0661 08-0493
08-0496 08-0508
09-0584 09-0588
10-0496 10-0501
11-0123 11-0124
11-0634 11-0637
11-0638 12-0125
12-0489 12-0551
12-0557
mann 01-0640
mannose 05-0335
+maraene 06-0162
marek disease virus
04-0418 04-0420
06-0498 06-0499
06-0500 07-0525
07-0560 07-0561
07-0562 07-0712
09-0490 09-0491
10-0412 11-0507
11-0549 11-0550
11-0551 12-0465
12-0489
marieksche gefluegell
aehme 01-0451
02-0625 04-0419
04-0421 06-0500
06-0501
marekvakzin 05-0399
06-0238
+marker 05-0401
+markierung 02-0143
04-0120
+markierungsversuch
e 07-0211
+marknagel 12-0709
+marknagelung
12-0700
+marmorkarpfen
11-0159
maschinenmelken
02-0803 04-0555
09-0653
masernvirus 04-0399
masse 04-0607
06-0639 06-0742
09-0029 12-0049
massenspektroskopie
02-0530
+masseverlust
01-0120
mast 01-0472
02-0755 02-0839
04-0588 04-0649
05-0559 05-0688
06-0571 07-0773
07-0820 08-0490
10-0514 10-0544
mastbulle 01-0197
01-0682 02-0438
03-0545 07-0668
07-0841 09-0612
10-0622
mastdarm 02-0877
05-0517
mastigophora
03-0506 09-0519
mastitis 01-0236
01-0329 01-0626
01-0627 01-0629
01-0630 01-0631
01-0632 01-0633
01-0634 01-0635
01-0636 01-0638
01-0639 02-0516
02-0794 02-0795
02-0796 02-0797
02-0799 02-0800
02-0801 02-0803
02-0804 02-0805
02-0806 02-0807
02-0808 02-0809
02-0810 02-0811
03-0552 03-0616
03-0617 03-0618
03-0619 03-0620
03-0621 03-0622
03-0650 04-0193
04-0344 04-0345
04-0348 04-0383
04-0555 04-0557
04-0558 04-0559
04-0560 04-0561
04-0562 04-0563
04-0564 04-0587
05-0187 05-0566
05-0567 05-0568
05-0569 05-0570
05-0592 06-0392
06-0611 06-0612
06-0613 06-0614
07-0287 07-0415
07-0518 07-0717
07-0719 07-0720
07-0721 07-0722
mastitis 07-0723
07-0724 07-0727
07-0749 07-0750
07-0833 08-0213
08-0331 08-0334
08-0586 08-0587
08-0588 09-0645
09-0647 09-0648
09-0651 09-0652
09-0653 09-0654
09-0655 09-0656
09-0657 10-0205
10-0286 10-0287
10-0317 10-0553
10-0554 10-0555
10-0556 10-0557
10-0560 10-0561
10-0562 10-0563
10-0564 11-0262
11-0568 11-0626
12-0565 12-0618
12-0620 12-0621
12-0622 12-0623
12-0649 12-0650
+mastitis-detector
07-0719
mastlamm 03-0611
mastleistung 02-0672
04-0635 08-0298
09-0595 10-0242
mastleistungspruefun
g 02-0189
mastrind 02-0747
04-0521 05-0497
05-0520 07-0748
08-0554 10-0523
mastschwein 01-0282
01-0710 02-0010
02-0493 03-0707
04-0375 05-0039
05-0042 05-0301
05-0302
maststall 04-0320
07-0290
+mastzelle 01-0138
09-0020 09-0225
11-0252 12-0008
+materialsubstitution
07-0843
materialverbrauch
09-0747
maternal 02-0582
04-0256
math methode
12-0043
math modell 04-0079
05-0122 06-0541
07-0058 09-0157
maul und klauenseu
che 03-0431
04-0213 04-0387
08-0365 09-0433
11-0745
maul-/rachenhoehle
02-0914 03-0200
06-0579 08-0524
09-0168 09-0693
12-0202 12-0537
+maultier 03-0626
06-0383
mbp 01-0675
02-0183 06-0073
07-0069 07-0741
08-0635 10-0578
12-0637
mcf-virus 05-0395
+mcv-virus 08-0394
+mebendazol 03-0660
07-0762 12-0652
12-0662
mechanisch physikal
methode 08-0045
medicago 10-0149
medikament 01-0060
01-0124 01-0132
01-0207 01-0250
01-0263 01-0264
01-0506 01-0511
01-0523 01-0525
01-0532 01-0536
01-0539 01-0543
01-0646 01-0647
01-0656 01-0658
01-0659 01-0660
01-0661 01-0663
01-0671 01-0676
01-0677 01-0678
01-0683 02-0081
02-0115 02-0251
02-0253 02-0254
02-0266 02-0338
02-0375 02-0378
02-0434 02-0435
02-0656 02-0658
02-0699 02-0753
02-0763 02-0823
02-0831 02-0832
02-0836 02-0837
02-0838 02-0845
02-0848 02-0850
02-0852 02-0853
02-0854 02-0856
02-0857 02-0859
02-0867 02-0868
02-0869 03-0078
03-0176 03-0199
03-0203 03-0285
03-0493 03-0497
03-0515 03-0568
03-0576 03-0587
03-0639 03-0640
03-0653 03-0665
03-0666 03-0670
03-0675 03-0693
03-0702 04-0049
04-0066 04-0089
04-0090 04-0102
04-0159 04-0163
04-0200 04-0269
04-0277 04-0494
04-0537 04-0569
04-0570 04-0572
04-0574 04-0589
04-0597 04-0600
04-0602 04-0643
05-0080 05-0088
05-0105 05-0106
05-0159 05-0163
05-0193 05-0259
05-0298 05-0414
05-0415 05-0514
05-0515 05-0518
05-0539 05-0574
05-0575 05-0578
05-0580 05-0585
05-0586 05-0589
05-0590 05-0594
05-0605 05-0606
05-0608 05-0609
05-0613 05-0618
medikament 05-0626
05-0653 05-0679
06-0145 06-0175
06-0177 06-0179
06-0181 06-0182
06-0226 06-0289
06-0293 06-0313
06-0314 06-0315
06-0328 06-0359
06-0536 06-0619
06-0637 06-0644
06-0655 06-0657
06-0665 06-0670
06-0673 06-0684
06-0704 06-0727
06-0728 07-0141
07-0157 07-0168
07-0262 07-0375
07-0376 07-0382
07-0407 07-0435
07-0504 07-0589
07-0606 07-0713
07-0721 07-0733
07-0734 07-0736
07-0750 07-0751
07-0753 07-0758
07-0760 07-0767
07-0772 07-0831
08-0099 08-0113
08-0121 08-0122
08-0147 08-0194
08-0203 08-0346
08-0416 08-0419
08-0420 08-0424
08-0430 08-0446
08-0458 08-0462
08-0464 08-0466
08-0473 08-0476
08-0533 08-0592
08-0597 08-0606
08-0610 08-0611
08-0613 08-0614
08-0618 08-0620
08-0621 08-0622
08-0626 08-0627
08-0631 08-0669
09-0158 09-0263
09-0288 09-0303
09-0314 09-0316
09-0513 09-0526
09-0531 09-0543
09-0552 09-0557
09-0559 09-0565
09-0581 09-0590
09-0647 09-0663
09-0668 09-0674
09-0675 10-0210
10-0214 10-0223
10-0237 10-0262
10-0329 10-0339
10-0490 10-0519
10-0564 10-0569
10-0571 10-0573
10-0574 10-0577
10-0578 10-0580
10-0582 10-0584
10-0587 10-0590
10-0596 11-0125
11-0209 11-0318
11-0319 11-0461
11-0471 11-0596
11-0603 11-0617
11-0642 11-0695
11-0696 11-0707
11-0712 11-0715

medikament 11-0717
11-0733 11-0736
11-0737 11-0763
12-0332 12-0455
12-0488 12-0490
12-0492 12-0503
12-0517 12-0580
12-0608 12-0625
12-0628 12-0629
12-0639 12-0643
12-0648 12-0654
12-0655 12-0656
12-0658 12-0659
12-0660 12-0663
12-0667 12-0668
12-0673 12-0677
12-0708
+medikation 03-0421
medizin 03-0183
03-0255 03-0662
04-0407 06-0249
07-0792 11-0565
medizinalfuttermittel
01-0654 01-0655
04-0593 07-0744
+medulla oblongata
05-0110
meeresfisch 11-0150
12-0145
+megaoesophagus
03-0570 07-0805
+megestrolazetat
12-0295
mehrling 02-0042
02-0414 02-0415
02-0666 03-0314
03-0322 03-0332
03-0333 03-0338
05-0152 06-0272
06-0324 07-0023
07-0292 07-0347
11-0349 11-0350
11-0351 12-0302
12-0307
meiose 01-0229
+melanin-konglomera
t 07-0193
+melanogrammus aeg
lefinus 11-0158
11-0172
+melanom 01-0137
03-0567
+melanozytom
02-0282
+melatonin 01-0730
02-0714 09-0092
09-0096 12-0030
melezitose 03-0169
12-0180
+melioidose 05-0602
08-0305
melioration 12-0135
+melissococcus pluto
n 03-0170
+melittobia acasta
11-0211
melkanlage 05-0300
07-0423
melkbarkeit 06-0612
melken 02-0089
03-0620 08-0049
09-0655
+melkhygiene
02-0794
melkzeug 04-0555
+melophagus 10-0490
+melopsittacus undul
atus 03-0505
membran 01-0039
01-0189 02-0029
02-0067 02-0098
02-0149 02-0905
03-0007 03-0118
03-0122 03-0228
03-0236 04-0020
04-0021 05-0014
05-0020 05-0056
05-0322 05-0451
06-0005 06-0023
06-0026 06-0084
06-0086 06-0129
06-0255 06-0257
06-0363 07-0006
07-0047 07-0051
07-0065 07-0123
07-0584 07-0765
08-0039 09-0190
10-0006 10-0019
10-0043 10-0047
10-0052 10-0067
10-0070 10-0074
10-0078 12-0012
12-0013 12-0042
12-0093 12-0107
12-0204 12-0365
12-0484
+membranpotential
02-0074
+meningitis 03-0370
08-0308
+meningo-encephaliti
s 07-0498
+meningoenzephalom
yelitis 11-0449
mensch 01-0127
01-0148 01-0168
01-0284 01-0359
01-0400 01-0428
01-0436 01-0438
01-0466 01-0491
01-0496 02-0078
02-0100 02-0103
02-0165 02-0270
02-0399 02-0476
02-0486 02-0489
02-0505 02-0603
02-0607 02-0623
02-0666 02-0692
02-0693 02-0771
02-0825 02-0826
02-0828 02-0926
03-0003 03-0191
03-0396 03-0397
03-0432 03-0449
03-0466 03-0467
03-0579 03-0642
03-0667 04-0079
04-0208 04-0264
04-0265 04-0317
04-0318 04-0333
04-0356 04-0357
04-0399 04-0412
04-0440 04-0480
04-0488 05-0245
05-0246 05-0330
05-0362 05-0368
05-0390 05-0404
05-0412 05-0418
05-0458 05-0464
05-0466 05-0475
mensch 05-0576
05-0579 06-0183
06-0219 06-0220
06-0242 06-0426
06-0451 06-0472
06-0483 06-0529
06-0543 06-0588
06-0626 07-0023
07-0043 07-0048
07-0073 07-0272
07-0276 07-0280
07-0477 07-0493
07-0503 07-0547
07-0628 07-0774
08-0008 08-0025
08-0035 08-0294
08-0316 08-0319
08-0382 08-0437
09-0062 09-0161
09-0188 09-0200
09-0377 09-0378
09-0393 09-0420
09-0482 09-0529
09-0654 09-0676
09-0724 09-0733
10-0025 10-0042
10-0098 10-0113
10-0131 10-0270
10-0294 10-0415
10-0436 10-0437
10-0442 10-0458
10-0565 10-0630
11-0062 11-0231
11-0250 11-0267
11-0424 11-0448
11-0452 11-0465
11-0501 11-0505
11-0521 11-0534
11-0554 11-0558
11-0578 11-0584
11-0639 11-0696
12-0011 12-0218
12-0219 12-0315
12-0376 12-0377
12-0444 12-0448
12-0454
merinoschaf 05-0265
08-0092 09-0390
10-0486 11-0355
11-0402
+meriones unguiculat
us 01-0005
merkmal 03-0369
08-0084 09-0182
09-0184
+mersakyl 07-0035
messen 01-0283
01-0396 02-0066
02-0839 02-0897
02-0920 03-0038
03-0058 04-0184
05-0006 05-0023
05-0101 06-0002
06-0040 06-0042
06-0051 06-0061
06-0539 08-0276
08-0515 09-0102
09-0737 10-0027
11-0051 11-0275
11-0740
+messgehalt 07-0411
messgeraet 01-0283
01-0717 02-0370
04-0075 04-0101
04-0241 04-0494
messgeraet 05-0128
09-0317 09-0324
messung 11-0078
messwert 01-0008
01-0009 04-0494
08-0278
metabolit 01-0681
03-0672 03-0681
04-0604 05-0069
06-0241 07-0765
07-0769 08-0076
08-0199 09-0240
11-0739 12-0628
12-0663 12-0664
12-0673 12-0680
metall 04-0063
05-0680 09-0362
11-0272 12-0263
+metallothionein
02-0239
+metaphasenhemmtes
t 07-0273
+metaphylaxe
08-0573
+metastase 03-0198
05-0159 07-0262
08-0145 08-0149
11-0222 12-0207
metastrongylidae
09-0556

01-0506 02-0670
03-0503 05-0469
08-0447 10-0473
11-0603 12-0651
+metathion 05-0491
+metencephalin
03-0041
meteorologie
09-0434
methan 03-0104
07-0426
+methhaemoglobin
06-0166
+methhaemoglobinae
mie 06-0166
+methiocarb 10-0526
methionin 01-0687
05-0141 11-0113

methode 01-0091
01-0100 01-0177
01-0182 01-0218
01-0251 01-0306
01-0447 01-0555
01-0689 01-0699
01-0702 01-0727
02-0348 02-0390
02-0411 02-0413
02-0414 02-0415
02-0426 02-0892
03-0244 03-0262
03-0277 03-0335
03-0362 03-0368
03-0406 03-0682
03-0744 04-0301
04-0363 05-0013
05-0038 05-0628
05-0629 05-0686
06-0002 06-0018
06-0153 06-0211
06-0256 06-0279
06-0295 06-0335
06-0348 06-0417
06-0512 07-0002
methode 07-0005
07-0012 07-0028
07-0047 07-0279
07-0316 07-0506
08-0074 08-0121
08-0156 08-0157
08-0208 08-0241
08-0326 08-0410
08-0426 08-0429
08-0484 08-0487
08-0492 08-0639
08-0642 08-0647
08-0654 08-0655
08-0660 08-0669
08-0676 08-0683
09-0036 09-0120
09-0182 09-0252
09-0323 09-0579
09-0587 09-0647
09-0690 09-0691
09-0723 10-0005
10-0158 10-0159
10-0249 10-0286
10-0410 10-0478
10-0563 10-0608
10-0617 11-0025
11-0072 11-0102
11-0108 11-0109
11-0207 11-0234
11-0254 11-0316
11-0367 11-0442
11-0447 11-0455
11-0589 11-0617
11-0628 11-0757
11-0781 11-0783
12-0004 12-0043
12-0071 12-0228
12-0260 12-0263
12-0323 12-0370
12-0529 12-0556
12-0590 12-0667
12-0674 12-0679
12-0680 12-0686
12-0723 12-0724
+methyl-quecksilber
09-0024
+methylgruen- pyron
in 06-0019
+methylierung
11-0238
+methylparathion
11-0207
+metritis 01-0239
+metrorrhagie
12-0288
+mettwurst 06-0732
+mhc 02-0616
+microcarrier
11-0515
micrococcus 03-0368
06-0752
+microcotylidae
08-0110
+microgadus tomcod
09-0152
+microgemma hepati
cus 09-0141
+micropterus salmoid
es 07-0188
07-0189 11-0174
+microsom 08-0010
microsporum
02-0636 02-0638
11-0573 12-0478
migration 03-0135

migration 05-0215
05-0476
+mikroagargelimmund
iffusion 10-0385
mikrobe 01-0287
mikrobiol 01-0217
01-0562 01-0563
04-0661 04-0666
10-0161 10-0636
11-0409
mikrobiologie
01-0001 01-0214
01-0215 01-0310
01-0391 01-0629
01-0725 02-0219
03-0351 03-0718
04-0556 05-0178
05-0675 06-0210
06-0211 07-0821
08-0156 08-0571
08-0580 08-0582
09-0187 09-0421
09-0640 09-0671
10-0158 10-0159
10-0635 11-0240
11-0241 11-0416
11-0424 12-0339
12-0373 12-0722
+mikrobiozie 05-0202
+mikrochirurgie
03-0332 07-0384
07-0390 12-0313
+mikrocomputer
02-0352
+mikroelektronik
08-0586
mikroklima 02-0158
03-0356 04-0320
05-0304 05-0306
05-0307 06-0338
09-0341 09-0342
09-0343 09-0347
+mikromyzeten
07-0839
mikroorganismus
01-0216 02-0131
02-0309 03-0193
03-0262 03-0715
04-0592 05-0312
05-0681 06-0109
06-0115 06-0349
06-0680 06-0714
06-0738 06-0754
07-0425 07-0764
08-0157 09-0331
09-0732 11-0126
12-0726 12-0727
mikrorechner
11-0282
mikroskop 01-0141
06-0217
mikroskopie 01-0002
01-0727 02-0005
02-0016 02-0035
02-0282 02-0292
02-0510 02-0543
03-0023 03-0609
04-0088 04-0128
05-0528 07-0021
07-0081 07-0595
09-0001 09-0093
09-0291 09-0640
11-0156 12-0016
+mikrotiter-test
02-0218
mikroverf 06-0469
mikrowelle 01-0291
03-0363 07-0295
+mikrozirkulation
06-0198
+mikrozytotoxizitaetst
est 01-0154
+miktionsstoerung
05-0646
+milbemycin d
06-0545
milbenseuche
06-0172
milch 01-0251
01-0267 01-0316
01-0329 01-0331
01-0405 01-0406
01-0533 01-0626
01-0629 01-0631
02-0054 02-0055
02-0089 02-0126
02-0165 02-0425
02-0480 02-0556
02-0795 02-0796
02-0797 02-0798
02-0799 02-0800
02-0861 02-0909
03-0027 03-0086
03-0254 03-0716
03-0730 03-0732
04-0209 04-0239
04-0556 04-0557
04-0563 04-0602
04-0647 04-0666
04-0669 05-0057
05-0127 05-0180
05-0187 05-0264
05-0286 05-0300
05-0349 05-0367
05-0490 05-0569
05-0570 05-0596
05-0671 06-0035
06-0063 06-0213
06-0287 06-0392
06-0442 06-0559
06-0613 06-0662
06-0667 06-0726
06-0728 06-0753
06-0754 06-0756
06-0757 06-0758
06-0759 06-0761
07-0074 07-0283
07-0294 07-0423
07-0694 07-0725
07-0832 07-0833
07-0844 07-0845
07-0848 07-0849
08-0030 08-0050
08-0310 08-0331
09-0275 09-0277
09-0613 09-0653
09-0731 09-0732
09-0737 09-0743
09-0744 09-0745
09-0746 09-0747
10-0362 10-0366
10-0475 10-0563
11-0065 11-0081
11-0330 11-0367
11-0390 11-0465
11-0737 11-0738
11-0739 11-0775
11-0776 11-0778
12-0028 12-0618
12-0620 12-0673
milchaustauscher
04-0026
milchdruese 01-0169
01-0330 01-0628
02-0016 03-0067
03-0199 03-0201
03-0257 04-0037
05-0141 06-0207
08-0036 08-0683
09-0174 10-0083
10-0145 11-0048
11-0227
milcherzeugnis
01-0533 02-0480
02-0909 06-0755
06-0757 06-0758
07-0844 07-0845
09-0277 09-0361
09-0732 09-0745
milchfett 10-0580
+milchhygiene
11-0782
+milchkuh 01-0536
03-0645 06-0662
08-0213
milchleistung
01-0294 01-0557
02-0124 02-0125
02-0152 02-0343
03-0067 03-0284
03-0327 03-0552
04-0294 05-0097
05-0099 06-0352
06-0392 07-0648
07-0667 08-0049
08-0193 09-0204
09-0284 09-0599
09-0650 10-0245
10-0557 10-0580
11-0314 11-0350
milchproduktion
01-0211 01-0276
03-0645 08-0586
10-0212 12-0323
milchprogesteron
08-0259
milchprotein 05-0057
05-0060 07-0843
10-0580
milchpulver 04-0647
10-0645 11-0674
+milchqualitaet
11-0775
milchrind 01-0276
01-0557 02-0398
02-0584 02-0673
02-0722 03-0279
03-0546 03-0547
03-0706 04-0269
04-0303 04-0374
04-0377 04-0485
05-0171 06-0284
06-0291 06-0329
06-0558 07-0283
07-0720 08-0193
08-0526 08-0686
09-0070 09-0320
09-0648 09-0649
11-0314 11-0327
12-0304
milchsaeure 02-0928
03-0741 06-0733
milchsaeurebakterien
06-0755
milchsaeuregaerung
01-0316
milchviehanlage
01-0536 04-0489
06-0337 07-0719
09-0651 10-0245
11-0282
milchwirtschaft
11-0777 11-0779
11-0780 11-0781
11-0782 11-0783
+milieu 07-0574
+miloxacin 03-0143
03-0144
milz 01-0570
02-0216 02-0305
02-0328 02-0336
02-0503 03-0012
03-0237 03-0485
04-0349 05-0221
05-0230 06-0228
06-0250 06-0490
07-0102 07-0152
07-0153 07-0257
07-0291 07-0295
07-0303 07-0309
07-0313 07-0322
07-0445 07-0474
07-0483 07-0641
08-0367 09-0121
09-0153 09-0179
09-0384 09-0500
09-0550 10-0181
10-0195 11-0183
11-0221 11-0257
11-0420 11-0571
11-0643 12-0078
12-0149 12-0151
12-0171 12-0234
12-0241 12-0246
+milzbrand 11-0714
mineralduenger
07-0685
mineralisierung
05-0055 11-0409
mineraloel 03-0394
mineralstoff 01-0028
01-0576 02-0156
02-0731 04-0500
05-0033 05-0188
06-0610 07-0652
07-0685 08-0496
08-0509 08-0515
09-0240 09-0583
10-0494 10-0496
10-0580 10-0621
11-0026 11-0404
12-0180 12-0181
12-0548
mineralstoffgemisch
05-0496 05-0554
08-0509
mischen 11-0778
mischfutter 01-0280
10-0424 12-0615
mischkultur 01-0392
missbildung 02-0270
08-0304
mitochondrie
01-0025 01-0030
01-0034 02-0721
03-0054 04-0021
04-0108 04-0511
06-0633 07-0056
10-0012 10-0019
mitochondrie
12-0034
+mitogen 02-0148
02-0591 03-0058
03-0247 03-0249
03-0254 05-0035
07-0483 12-0225
+mitomycin 02-0329
+mitraspora cyprini
03-0150
mittelhirn 03-0041
09-0011 11-0084
mittelwand 07-0221
mks-impfstoff
07-0515 11-0278
mks-virus 01-0394
01-0395 01-0396
C1-0397 01-0398
01-0399 02-0545
03-0429 03-0430
06-0429 06-0430
06-0431 06-0432
07-0516 07-0517
08-0361 08-0362
09-0430 09-0431
09-0432 09-0434
09-0435 09-0436
09-0437 09-0438
10-0357 10-0358
11-0502 11-0503
11-0504 12-0410
12-0411 12-0412
12-0413 12-0414
+mma-komplex
04-0339 04-0564
08-0211
modell 01-0044
02-0265 03-0370
04-0024 04-0111
04-0242 05-0232
05-0679 07-0060
07-0226 07-0582
07-0585 07-0599
08-0035 08-0045
08-0160 08-0232
08-0445 09-0298
09-0544 09-0603
09-0676 10-0089
12-0209 12-0216
12-0374 12-0479
12-0693 07-0225
modellierung
03-0669 08-0322
11-0201
modellsystem
03-0072 10-0199
+moderhinke 02-0533
02-0844 03-0362
04-0331 08-0353
08-0354 09-0508
10-0352 11-0498
12-0708
molekuel 01-0027
03-0033 03-0056
04-0206 05-0108
05-0121 06-0241
06-0244 11-0435
12-0001 12-0263
molekularbiologie
01-0031 01-0394
01-0412 01-0415
01-0455 02-0185
02-0540 02-0541
02-0567 02-0568
02-0570 03-0434

molekularbiologie
03-0440 03-0442
03-0454 03-0478
04-0386 05-0181
05-0369 05-0394
05-0401 05-0683
06-0104 06-0105
06-0427 06-0429
06-0433 06-0474
06-0479 06-0497
06-0498 06-0499
07-0524 07-0541
08-0069 08-0361
08-0362 08-0378
08-0396 09-0042
09-0473 09-0484
09-0497 10-0032
10-0193 10-0357
10-0359 10-0360
10-0379 10-0387
10-0391 10-0400
10-0401 10-0407
11-0502 11-0509
11-0511 11-0512
11-0513 11-0518
11-0520 11-0531
11-0533 11-0536
11-0551 11-0557
12-0413 12-0422
12-0458 12-0613
molekulargewicht
01-0326 04-0197
04-0206 04-0481
05-0319 06-0258
06-0532 07-0075
11-0516 12-0249
molke 03-0248
04-0557
molkerei 04-0667
07-0832 07-0847
07-0848
mollusca 01-0494
03-0153 07-0763
12-0380
molluskizid 07-0763
+molva dipterygia
12-0166
molybdaen 07-0686
+monensin 06-0673
07-0590 08-0554
11-0027
03-0588
moniezia 04-0462
07-0612 08-0439
11-0596 12-0515
+moniezia expansa
12-0515
+monitor 07-0468
+monklonal 04-0452
monogastrid 05-0419
+monogenea 04-0148
07-0196
+monoklonal 01-0154
01-0168 01-0181
01-0189 01-0414
01-0447 02-0111
02-0305 02-0337
02-0578 03-0206
03-0213 03-0219
03-0255 03-0474
03-0479 03-0480
03-0493 04-0422
05-0015 05-0027
05-0229 05-0231
05-0238 05-0424
+monoklonal 05-0447
06-0245 06-0252
06-0253 06-0254
06-0256 06-0258
06-0426 06-0451
06-0479 07-0232
07-0274 07-0276
07-0301 07-0315
07-0325 07-0445
07-0490 07-0530
07-0532 07-0533
07-0561 07-0598
07-0603 08-0168
08-0178 08-0183
09-0066 09-0193
09-0198 09-0207
09-0211 09-0212
09-0225 09-0468
09-0471 09-0484
09-0501 09-0725
10-0013 10-0025
10-0109 10-0152
10-0177 10-0191
10-0194 10-0196
10-0197 10-0201
10-0357 10-0407
11-0242 11-0246
11-0250 11-0254
11-0255 11-0256
11-0505 11-0527
11-0528 11-0530
11-0541 11-0556
11-0579 12-0023
12-0219 12-0223
12-0247 12-0263
12-0264 12-0348
12-0408 12-0412
12-0413 12-0431
12-0445 12-0682
02-0316
02-0323 02-0602
02-0611 03-0222
03-0232 03-0234
03-0247 03-0669
04-0208 04-0222
04-0225 07-0460
08-0009 09-0220
+monoolein 06-0489
monosaccharid
02-0102
+monosomie 04-0188
+monovalent 06-0377
+monozyt 01-0150
02-0346 02-0650
04-0228 05-0203
06-0243 11-0250
11-0251
montmorillonit
07-0744
mophologie 09-0005
+mopskoepfigkeit
06-0164
+morantel 12-0670
moraxella 01-0387
01-0388 03-0393
08-0289 08-0352
08-0569 12-0629
+moraxella bovis
12-0394
11-0477
+morbiditaet 01-0621
02-0350 02-0355
02-0593 07-0712
+morbiditaet 09-0347
09-0348 09-0353
09-0599 09-0630
09-0631 09-0632
09-0633 09-0634
10-0539 11-0681
+morbilli virus
10-0380
+morganella 01-0617
+morone saxatilis
02-0215 06-0161
06-0164 11-0186
+morphogenese
03-0466 08-0375
morphologie 01-0011
01-0012 01-0013
01-0031 01-0057
01-0089 01-0324
01-0386 01-0507
02-0004 02-0035
02-0219 02-0220
02-0236 02-0338
02-0376 02-0387
02-0483 02-0580
02-0723 02-0742
02-0752 02-0782
02-0827 02-0905
03-0003 03-0004
03-0005 03-0006
03-0015 03-0020
03-0080 03-0436
03-0539 03-0546
03-0600 03-0632
04-0008 04-0010
04-0011 04-0026
04-0028 04-0036
04-0150 04-0229
04-0333 04-0455
04-0514 05-0005
05-0008 05-0093
05-0244 05-0381
05-0412 05-0450
05-0451 05-0468
05-0473 05-0526
06-0164 06-0259
06-0262 06-0285
07-0001 07-0015
07-0017 07-0062
07-0260 07-0340
07-0378 07-0383
07-0687 07-0800
08-0001 08-0004
08-0087 08-0112
08-0375 08-0420
09-0012 09-0013
09-0014 09-0020
09-0029 09-0093
09-0268 09-0293
09-0466 09-0698
10-0567 11-0002
11-0004 11-0005
11-0101 11-0232
11-0337 11-0496
11-0595 12-0015
12-0157 12-0158
12-0360 12-0377
12-0468 12-0480
12-0528
+morphometrie
06-0002
+mortalitaet 11-0681
01-0221
02-0350 09-0630
09-0631 09-0632
09-0633 09-0634
+mortalitaet 10-0539
+morula 03-0337
08-0258
+morulae 01-0260
+motile aeromonasse
ptikaemie 07-0145
motilitaet 06-0134
12-0084 12-0085
+motorik 04-0495
06-0077
+mps-system 09-0242
+mptp 03-0596
+mucosal disease
02-0593
+mufflon 01-0004
+mugil cephalus
01-0116
+mugil curema
06-0550 07-0146
07-0178 07-0180
09-0143 09-0146
12-0138
+mugil liza 09-0149
+multiple sklerose
07-0673
+multivariantenanalys
e 02-0352
mus 01-0025
01-0168 01-0193
01-0244 01-0348
01-0377 01-0442
01-0530 01-0531
01-0675 02-0048
02-0054 02-0094
02-0134 02-0293
02-0305 02-0335
02-0336 02-0337
02-0340 02-0341
02-0415 02-0458
02-0466 02-0472
02-0585 02-0588
02-0589 02-0611
02-0615 02-0632
02-0698 02-0857
03-0001 03-0094
03-0214 03-0232
03-0237 03-0238
03-0241 03-0242
03-0243 03-0252
03-0264 03-0337
03-0340 03-0341
03-0417 03-0423
03-0435 03-0485
03-0493 03-0525
03-0596 03-0656
03-0659 03-0660
03-0720 04-0037
04-0046 04-0047
04-0184 04-0349
04-0359 04-0361
04-0382 04-0395
04-0427 04-0460
04-0600 04-0608
05-0027 05-0092
05-0118 05-0125
05-0197 05-0198
05-0215 05-0216
05-0218 05-0221
05-0225 05-0230
05-0267 05-0325
05-0331 05-0332
05-0359 05-0390
05-0404 05-0405
05-0416 05-0433
mus 05-0435
05-0467 05-0471
05-0625 06-0030
06-0055 06-0073
06-0104 06-0105
06-0196 06-0230
06-0231 06-0232
06-0233 06-0234
06-0235 06-0237
06-0247 06-0256
06-0257 06-0270
06-0335 06-0403
06-0432 06-0482
06-0483 06-0507
06-0521 06-0534
06-0667 06-0679
07-0040 07-0042
07-0048 07-0101
07-0102 07-0231
07-0262 07-0270
07-0275 07-0291
07-0305 07-0307
07-0308 07-0309
07-0310 07-0311
07-0312 07-0313
07-0314 07-0322
07-0324 07-0385
07-0445 07-0447
07-0510 07-0573
07-0585 07-0586
07-0593 07-0599
07-0613 07-0616
07-0627 07-0631
07-0762 07-0780
07-0781 08-0164
08-0169 08-0174
08-0175 08-0176
08-0177 08-0178
08-0320 08-0367
08-0401 08-0413
08-0416 08-0417
08-0420 08-0456
08-0467 08-0566
08-0683 09-0049
09-0093 09-0121
09-0176 09-0178
09-0180 09-0194
09-0215 09-0227
09-0228 09-0229
09-0230 09-0231
09-0232 09-0371
09-0372 09-0384
09-0435 09-0445
09-0460 09-0500
09-0525 09-0547
09-0548 09-0663
10-0072 10-0076
10-0094 10-0099
10-0101 10-0113
10-0122 10-0144
10-0180 10-0181
10-0182 10-0183
10-0184 10-0185
10-0186 10-0187
10-0188 10-0189
10-0269 10-0282
10-0290 10-0323
10-0354 10-0381
10-0386 10-0395
10-0406 10-0432
10-0439 10-0477
10-0533 10-0574
11-0214 11-0226
11-0227 11-0257
11-0266 11-0268

mus 11-0303
11-0304 11-0325
11-0423 11-0458
11-0491 11-0500
11-0555 11-0564
11-0571 11-0582
11-0593 11-0598
11-0611 11-0726
12-0094 12-0209
12-0210 12-0219
12-0225 12-0235
12-0236 12-0237
12-0238 12-0240
12-0243 12-0244
12-0245 12-0246
12-0247 12-0248
12-0256 12-0311
12-0341 12-0345
12-0366 12-0367
12-0384 12-0385
12-0393 12-0411
12-0429 12-0440
12-0455 12-0475
12-0479 12-0481
12-0482 12-0498
12-0509 12-0521
12-0526 12-0527
12-0528 12-0533
12-0630 12-0648
12-0662
muscidae 01-0293
01-0543 03-0540
+muskarin 07-0091
muskel 01-0003
01-0039 01-0561
02-0060 02-0079
02-0084 02-0099
02-0103 02-0104
02-0121 02-0135
02-0166 02-0300
02-0370 02-0503
02-0761 02-0791
02-0883 03-0007
03-0008 03-0010
03-0016 03-0054
03-0070 03-0074
03-0076 03-0093
03-0094 03-0143
03-0144 03-0198
03-0471 03-0529
03-0563 03-0569
03-0741 03-0746
04-0005 04-0023
04-0041 04-0047
04-0086 04-0171
04-0341 04-0420
04-0421 04-0524
04-0648 04-0649
04-0653 05-0001
05-0012 05-0013
05-0034 05-0052
05-0084 05-0119
05-0174 05-0408
05-0530 05-0676
06-0004 06-0011
06-0647 06-0651
07-0019 07-0035
07-0066 07-0068
07-0072 07-0088
07-0097 07-0180
07-0185 07-0203
07-0212 07-0227
07-0233 07-0284
07-0353 07-0659
07-0671 07-0754
muskel 07-0774
07-0831 08-0004
08-0020 08-0042
08-0105 08-0134
08-0503 08-0512
08-0525 08-0536
08-0678 09-0001
09-0017 09-0052
09-0065 09-0078
09-0081 09-0082
09-0149 09-0181
09-0607 10-0032
10-0071 10-0081
10-0094 10-0127
10-0428 11-0036
11-0055 11-0138
11-0144 11-0176
11-0185 11-0228
11-0401 11-0597
11-0630 11-0633
11-0765 12-0001
12-0005 12-0036
12-0075 12-0178
12-0568 12-0721
muskel-skelett-syste
m 03-0008
05-0045 05-0171
09-0222 09-0715
10-0051 10-0117
11-0011
+muskeldystrophie
03-0569
muskelfaser 01-0008
01-0162 02-0023
02-0051 02-0097
02-0098 02-0877
05-0078 05-0536
06-0011 06-0023
06-0084 09-0013
09-0217 10-0078
11-0042 11-0611
12-0089
muskelrelaxans
01-0076 06-0651
+muskularis 02-0877
muskulatur 01-0682
03-0055 07-0223
07-0830 10-0445
mustelidae 04-0001
mutagen 01-0659
02-0180 03-0106
03-0661 05-0448
06-0655 07-0829
08-0181 08-0567
09-0034 09-0680
10-0146 10-0593
12-0343 12-0666
+mutante 09-0404
mutation 02-0177
02-0417 02-0550
02-0569 03-0104
03-0105 03-0233
03-0660 04-0600
05-0175 05-0391
06-0356 06-0479
06-0516 07-0238
07-0429 07-0436
07-0437 07-0531
08-0070 10-0149
10-0188 10-0371
10-0380 10-0391
11-0229 11-0230
11-0425 12-0358
12-0367 12-0413
12-0663
mutationszuechtung
04-0200
+muttermilch 09-0732
mutterschaf 01-0257
02-0172 02-0727
02-0921 03-0132
03-0331 05-0065
05-0274 06-0752
08-0092 09-0116
09-0122 09-0583
10-0056 10-0268
10-0465 11-0099
11-0258 11-0332
11-0336 11-0381
11-0636 11-0713
12-0350
muttertier 01-0319
01-0623 02-0377
02-0663 02-0805
04-0212 06-0221
06-0377 06-0379
10-0233 10-0545
12-0471 12-0683
+muzin 06-0588
08-0015
mv-strahlen 04-0323
+myasthenia gravis
07-0298 09-0217
mycobacterium
01-0368 01-0371
01-0731 02-0324
02-0470 02-0522
02-0523 02-0524
02-0903 03-0411
03-0412 04-0198
04-0200 04-0201
04-0373 04-0374
04-0375 05-0349
05-0350 05-0352
06-0203 06-0223
06-0343 06-0370
06-0399 06-0401
06-0402 06-0403
06-0404 06-0406
06-0407 07-0307
07-0324 07-0428
07-0494 07-0499
07-0739 08-0162
08-0169 08-0338
08-0339 08-0340
08-0341 08-0342
08-0343 09-0130
09-0194 09-0412
09-0414 09-0415
09-0416 10-0330
10-0331 11-0236
11-0480 11-0481
11-0483 11-0484
11-0486 11-0487
11-0488 11-0489
11-0490 11-0491
12-0204 12-0395
12-0399
+mycobacterium chel
onei 09-0130
+mycobacterium para
tuberculosis
05-0348
mycobacterium-phag
e 10-0331
mycoplasma 01-0363
02-0511 02-0513
02-0514 02-0515
02-0516 02-0517
02-0518 02-0804
mycoplasma 03-0404
03-0406 03-0407
03-0657 04-0369
04-0370 05-0568
06-0390 06-0391
06-0392 06-0393
06-0394 06-0395
06-0396 06-0397
06-0439 06-0614
07-0482 07-0483
07-0484 07-0485
07-0486 07-0487
07-0488 07-0713
08-0289 08-0330
08-0331 08-0332
08-0333 08-0334
08-0335 09-0401
09-0402 09-0403
09-0404 09-0405
09-0406 09-0407
09-0408 10-0280
10-0327 10-0328
10-0329 10-0554
10-0555 11-0129
11-0235 11-0472
11-0474 11-0689
12-0386 12-0387
12-0388 12-0389
12-0390 12-0391
12-0392 12-0393
12-0655
+mycoplasma agalakti
ae 04-0563
+mycoplasma cloacal
e 12-0391
+mycoplasma gallisep
ticum 06-0397
mycoplasmataceae
01-0362 04-0563
06-0388 06-0389
11-0473
mycotoxin 01-0274
01-0462 03-0500
03-0716 06-0515
06-0592 06-0597
06-0598 06-0634
07-0578 07-0688
07-0690 08-0402
08-0543 08-0560
10-0235 10-0529
10-0578 11-0674
12-0588 12-0589
12-0590 12-0599
+mycteroperca phena
x 07-0206
+myelin 01-0588
+myelinscheide
10-0016
+myelitis 01-0573
+myeloblastose
10-0418
+myelodysplastisches
syndrom 01-0140
+myelographie
06-0582 12-0576
+myelom 02-0317
03-0567 07-0256
08-0147
+myelopathie
01-0703
+myiasis 03-0541
10-0488
mykose (tier)
01-0112 01-0461
01-0467 01-0470
mykose (tier)
01-0472 01-0640
01-0656 02-0228
02-0637 03-0200
03-0494 03-0498
03-0499 03-0565
03-0662 05-0205
05-0410 05-0412
05-0416 06-0351
06-0355 06-0511
06-0515 07-0198
07-0581 07-0828
08-0405 08-0406
08-0407 09-0502
09-0506 09-0507
10-0422 10-0423
10-0425 11-0155
11-0166 11-0167
11-0565 11-0566
11-0569 11-0570
11-0574 11-0575
12-0475 12-0476
12-0481
+myoglobin 04-0524
+myoglobinurie
03-0563
+myoglobulin
05-0214
myokard 01-0051
01-0481 02-0009
02-0090 02-0092
02-0150 02-0266
02-0782 03-0050
03-0066 03-0558
04-0511 05-0115
05-0600 05-0606
06-0573 07-0040
07-0575 07-0662
09-0594 10-0074
10-0119 10-0573
11-0043 11-0044
11-0046 11-0053
11-0057 11-0185
11-0656 12-0021
12-0024 12-0034
12-0065
+myokarditis 11-0535
+myopathie 02-0744
04-0171 04-0524
08-0501
+myosin 10-0032
+myositis eosinophilic
a 08-0688
+myxobolus 09-0148
+myxobolus cerebrali
s 02-0221
+myxobolus hendrick
soni 07-0170
+myxobolus kotlani
04-0142
+myxomatose
06-0204
myxomvirus 02-0829
05-0406 05-0407
07-0565 09-0357
09-0497
+myxosoma cerebrali
s 11-0157
+myxosporidia
12-0154
+n-acetyl-b-d-glucos
aminidase 06-0613
+nabel 05-0316
+nabelschnur
04-0243

+nachgeburt 02-0427
09-0274
+nachgeburtsverhaltung 07-0352
+nachhandlaehmung
01-0703
nachkommenpruefung 04-0189
08-0072 09-0595
nachkommenschaft
02-0380 06-0200
06-0208 09-0583
12-0120
nachmelken 05-0565
nachweis 01-0091
01-0231 01-0305
01-0313 01-0329
01-0336 01-0341
01-0342 01-0349
01-0351 01-0376
01-0419 01-0425
01-0550 01-0659
02-0054 02-0055
02-0210 02-0312
02-0313 02-0335
02-0430 02-0486
02-0509 02-0527
02-0648 02-0661
02-0664 02-0673
02-0695 02-0911
02-0912 02-0916
03-0012 03-0059
03-0112 03-0129
03-0150 03-0229
03-0345 03-0346
03-0372 03-0374
03-0376 03-0399
03-0401 03-0408
03-0410 03-0457
03-0462 03-0476
03-0534 03-0571
03-0711 03-0713
03-0718 03-0731
03-0734 03-0736
04-0218 04-0221
04-0250 04-0362
04-0363 04-0391
04-0408 04-0656
04-0657 04-0661
04-0662 04-0665
05-0089 05-0104
05-0195 05-0224
05-0234 05-0237
05-0245 05-0246
05-0361 05-0362
05-0367 05-0383
05-0591 05-0671
06-0012 06-0069
06-0133 06-0240
06-0245 06-0376
06-0378 06-0409
06-0534 06-0663
06-0730 06-0732
06-0734 06-0741
07-0066 07-0138
07-0284 07-0301
07-0316 07-0477
07-0483 07-0501
07-0510 07-0526
07-0556 07-0592
07-0593 07-0606
07-0610 07-0752
07-0773 07-0776
07-0777 07-0818
07-0829 07-0839
nachweis 08-0030
08-0063 08-0066
08-0072 08-0074
08-0161 08-0166
08-0289 08-0303
08-0313 08-0321
08-0329 08-0343
08-0350 08-0374
08-0415 08-0423
08-0426 08-0429
08-0446 08-0452
08-0459 08-0465
08-0471 08-0484
08-0561 08-0588
08-0628 09-0131
09-0213 09-0361
09-0391 09-0392
09-0397 09-0412
09-0420 09-0512
09-0515 09-0537
09-0539 09-0546
09-0556 09-0651
09-0734 10-0006
10-0109 10-0151
10-0170 10-0171
10-0177 10-0276
10-0320 10-0325
10-0327 10-0330
10-0389 10-0405
10-0413 10-0420
10-0579 10-0596
10-0633 11-0059
11-0129 11-0136
11-0156 11-0189
11-0255 11-0265
11-0430 11-0433
11-0435 11-0447
11-0454 11-0457
11-0494 11-0521
11-0594 11-0622
11-0631 11-0671
11-0724 11-0738
11-0779 11-0781
11-0783 12-0032
12-0101 12-0108
12-0217 12-0343
12-0395 12-0400
12-0449 12-0498
12-0511 12-0530
12-0588 12-0589
12-0646 12-0674
12-0726
nadel 03-0038
+nadellose immunisierung 08-0600
+nadeltest 01-0246
naehragar 03-0261
05-0411 11-0241
11-0416
naehrboden 02-0309
03-0170 04-0198
06-0368 07-0817
10-0158 11-0232
11-0440 11-0480
12-0405
naehrloesung
02-0048 06-0115
06-0382 10-0157
naehrmedium
01-0381 02-0310
02-0511 02-0530
02-0531 02-0650
03-0411 03-0413
03-0736 04-0194
04-0654 05-0034
naehrmedium
05-0051 05-0122
05-0230 05-0335
06-0062 06-0112
06-0121 06-0211
06-0218 06-0719
06-0730 07-0004
07-0011 07-0051
07-0054 07-0448
07-0510 08-0269
08-0292 08-0308
08-0338 09-0051
09-0065 09-0412
10-0330 10-0433
11-0098 12-0216
12-0410 12-0656
naehrstoff 02-0127
02-0158 04-0501
09-0627
naehrstoffaufnahme
02-0923 08-0031
naehrstoffgehalt
09-0284
naehrstoffhaushalt
02-0923 10-0080
naehrwert 06-0759
+nagel 12-0702
+nahrung 11-0179
+nahrungsaufnahme
05-0109
nahrungsgueterwirtschaft 03-0722
+naht 06-0685
+nahtmaterial
09-0697
+naloxon 03-0276
+narasin 07-0779
+narbe 01-0138
narkose 01-0665
01-0667 01-0703
02-0057 02-0062
02-0849 02-0869
03-0282 03-0648
03-0686 03-0687
03-0689 04-0091
04-0572 04-0611
04-0612 04-0613
04-0615 04-0616
04-0631 05-0090
05-0600 05-0634
05-0636 05-0648
06-0051 06-0065
06-0092 06-0093
06-0097 06-0281
06-0687 06-0688
06-0689 07-0091
07-0731 07-0789
09-0064 09-0223
09-0684 09-0685
09-0686 09-0687
09-0689 10-0093
10-0600 10-0603
10-0610 10-0614
11-0723 12-0035
12-0058 12-0059
12-0082 12-0529
12-0625 12-0684
narkotikum 01-0667
01-0668 01-0673
03-0687 04-0579
04-0596 04-0612
04-0613 04-0616
05-0634 06-0689
07-0757 08-0100
09-0678 10-0599
narkotikum 11-0697
11-0723 12-0684
nase 01-0579
02-0289 02-0515
02-0715 04-0177
04-0427 05-0089
05-0312 05-0328
05-0414 06-0389
06-0691 07-0085
07-0693 08-0140
09-0186 09-0357
09-0507 10-0139
10-0321 10-0440
11-0495 11-0688
12-0003 12-0206
12-0481
+nasenbremse
06-0684
+nashorn 01-0641
natantia 09-0134
natrium 01-0054
01-0245 01-0558
02-0063 02-0168
02-0838 03-0050
03-0051 03-0066
04-0049 04-0054
04-0062 05-0062
05-0082 05-0083
05-0243 06-0045
06-0062 07-0059
07-0092 07-0173
07-0200 07-0756
07-0779 08-0032
08-0058 09-0055
09-0126 10-0028
10-0046 10-0598
11-0075 11-0086
12-0013
+natrium-hydrogenkarbonat 05-0527
natriumchlorid
02-0230 03-0147
03-0157 04-0668
05-0042 06-0730
07-0068 07-0148
07-0347 08-0058
08-0426 09-0148
09-0635 10-0296
10-0528 10-0634
11-0127
+natriumnukleinat
05-0377
natronlauge 02-0725
12-0331
+naturheilkunde
05-0142
+naturherdinfektion
05-0353
naturwissenschaft
03-0181
+nbt 05-0204
05-0205
nebenhoden 02-0384
02-0387 03-0119
04-0122 05-0132
05-0136 06-0103
06-0132 06-0376
09-0293 11-0103
11-0107
nebenniere 01-0055
01-0064 01-0569
01-0688 02-0068
nebenniere 02-0171
02-0736 03-0005
03-0033 04-0033
04-0056 04-0100
04-0216 04-0530
05-0100 05-0612
06-0053 06-0082
07-0037 07-0254
09-0043 09-0060
09-0070 09-0084
09-0167 09-0549
10-0517 11-0027
11-0033 11-0302
12-0031
nebennierenhormon
01-0006 01-0054
01-0081 01-0569
02-0093 02-0168
02-0169 02-0170
02-0171 02-0643
02-0736 02-0838
02-0847 02-0853
03-0002 03-0044
03-0045 03-0208
03-0595 04-0052
04-0067 04-0074
04-0092 04-0259
04-0393 05-0104
05-0240 06-0034
06-0078 06-0083
06-0197 06-0641
07-0037 07-0041
07-0061 07-0071
07-0076 07-0083
07-0103 07-0106
07-0110 07-0237
07-0342 07-0343
07-0417 07-0768
07-0769 08-0147
09-0041 09-0043
09-0080 10-0026
10-0060 10-0085
10-0214 10-0217
11-0027 11-0029
11-0065 11-0068
11-0420 11-0520
11-0651 12-0023
12-0657 08-0041
nebennierenrindenhormon 04-0530
07-0295 08-0615
nebenschilddruese
02-0018 04-0022
06-0020 08-0508
11-0079
nebenwirkung
01-0046 01-0532
01-0657 02-0504
02-0579 02-0823
02-0855 04-0584
04-0588 05-0156
05-0604 05-0621
06-0455 06-0623
06-0646 06-0666
06-0737 07-0534
07-0735 07-0766
07-0781 08-0458
08-0533 08-0598
08-0605 08-0610
08-0611 08-0614
08-0631 09-0647
10-0450 10-0570
10-0577 10-0600
10-0629 11-0546
12-0534 12-0658

nebenwirkung
12-0678 12-0688
nekrose (tier)
01-0304 01-0583
02-0438 02-0740
03-0147 04-0515
04-0525 04-0533
05-0151 05-0360
05-0520 06-0190
06-0191 06-0669
08-0129 09-0584
10-0122 10-0348
10-0428 12-0573
+nematalosa erebi
09-0139
nemathelminthes
02-0702 11-0614
nematocera 05-0483
06-0471 06-0548
09-0462
nematodes 01-0494
01-0495 01-0508
01-0520 01-0525
02-0659 02-0683
02-0690 02-0868
03-0161 03-0510
03-0520 04-0144
04-0482 05-0462
06-0518 06-0534
06-0549 07-0181
07-0606 07-0617
07-0619 07-0620
07-0621 07-0622
07-0625 07-0630
08-0112 08-0164
08-0442 08-0450
08-0451 08-0452
08-0453 08-0463
08-0464 08-0616
08-0619 09-0539
10-0451 10-0481
11-0176 11-0589
11-0604 11-0607
11-0774 12-0163
12-0164 12-0522
12-0662
nematodirus 10-0466
10-0468
nematospora 12-0533
neoascaris 02-0840
+neoechinorhynchus
cylindratus 07-0188
neomyzin 01-0666
08-0312 10-0189
+neoplasmen 07-0206
07-0208
+neoplast. bildungen
07-0209
+neothelohanellus
08-0107
nephritis 02-0245
02-0765 02-0766
03-0458 03-0564
03-0578 07-0476
09-0603 11-0216
11-0659 12-0231
+nephroblastom
07-0210
+nephrokalzinose
07-0204
+nephron 09-0045
+nerocila acuminata
06-0161 11-0175
nerv 01-0002
01-0015 01-0018
nerv 01-0040
01-0044 01-0052
01-0059 01-0709
02-0033 02-0036
02-0101 02-0300
02-0883 03-0017
03-0021 03-0089
03-0094 03-0098
04-0003 04-0015
04-0029 04-0055
04-0071 04-0077
04-0091 04-0102
04-0169 04-0631
05-0024 05-0050
05-0075 05-0661
06-0001 06-0017
06-0068 06-0079
06-0088 06-0090
06-0094 06-0652
07-0028 07-0057
07-0087 07-0255
07-0417 07-0574
07-0787 08-0052
08-0134 08-0517
08-0531 08-0541
08-0655 08-0670
09-0019 09-0046
09-0065 09-0081
09-0082 09-0286
09-0669 10-0005
10-0014 10-0034
10-0037 10-0081
10-0092 10-0499
10-0516 10-0521
11-0031 11-0061
12-0025 12-0031
12-0059 12-0686
12-0721
nervensystem
01-0020 01-0058
01-0075 01-0453
01-0588 02-0009
02-0012 02-0038
02-0040 02-0061
02-0109 02-0109
02-0132 02-0137
02-0600 03-0028
03-0061 03-0066
03-0082 03-0089
03-0370 03-0640
04-0522 04-0531
04-0577 05-0076
05-0091 06-0015
06-0044 06-0066
06-0068 06-0074
06-0096 06-0209
06-0581 06-0591
07-0017 07-0045
07-0227 07-0673
08-0029 08-0038
08-0055 08-0486
08-0516 09-0009
09-0055 09-0185
10-0079 10-0127
10-0405 10-0506
10-0550 11-0007
11-0046 11-0064
11-0317 11-0449
11-0555 11-0636
12-0060 12-0075
12-0474 12-0571
12-0572 12-0681
nerventaetigkeit
02-0058 02-0081
02-0122 02-0130
nerventaetigkeit
02-0168 03-0064
03-0083 03-0087
03-0098 04-0077
04-0094 05-0526
06-0076 08-0536
10-0079 10-0146
10-0505 12-0082
12-0641
+nervus hypogastricu
s 04-0071
+nervus vagus
02-0101
nerz 01-0246
01-0457 02-0633
02-0770 04-0158
04-0218 04-0426
05-0047 05-0048
05-0314 06-0648
07-0572 07-0662
08-0397 09-0416
09-0619 10-0502
11-0196 11-0394
11-0463 12-0037
12-0470 12-0471
netz 05-0488
+netzkaefig 12-0151
netzmittel 12-0636
neugeborenes
01-0607 02-0129
02-0790 03-0005
03-0599 03-0600
03-0609 04-0046
04-0309 04-0547
04-0548 05-0328
05-0437 05-0560
06-0126 06-0422
07-0003 08-0208
09-0623 10-0233
10-0505 12-0018
+neuramidase
07-0530
+neuramidase-test
02-0577
+neuraminidase
01-0653 06-0451
neuraminsaeure
02-0294
+neurektomie
12-0689
+neuroleptikum
02-0853
+neurologie 06-0591
neuron 01-0040
02-0012 02-0037
02-0058 02-0098
02-0101 02-0105
02-0159 02-0183
03-0012 03-0079
03-0080 03-0081
03-0082 03-0083
03-0089 03-0101
04-0029 05-0090
05-0381 05-0387
06-0066 06-0067
06-0069 06-0071
06-0074 06-0674
07-0017 07-0033
07-0046 07-0066
07-0095 09-0061
09-0066 09-0090
10-0011 10-0066
10-0067 10-0075
10-0079 10-0103
10-0146 11-0063
neuron 12-0036
12-0090 12-0093
12-0485
+neurophile 06-0369
+neurophysin
02-0019 03-0110
+neurose (tier)
11-0601
+neurosekretgranulu
m 02-0095
+neurotensin 05-0112
05-0117
+neurotomie 12-0689
+neurotoxizitaet
03-0596
+neurotransmitter
07-0075
neutralisation
01-0372 03-0222
06-0216 07-0264
+neutrophile 04-0152
newcastle disease
01-0416 02-0582
02-0586 03-0464
05-0379 06-0461
07-0534 10-0192
12-0430
newcastle disease vir
us 01-0415
01-0422 02-0580
02-0581 03-0453
03-0454 04-0386
04-0397 05-0377
05-0378 06-0462
06-0463 06-0466
07-0530 07-0531
07-0532 07-0533
09-0448 11-0524
11-0526 11-0527
11-0693 12-0408
12-0429 12-0431
12-0432 12-0433
niazin 01-0099
+nicardipin 02-0851
nichtansteckende kra
nkheit 01-0579
01-0624 02-0450
02-0640 02-0711
02-0750 03-0230
03-0569 03-0579
04-0166 04-0271
04-0507 04-0532
04-0535 04-0539
04-0547 05-0042
05-0507 05-0511
05-0536 05-0564
05-0586 05-0626
06-0571 06-0573
06-0580 06-0583
06-0584 06-0586
07-0672 07-0674
07-0784 08-0154
08-0526 08-0529
08-0537 08-0539
08-0591 08-0609
08-0648 08-0649
08-0651 09-0219
09-0222 09-0583
09-0589 09-0590
09-0593 09-0596
09-0599 09-0609
09-0610 09-0701
09-0715 10-0117
10-0123 10-0209
10-0262 10-0612
nichtansteckende kra
nkheit 10-0620
11-0411 11-0633
11-0641 11-0647
11-0648 11-0649
11-0654 11-0656
11-0676 11-0756
11-0770 12-0542
12-0544 12-0561
12-0566 12-0569
12-0577 12-0606
12-0691 12-0697
12-0712
+nidation 11-0303
niederschlag 12-002
niere 01-0054
01-0586 01-0598
01-0657 01-0683
01-0685 02-0026
02-0027 02-0050
02-0053 02-0063
02-0071 02-0138
02-0168 02-0229
02-0237 02-0242
02-0248 02-0263
02-0296 02-0738
02-0745 02-0765
02-0781 02-0896
03-0040 03-0150
03-0561 03-0564
03-0630 03-0679
03-0680 04-0009
04-0083 04-0508
04-0510 04-0512
04-0515 04-0525
04-0543 04-0597
04-0650 05-0049
05-0068 05-0108
05-0113 05-0528
05-0603 05-0618
05-0623 06-0012
06-0028 06-0045
06-0411 06-0412
06-0549 06-0575
06-0576 06-0597
06-0598 07-0080
07-0146 07-0149
07-0151 07-0152
07-0153 07-0173
07-0186 07-0203
07-0204 07-0205
07-0210 07-0235
07-0252 07-0454
07-0501 07-0593
07-0641 07-0646
07-0663 07-0664
07-0711 07-0814
08-0012 08-0058
08-0095 08-0107
08-0154 08-0313
08-0374 08-0416
08-0518 08-0519
08-0520 08-0521
08-0522 08-0537
08-0538 08-0556
08-0568 08-0611
09-0024 09-0045
09-0067 09-0079
09-0080 09-0127
09-0128 09-0129
09-0136 09-0550
09-0575 09-0603
09-0604 09-0722
10-0015 10-0124
10-0133 10-0135

niere 10-0344
10-0440 10-0496
10-0507 10-0508
10-0512 10-0533
10-0588 11-0056
11-0138 11-0159
11-0222 11-0224
11-0647 11-0654
12-0072 12-0073
12-0074 12-0082
12-0138 12-0139
12-0147 12-0149
12-0150 12-0151
12-0167 12-0171
12-0198 12-0208
12-0421 12-0423
12-0492 12-0530
12-0562 12-0661
12-0675 12-0677
+nieren-sphaerosporo
se 06-0158
+nierenstein 01-0586
03-0630
nikotin 09-0080
12-0676
+nillahcootie redfin v
irus 09-0137
+nippostrongylus
03-0534 04-0474
nitrat 01-0066
01-0604 04-0652
05-0547 06-0594
06-0760 07-0368
09-0732
+nitratabbau 06-0760
nitrit 01-0066
01-0604 04-0652
05-0547 06-0166
06-0594 07-0368
07-0685
+nitrofuran 05-0566
+nitronectin 01-0068
+nitroprussid 06-0194
nitrosamin 01-0604
06-0102
+nitrotetrasol-blau-te
st 04-0135
nocardia 04-0430
04-0587 07-0237
08-0355 11-0121
12-0621
+nodulare kiemenerkr
ankung 07-0202
+nomenklatur
07-0591
non-return-methode
02-0195 06-0138
+non-return-rate
02-0195
noradrenalin 02-0081
02-0851 03-0012
03-0066 03-0101
04-0056 04-0071
06-0059 06-0657
08-0061 09-0078
09-0082 09-0084
10-0015 10-0087
10-0592 11-0072
12-0056
+norgestomet
07-0377 07-0394
+norgestometimplanta
t 03-0299
norm 05-0246
normativ 06-0336
nosema 04-0109
08-0423
nosematose 06-0175
08-0423 11-0208
+notoedres-raeude
08-0477
notschlachtung
11-0220 12-0724
+nourseothrizin
06-0630
06-0631 06-0632
+nucifraga cariocatac
tes 09-0505
+nucleaere cataracta
lentis 01-0592
+nucleus caudatus
11-0066
nuechterung 02-0079
nukleinsaeure
02-0187 02-0567
03-0149 03-0678
04-0111 05-0605
07-0080
+nukleolyse 01-0590
nukleoproteid
01-0625
nukleosid 03-0668
nukleotid 06-0254
08-0159 10-0097
10-0113 10-0185
10-0266 11-0426
11-0518 12-0212
+nukleotidphosphat
02-0293
nutria 02-0665
02-0695 07-0435
09-0729
nutzensabrechnung
01-0690
nutzfisch 01-0101
01-0102 01-0111
01-0114 02-0207
02-0210 02-0211
02-0212 02-0213
02-0214 02-0215
02-0218 02-0223
02-0224 02-0228
02-0231 02-0232
02-0238 02-0240
02-0241 02-0242
02-0244 02-0245
02-0246 02-0247
03-0140 03-0143
03-0144 03-0149
03-0151 03-0154
03-0155 03-0156
03-0158 03-0162
03-0163 03-0164
04-0137 04-0138
04-0143 04-0145
04-0146 04-0147
04-0148 04-0149
04-0151 06-0142
06-0146 06-0147
06-0148 06-0151
06-0161 06-0162
06-0163 06-0164
07-0145 07-0146
07-0148 07-0149
07-0151 07-0152
07-0159 07-0160
07-0161 07-0162
07-0164 07-0165
07-0166 07-0167
nutzfisch 07-0168
07-0171 07-0172
07-0173 07-0174
07-0186 07-0191
07-0195 07-0203
07-0207 07-0211
07-0212 07-0214
07-0215 08-0095
08-0104 08-0108
08-0111 08-0112
08-0114 08-0118
09-0127 09-0128
09-0129 09-0130
09-0131 09-0132
09-0134 09-0137
09-0140 09-0145
09-0146 09-0147
09-0148 09-0149
11-0120 11-0124
11-0132 11-0146
11-0147 11-0152
11-0153 11-0155
11-0156 11-0157
11-0158 11-0161
11-0162 11-0167
11-0168 11-0170
11-0172 11-0173
11-0174 11-0176
11-0178 11-0179
11-0184 11-0185
11-0186 11-0187
11-0189 11-0193
12-0123 12-0124
12-0125 12-0126
12-0131 12-0139
12-0140 12-0142
12-0143 12-0144
12-0146 12-0147
12-0148 12-0151
12-0152 12-0153
12-0157 12-0159
12-0163 12-0168
12-0169 12-0170
12-0172 12-0178
+nutzkleintiere
09-0246
nutztier 01-0301
01-0437 01-0494
01-0604 01-0676
02-0080 02-0178
02-0319 02-0636
03-0289 03-0394
04-0127 04-0443
04-0653 05-0103
05-0239 05-0292
05-0417 05-0456
06-0271 07-0073
07-0772 07-0822
08-0029 08-0071
08-0545 09-0183
09-0301 09-0428
10-0288 11-0558
11-0771 12-0043
12-0376
nutzung 12-0143
+nuvacrom 02-0842
+o conner-system
12-0323
+o.niloticus 04-0151
+obduktion 09-0162
oberflaeche 01-0013
02-0160 02-0212
02-0477 02-0481
03-0091 03-0092
06-0002 06-0064
oberflaeche 06-0070
06-0244 07-0058
07-0627 08-0163
08-0288 09-0198
10-0076 10-0109
10-0281 10-0284
11-0398 12-0003
12-0253
+obsidan 02-0130
+obstruktion 04-0519
12-0695
+ochratoxin 06-0634
08-0561 11-0674
ochse 11-0700
12-0459
odentia 09-0689
+odontom 09-0168
11-0219
oedem 01-0354
01-0581 01-0583
01-0588 01-0595
02-0117 02-0920
03-0198 03-0574
06-0194 07-0684
07-0695 09-0185
10-0145 10-0512
10-0571 11-0220
11-0601 11-0746
+oedemkrankheit
04-0339
oekologie 01-0293
02-0922 04-0001
04-0488 07-0582
08-0409 08-0468
09-0382 10-0458
10-0483 11-0424
12-0628
oekonomie 01-0278
01-0294 01-0505
02-0354 02-0785
03-0136 03-0255
03-0371 04-0392
04-0444 05-0562
06-0264 06-0749
07-0591 08-0228
08-0249 08-0381
08-0685 09-0746
10-0259 10-0483
10-0514 10-0539
10-0547 11-0562
12-0436
oel 03-0430
09-0438
oelsaeure 04-0578
06-0194
oesophagostomum
03-0503 04-0445
05-0420 10-0462
oesophagus 03-0505
03-0570 04-0102
04-0614 04-0619
06-0019 07-0801
07-0805 07-0828
10-0489
oestrogen 01-0070
01-0074 01-0083
01-0226 01-0229
01-0242 01-0257
01-0258 01-0682
02-0046 02-0054
02-0068 02-0361
02-0365 02-0378
02-0387 03-0111
03-0125 03-0205
03-0286 03-0348
oestrogen 04-0046
04-0074 04-0113
04-0155 04-0167
04-0251 04-0256
04-0271 04-0300
05-0030 05-0280
05-0595 05-0617
06-0017 06-0125
06-0325 07-0076
07-0113 07-0119
07-0131 07-0134
07-0341 07-0352
07-0373 07-0394
07-0687 07-0773
08-0080 08-0081
08-0199 08-0200
08-0221 09-0043
09-0047 09-0054
09-0077 09-0087
09-0088 09-0090
09-0097 09-0098
09-0269 09-0285
09-0288 09-0312
09-0377 10-0009
10-0234 10-0578
10-0583 11-0099
11-0100 11-0290
11-0299 11-0366
11-0374 11-0379
11-0666 11-0700
12-0100 12-0286
ohr 01-0671
02-0289 02-0457
02-0831 03-0298
03-0684 05-0024
06-0091 06-0589
06-0692 07-0085
07-0227 08-0002
08-0306 08-0334
09-0164 09-0402
09-0695 10-0087
11-0657
olariidae 06-0548
oleinsaeure 02-0141
+oligodendrozyt
10-0016
+oligolaktie 03-0415
+oligopeptid 07-0741
+onchocerca 03-0514
+onchocerca reticulat
a 06-0548
+oncogen 04-0184
+oncorhynchus keta
06-0163 09-0140
12-0123 12-0124
+oncorhynchus kisutc
h 02-0224
02-0238 07-0214
+oncorhynchus maso
u 06-0163
12-0140 12-0157
+oncorhynchus nerka
02-0209
+oncorhynchus rhodu
rus 06-0148
+oncorhynchus tscha
wytscha 12-0168
+oncorhynchus tshaw
ytscha 02-0245
09-0127 09-0128
12-0151
oncornavirus 01-0405
01-0406 01-0412
02-0549 02-0552
02-0554 02-0555

oncornavirus 02-0556
02-0558 03-0448
03-0449 04-0388
08-0367 10-0373
10-0418 05-0367
+onkogen 02-0569
03-0205

+onkozytom 01-0141
ontogenese 07-0026
07-0076 08-0018
08-0021
ontogenie 02-0238
02-0270 03-0084
03-0311 04-0013
04-0040 04-0042
05-0003 05-0194
06-0014 06-0026
06-0126 07-0027
07-0032 07-0080
07-0100 09-0016
09-0033 10-0197
11-0006 11-0011
11-0149 11-0300
oomycetes 11-0155
oozyste 06-0270
+oozyt 02-0407
+operateur 02-0893
+operationstechnik
05-0663 07-0789
12-0689
+opiat 09-0061
+opiat-peptid
03-0276
+opisthorchis
01-0491 11-0243
+opsanus tau
07-0209
+opsonin 03-0235
05-0323
optimierung 11-0281
12-0694
optisches geraet
07-0079
+oral 01-0420
+oralimpfstoff
06-0470 06-0481
+orang utan 07-0730
+orbivirus 12-0441
+orchitis 01-0105
+orconectes propinqu
us 06-0170
+oreochromis aureus
04-0151
+oreochromis mossa
mbicus 02-0226
+oreochromis niloticu
s 11-0168
12-0125
orfvirus 07-0568
08-0400
org saeure 04-0073
04-0669 05-0074
05-0462 08-0281
10-0082
organ (tier) 01-0007
01-0010 01-0565
01-0566 01-0602
02-0268 02-0322
03-0053 03-0513
04-0332 04-0378
04-0604 04-0609
04-0653 05-0124
05-0167 05-0351
05-0408 05-0434
organ (tier) 05-0490
05-0620 05-0672
06-0027 06-0276
06-0397 07-0049
07-0241 07-0348
07-0503 07-0753
07-0830 08-0145
08-0377 08-0632
09-0226 09-0381
09-0435 09-0522
10-0190 10-0388
11-0040 11-0305
11-0423 11-0454
11-0566 11-0593
11-0625 12-0193
12-0214 12-0481
12-0499 12-0511
12-0528 12-0592
organisation 02-0358
05-0255 05-0291
07-0401 08-0284
12-0106
organkultur 06-0027
06-0114 06-0119
07-0521
organoleptische prue
fung 02-0930
+organotin-verbindun
g 08-0629
+orientierung
07-0019
+ormethoprim
07-0157
ornithin 12-0072
12-0073
orthomyxovirus
01-0414 06-0451
06-0452 06-0463
10-0375 12-0426
+orthopaedie 11-0761
orthopoxvirus
11-0556
+os carpale 01-0705
+osmerus eperlanus
07-0165
+osmium 05-0012
osmose 03-0035
06-0198 06-0363
10-0033
+osteochondrose
06-0707 09-0707
09-0715 12-0704
+osteodystrophia
12-0557
+osteoklast 07-0230
+osteomie 02-0875
+osteomyelitis
03-0584 04-0632
05-0317 06-0589
10-0428
+osteopathie 04-0633
+osteopetrose-virus
10-0361
+osteoporose
07-0841
+osteosynthese
02-0882 02-0892
12-0709
ostertagia 01-0518
01-0519 04-0471
04-0472 05-0460
08-0445 09-0555
10-0467 10-0468
10-0470 11-0600
11-0601 11-0602
ostertagia 11-0708
oszillogramm
02-0150
+otitis 06-0589
+ovarektomie
01-0083 06-0639
08-0053 09-0076
09-0090 09-0097
09-0100 09-0285
ovarium 01-0048
01-0076 01-0222
01-0223 01-0225
01-0244 01-0251
01-0253 01-0258
01-0262 02-0046
02-0133 02-0161
02-0164 02-0274
02-0283 02-0376
02-0426 02-0619
03-0027 03-0068
03-0111 03-0112
03-0113 03-0117
03-0126 03-0286
03-0288 03-0291
04-0262 04-0270
04-0272 05-0029
05-0040 05-0118
05-0129 05-0260
05-0263 05-0288
05-0571 05-0580
05-0581 06-0057
06-0060 06-0290
06-0639 07-0026
07-0055 07-0082
07-0111 07-0116
07-0117 07-0118
07-0119 07-0129
07-0363 07-0641
07-0804 08-0081
08-0143 08-0199
08-0202 08-0209
08-0218 08-0231
08-0232 08-0440
08-0625 08-0675
09-0004 09-0016
09-0047 09-0072
09-0074 09-0076
09-0087 09-0100
09-0167 09-0170
09-0253 09-0254
09-0261 09-0264
09-0267 09-0286
09-0289 09-0319
10-0008 10-0134
10-0434 11-0094
11-0099 11-0224
11-0297 11-0317
11-0327 11-0334
11-0335 11-0383
11-0709 12-0015
12-0101 12-0198
ovulation 01-0223
01-0229 01-0249
02-0232 02-0400
03-0115 03-0290
03-0295 03-0303
03-0304 04-0116
04-0134 04-0244
04-0270 04-0281
04-0282 04-0286
04-0301 05-0263
06-0139 06-0293
06-0305 06-0312
07-0114 07-0115
07-0133 07-0137
ovulation 07-0339
07-0343 07-0398
07-0406 08-0240
08-0254 08-0258
09-0016 09-0091
09-0258 09-0279
09-0284 09-0305
09-0316 09-0317
09-0377 10-0105
10-0229 11-0074
11-0299 11-0302
11-0317 11-0326
11-0334 11-0342
11-0355 11-0357
11-0392 12-0098
oxalat 03-0564
06-0364
+oxichinolat-kupfer
08-0096
oxydation 01-0030
01-0032 07-0056
11-0668
+oxygenase 07-0057
+oxyphenbutazon
02-0834
oxytetrazyklin
01-0484 02-0843
03-0611 04-0224
10-0319 11-0479
11-0739
oxytocin 01-0227
02-0019 02-0089
02-0095 02-0375
03-0025 03-0068
03-0110 03-0280
04-0263 05-0114
07-0073 07-0082
07-0116 08-0198
09-0021 10-0055
10-0214 11-0048
11-0084 11-0090
11-0097 11-0286
11-0296 11-0298
11-0313 11-0376
12-0032 12-0093
oxyuridae 08-0454
08-0461
oxyuris 01-0513
ozon 01-0112
05-0062 06-0506
+paediatrie 04-0632
+page 12-0281
+pagellus acarne
07-0150
+pagrus major
06-0154
+pangarius sutchi
07-0194
pankreas 01-0073
01-0155 01-0491
01-0583 02-0137
02-0278 02-0735
03-0060 03-0224
03-0561 04-0039
04-0523 04-0553
04-0643 05-0061
05-0072 05-0170
06-0113 06-0700
07-0089 07-0103
07-0104 07-0244
07-0575 07-0660
08-0012 08-0037
09-0007 09-0587
09-0602 10-0037
10-0053 10-0142
pankreas 10-0502
10-0519 11-0007
11-0038 11-0054
11-0059 11-0076
11-0653 12-0014
12-0048 12-0052
12-0068 12-0078
12-0087 12-0091
12-0147 12-0573
12-0626
pankreashormon
02-0059 05-0170
pankreasnekrosevir
forelle 11-0185
+pankreatitis 12-062
pansen 01-0066
01-0071 01-0299
01-0562 01-0584
02-0131 07-0008
10-0500 12-0044
12-0045 12-0552
+pansenalkalose
10-0500
+pansenfaeule
10-0500
pansenfermentation
06-0635
pansenmikroorganis
en 02-0530
02-0531 04-0110
+pap 04-0032
05-0015
+papagei 08-0541
+papillomatose
06-0204
papillomavirus
01-0455 08-0398
08-0401 09-0499
11-0661
papovavirus 05-040
08-0399
paprika 06-0651
06-0652
+paracoccidioidomyk
ose 05-0412
05-0416
+paradeontacylix
06-0159
+paraergasilus rylo
03-0159
+paraffinschnitt
01-0446
+parafilariose
12-0531
parainfluenzavirus t
p 1 07-0531
parainfluenzavirus
p 3 03-0240
03-0418 03-0602
04-0573 09-044
09-0637 11-0542

01-0417
06-0467
+parakeratose
01-0584 09-0576
+paralichthys olivac
us 01-0102
paralyse 02-0744
02-0862 02-0883
03-0581 04-0497
05-0661 06-0582
07-0809 08-0661
09-0514 09-0606
09-0694 10-0600

paralyse 12-0688
12-0721
parameter 01-0631
02-0108 04-0212
paramphistomum
05-0445
+paramunisierung
01-0167 04-0576
+paramunitaet
03-0263
paramyxovirus
02-0578 02-0579
03-0455 06-0460
06-0464 06-0465
07-0528 07-0529
07-0535 08-0604
09-0396 10-0379
10-0380 11-0404
11-0525 12-0425
+paranthias furcifer
11-0175
parapoxvirus 02-0182
+paraquimperia tener
rima 02-0227
parascaris 12-0608
parasit 02-0689
03-0159 04-0142
04-0143 04-0431
04-0446 04-0584
05-0424 06-0243
06-0517 07-0196
07-0582 08-0410
08-0411 08-0427
08-0467 08-0470
08-0613 09-0536
11-0120 11-0169
11-0609 11-0610
11-0735 11-0774
12-0336 12-0487
12-0493 12-0505
12-0523 12-0524
+parasitaemie
07-0602
parasitierung 01-0113
01-0114 01-0115
02-0221 02-0222
02-0224 02-0225
02-0226 02-0227
03-0151 03-0156
03-0157 03-0158
03-0160 03-0161
03-0162 03-0163
03-0164 03-0165
04-0144 04-0145
04-0146 04-0147
04-0148 04-0149
06-0160 06-0161
06-0162 06-0163
06-0550 07-0167
07-0169 07-0172
07-0173 07-0174
07-0176 07-0177
07-0178 07-0179
07-0180 07-0181
07-0183 07-0184
07-0185 07-0188
07-0189 07-0191
07-0192 07-0197
07-0198 07-0199
07-0216 08-0106
08-0107 08-0108
08-0109 08-0110
08-0112 09-0139
09-0141 09-0142
09-0143 09-0145
parasitierung 09-0146
09-0147 09-0148
09-0149 11-0125
11-0154 11-0158
11-0159 11-0161
11-0162 11-0174
11-0175 11-0176
11-0177 11-0178
11-0179 12-0156
12-0157 12-0158
12-0159 12-0160
12-0161 12-0162
12-0163 12-0164
12-0165 12-0166
12-0167
+parasitologie
02-0683 02-0701
03-0502 03-0532
04-0457 08-0410
08-0414 08-0439
08-0463 08-0469
08-0470 08-0480
09-0537
parasitose 01-0473
01-0474 01-0477
01-0499 01-0500
01-0505 01-0517
01-0520 01-0543
02-0356 02-0450
02-0456 02-0538
02-0648 02-0676
02-0688 02-0696
02-0698 02-0708
02-0709 03-0152
03-0174 03-0179
03-0366 03-0502
03-0506 03-0511
03-0512 03-0514
03-0515 03-0521
03-0522 03-0523
03-0536 03-0538
03-0628 03-0633
04-0311 04-0432
04-0434 04-0448
04-0466 04-0470
04-0473 04-0476
04-0483 05-0296
05-0418 05-0419
05-0421 05-0432
05-0434 05-0438
05-0455 05-0459
05-0460 05-0461
05-0479 05-0480
05-0483 05-0484
05-0613 06-0351
06-0362 06-0518
06-0529 06-0530
06-0531 06-0536
06-0546 06-0547
06-0556 06-0637
07-0175 07-0194
07-0428 07-0600
07-0606 07-0611
07-0618 07-0633
07-0638 07-0728
07-0747 08-0358
08-0409 08-0427
08-0441 08-0460
08-0465 08-0478
08-0631 09-0282
09-0509 09-0510
09-0511 09-0512
09-0515 09-0522
09-0525 09-0528
09-0532 09-0541
parasitose 09-0546
09-0549 09-0556
09-0560 09-0562
09-0569 09-0571
10-0239 10-0444
10-0478 10-0488
10-0490 11-0118
11-0134 11-0214
11-0252 11-0397
11-0577 11-0578
11-0586 11-0590
11-0593 11-0598
11-0613 11-0614
11-0621 12-0338
12-0483 12-0486
12-0507 12-0513
12-0531 12-0533
12-0537
+paratect(r) bolus
01-0522
+parathormon
02-0018 05-0108
06-0045 08-0073
+parathyreoidhormon
10-0507
+paratuberkulose
02-0903 04-0374
05-0350 06-0406
08-0339 08-0340
08-0342 12-0398
+paratyphus 04-0380
parenchym 03-0600
+parese 03-0581
+parophrys vetulus
02-0248 03-0166
07-0177
+partikel 02-0077
partikelgroesse
06-0036
+partnerschaftsvertra
g 03-0188
+parvalbumin
02-0025
parvovirus 01-0443
01-0444 02-0544
02-0608 02-0609
02-0611 02-0612
03-0418 03-0475
03-0477 03-0643
04-0409 04-0410
04-0550 04-0577
05-0583 06-0485
06-0486 06-0487
06-0604 06-0623
07-0507 08-0386
09-0472 09-0473
11-0535 12-0456
12-0457
passeriformes
03-0539
pasteurella 01-0109
01-0323 01-0324
01-0325 01-0326
01-0327 01-0346
01-0652 02-0471
02-0472 02-0494
02-0495 02-0534
02-0786 02-0830
03-0235 03-0240
03-0261 03-0377
03-0378 03-0379
03-0380 04-0342
04-0343 04-0588
05-0325 05-0326
05-0327 05-0328
pasteurella 05-0576
06-0146 06-0367
07-0446 07-0698
07-0699 08-0161
08-0302 08-0303
09-0214 09-0216
09-0394 09-0449
10-0279 10-0280
10-0281 10-0305
10-0306 10-0544
11-0233 11-0434
11-0435 11-0436
11-0437 11-0688
12-0357 12-0633
+pasteurella haemolyt
ica 08-0303
11-0436
+pasteurella multocid
a 01-0324
01-0325 03-0378
pasteurisieren
06-0754 06-0759
08-0628 09-0731
09-0743 10-0362
+patella 05-0654
pathogenese 01-0274
01-0334 01-0400
01-0424 01-0434
01-0442 01-0443
01-0512 01-0564
01-0589 02-0312
02-0492 02-0600
02-0632 02-0660
02-0741 02-0805
02-0904 03-0207
03-0419 03-0551
03-0579 03-0594
04-0433 04-0501
04-0508 04-0514
04-0517 04-0519
04-0530 04-0553
04-0558 04-0577
04-0644 05-0032
05-0148 05-0272
05-0374 05-0380
05-0386 05-0392
05-0433 06-0202
06-0288 06-0402
06-0434 06-0438
06-0444 06-0452
06-0456 06-0491
06-0522 06-0566
06-0572 06-0702
07-0300 07-0317
07-0333 07-0446
07-0454 07-0466
07-0476 07-0560
07-0567 07-0571
07-0585 07-0664
07-0672 07-0690
07-0696 07-0712
07-0714 08-0139
08-0207 08-0299
08-0301 08-0314
08-0324 08-0325
08-0377 08-0397
08-0402 08-0425
08-0428 08-0454
08-0552 08-0612
08-0657 09-0196
09-0219 09-0366
09-0414 09-0449
09-0452 09-0477
09-0479 09-0491
09-0506 09-0722
pathogenese 10-0090
10-0125 10-0135
10-0305 10-0306
10-0328 10-0348
10-0407 10-0435
10-0513 10-0517
10-0521 10-0560
11-0117 11-0118
11-0119 11-0499
11-0500 11-0510
11-0511 11-0517
11-0538 11-0569
11-0634 11-0690
12-0190 12-0229
12-0285 12-0374
12-0419 12-0422
12-0440 12-0452
12-0465 12-0475
12-0500 12-0509
12-0511 12-0581
12-0620
pathogenitaet
01-0348 01-0383
01-0425 01-0468
01-0636 02-0209
02-0215 02-0466
02-0496 02-0498
02-0501 02-0555
02-0688 02-0812
03-0391 03-0419
03-0463 03-0468
03-0730 04-0199
04-0331 04-0333
04-0360 04-0373
04-0401 05-0171
05-0295 05-0336
05-0391 05-0401
05-0430 06-0148
06-0257 06-0350
06-0501 06-0504
06-0682 07-0184
07-0274 07-0477
07-0519 07-0528
07-0537 07-0587
07-0716 08-0163
08-0288 08-0396
08-0624 09-0193
09-0371 09-0384
09-0398 10-0269
10-0297 10-0310
10-0330 10-0338
10-0339 10-0349
10-0351 10-0377
10-0395 10-0412
10-0415 10-0439
11-0130 11-0170
11-0205 11-0231
11-0418 11-0423
11-0436 11-0458
11-0488 11-0498
11-0521 11-0614
12-0352 12-0354
12-0366 12-0385
12-0390 12-0428
12-0450 12-0495
12-0508
pathologie 01-0012
01-0100 01-0110
01-0111 01-0136
01-0139 01-0140
01-0144 01-0155
01-0327 01-0344
01-0355 01-0371
01-0386 01-0401
01-0411 01-0426

pathologie 01-0445
01-0453 01-0456
01-0465 01-0493
01-0512 01-0566
01-0571 01-0577
01-0580 01-0588
01-0593 01-0596
01-0598 01-0601
01-0603 01-0642
02-0040 02-0040
02-0220 02-0223
02-0246 02-0248
02-0261 02-0262
02-0277 02-0288
02-0290 02-0291
02-0469 02-0507
02-0529 02-0565
02-0580 02-0600
02-0613 02-0636
02-0642 02-0691
02-0696 02-0745
02-0748 02-0752
02-0760 02-0787
02-0792 02-0818
02-0887 03-0016
03-0141 03-0145
03-0146 03-0147
03-0150 03-0152
03-0153 03-0194
03-0197 03-0207
03-0458 03-0498
03-0502 03-0561
03-0567 03-0572
03-0577 03-0580
03-0582 03-0583
03-0586 03-0597
03-0677 03-0698
04-0139 04-0141
04-0142 04-0170
04-0260 04-0343
04-0420 04-0439
04-0520 04-0522
04-0523 04-0553
04-0567 05-0071
05-0155 05-0162
05-0166 05-0172
05-0244 05-0273
05-0279 05-0284
05-0360 05-0364
05-0370 05-0373
05-0387 05-0408
05-0409 05-0416
05-0417 05-0432
05-0479 05-0490
05-0513 05-0516
05-0529 05-0532
05-0535 05-0545
05-0565 05-0624
05-0638 05-0640
06-0142 06-0143
06-0144 06-0146
06-0149 06-0150
06-0151 06-0152
06-0158 06-0159
06-0166 06-0168
06-0170 06-0205
06-0209 06-0351
06-0353 06-0378
06-0385 06-0424
06-0443 06-0462
06-0529 06-0531
06-0547 06-0557
06-0569 06-0575
06-0578 06-0581
06-0587 06-0588
pathologie 06-0590
06-0592 06-0595
06-0597 06-0600
06-0617 06-0669
06-0673 06-0705
06-0717 07-0141
07-0144 07-0145
07-0146 07-0150
07-0151 07-0155
07-0157 07-0170
07-0171 07-0182
07-0186 07-0193
07-0195 07-0202
07-0206 07-0207
07-0208 07-0209
07-0210 07-0211
07-0227 07-0228
07-0229 07-0230
07-0241 07-0243
07-0245 07-0247
07-0250 07-0257
07-0258 07-0259
07-0345 07-0410
07-0466 07-0493
07-0529 07-0570
07-0571 07-0578
07-0594 07-0656
07-0660 07-0665
07-0668 07-0669
07-0670 07-0671
07-0673 07-0674
07-0675 07-0677
07-0690 07-0710
07-0712 07-0714
07-0716 07-0718
07-0727 07-0800
08-0097 08-0099
08-0111 08-0148
08-0318 08-0341
08-0342 08-0345
08-0355 08-0359
08-0376 08-0394
08-0397 08-0405
08-0406 08-0503
08-0508 08-0528
08-0530 08-0539
08-0553 08-0554
08-0557 08-0562
08-0568 08-0571
08-0582 08-0587
09-0137 09-0138
09-0140 09-0152
09-0162 09-0367
09-0381 09-0383
09-0408 09-0427
09-0443 09-0447
09-0451 09-0464
09-0472 09-0481
09-0492 09-0496
09-0498 09-0506
09-0522 09-0537
09-0572 09-0586
09-0597 09-0603
09-0604 09-0606
09-0607 09-0616
09-0620 09-0622
09-0639 09-0696
09-0703 09-0704
09-0715 10-0082
10-0125 10-0126
10-0133 10-0134
10-0140 10-0143
10-0216 10-0221
10-0289 10-0293
10-0312 10-0320
pathologie 10-0353
10-0378 10-0395
10-0404 10-0429
10-0513 10-0523
10-0535 10-0543
10-0560 11-0125
11-0127 11-0128
11-0132 11-0133
11-0134 11-0140
11-0141 11-0142
11-0143 11-0147
11-0148 11-0151
11-0153 11-0154
11-0159 11-0163
11-0170 11-0172
11-0173 11-0180
11-0181 11-0188
11-0189 11-0212
11-0213 11-0214
11-0215 11-0216
11-0222 11-0223
11-0273 11-0437
11-0444 11-0445
11-0450 11-0463
11-0488 11-0489
11-0490 11-0495
11-0523 11-0525
11-0539 11-0540
11-0546 11-0550
11-0563 11-0570
11-0613 11-0614
11-0644 11-0646
11-0652 11-0655
11-0658 11-0659
11-0665 11-0668
11-0692 11-0694
11-0765 12-0128
12-0131 12-0134
12-0137 12-0145
12-0149 12-0150
12-0151 12-0152
12-0153 12-0154
12-0155 12-0171
12-0172 12-0173
12-0201 12-0339
12-0350 12-0356
12-0388 12-0407
12-0418 12-0421
12-0442 12-0469
12-0470 12-0481
12-0508 12-0528
12-0555 12-0558
12-0573 12-0574
12-0579 12-0587
12-0594 12-0698
12-0707
+pathophysiologie
04-0514
patulin 06-0117
+pavian 11-0008
+pcb 03-0166
+pediculi 04-0581
pellet 02-0202
04-0521
pelztier 07-0434
07-0645 09-0532
10-0493 11-0572
pemphigus 04-0528
04-0529 11-0644
+penetrieren 09-0359
+penetrocephalus ga
napatii 07-0185
penicillin 02-0860
02-0888 03-0639
06-0640 07-0749
penicillin 09-0272
11-0105 11-0232
12-0650 12-0666
penicillium 06-0117
06-0633 07-0574
10-0280 11-0236
12-0666
penis 01-0701
02-0649 03-0014
05-0283 05-0284
05-0285 05-0646
08-0007 09-0281
10-0611 11-0398
12-0696
+pentastomiasis
09-0511
+pentastomida
12-0165
+pentobarbital
12-0665
pepsin 02-0690
06-0077
+pepsinogen 10-0510
peptid 01-0044
01-0052 02-0099
02-0120 02-0135
02-0159 02-0163
02-0181 02-0184
02-0473 03-0012
04-0067 05-0016
05-0116 06-0073
06-0221 07-0029
07-0328 07-0741
08-0030 08-0063
08-0065 08-0361
10-0050 11-0054
11-0059 11-0076
12-0066 12-0071
12-0217 12-0581
peptidase 02-0104
02-0659 10-0058
+perca 08-0116
+perca flavescens
07-0186
+perca fluviatilis
01-0120 09-0137
09-0144 12-0159

+perfusion 01-0072
06-0194
perfusionskultur
02-0096 02-0106
06-0119
perikard 02-0506
03-0075 07-0639
+perinatal 04-0546
+periorbita 01-0698
+periost 06-0571
peristaltik 04-0102
05-0095 08-0057
11-0064
+peritonealexsudat
02-0094
+peritoneum 04-0220
peritonitis 01-0456
02-0542 04-0179
04-0336 06-0693
10-0493 12-0578
+perizin 06-0179
11-0209
+perizyt 06-0023
perlhuhn 02-0566
07-0660 08-0006
permeabilitaet
01-0575 02-0118
permeabilitaet
02-0133 03-0066
04-0004 06-0363
10-0047 12-0080
12-0091
peroxydase 02-0029
02-0659 04-0029
05-0016 05-0024
05-0101 05-0553
06-0251 07-0514
08-0183 09-0038
12-0402
+peroxydasetest
01-0446
persistenz 04-0373
04-0450 05-0341
07-0531 09-0467
+personalcomputer
07-0390
perspektivplanung
02-0257 03-0192
09-0721
+pest 07-0569
pestizid 02-0386
04-0606
pferd 01-0027
01-0134 01-0135
01-0149 01-0172
01-0198 01-0207
01-0308 01-0309
01-0310 01-0336
01-0340 01-0353
01-0354 01-0363
01-0410 01-0454
01-0458 01-0512
01-0543 01-0547
01-0564 01-0582
01-0585 01-0591
01-0640 01-0660
01-0683 01-0695
01-0698 01-0699
01-0701 01-0703
01-0705 01-0706
01-0708 01-0709
01-0713 01-0714
01-0715 01-0716
01-0717 02-0002
02-0022 02-0041
02-0057 02-0194
02-0263 02-0271
02-0272 02-0273
02-0288 02-0297
02-0445 02-0478
02-0525 02-0526
02-0564 02-0565
02-0576 02-0631
02-0637 02-0640
02-0685 02-0689
02-0693 02-0709
02-0715 02-0744
02-0745 02-0746
02-0823 02-0834
02-0835 02-0836
02-0862 02-0869
02-0877 02-0882
02-0883 02-0886
02-0887 02-0920
03-0048 03-0187
03-0198 03-0265
03-0282 03-0343
03-0344 03-0346
03-0408 03-0471
03-0536 03-0562
03-0563 03-0564
03-0565 03-0567

pferd 03-0584
03-0648 03-0649
03-0697 03-0704
03-0705 03-0708
03-0709 04-0022
04-0078 04-0097
04-0167 04-0173
04-0188 04-0243
04-0276 04-0300
04-0311 04-0324
04-0336 04-0382
04-0457 04-0467
04-0497 04-0517
04-0518 04-0519
04-0524 04-0611
04-0622 04-0623
04-0624 04-0630
04-0631 04-0632
04-0633 05-0002
05-0032 05-0033
05-0151 05-0242
05-0344 05-0356
05-0392 05-0410
05-0457 05-0494
05-0514 05-0515
05-0516 05-0517
05-0518 05-0546
05-0574 05-0585
05-0586 05-0626
05-0627 05-0628
05-0637 05-0651
05-0652 05-0653
05-0654 05-0655
05-0656 05-0657
05-0666 06-0024
06-0188 06-0189
06-0236 06-0260
06-0351 06-0357
06-0369 06-0455
06-0493 06-0494
06-0506 06-0511
06-0518 06-0535
06-0548 06-0567
06-0568 06-0569
06-0592 06-0636
06-0666 06-0684
06-0702 06-0703
06-0704 07-0049
07-0077 07-0233
07-0241 07-0242
07-0243 07-0299
07-0360 07-0362
07-0472 07-0506
07-0511 07-0526
07-0617 07-0618
07-0629 07-0643
07-0644 07-0657
07-0665 07-0666
07-0682 07-0789
07-0795 07-0800
07-0801 08-0025
08-0045 08-0046
08-0089 08-0138
08-0139 08-0143
08-0153 08-0185
08-0253 08-0255
08-0275 08-0309
08-0315 08-0337
08-0350 08-0369
08-0398 08-0411
08-0412 08-0464
08-0479 08-0486
08-0488 08-0511
08-0512 08-0513
08-0514 08-0515
pferd 08-0516
08-0517 08-0518
08-0519 08-0520
08-0521 08-0522
08-0523 08-0546
08-0547 08-0607
08-0615 08-0616
08-0631 08-0639
08-0641 08-0642
08-0643 08-0648
08-0649 08-0650
08-0653 08-0654
08-0655 08-0656
08-0657 08-0658
08-0663 08-0665
08-0666 08-0667
08-0668 08-0669
08-0670 08-0671
08-0675 08-0676
08-0677 08-0678
08-0679 08-0680
08-0681 09-0005
09-0019 09-0039
09-0068 09-0154
09-0168 09-0240
09-0272 09-0329
09-0409 09-0418
09-0419 09-0465
09-0571 09-0575
09-0593 09-0600
09-0604 09-0609
09-0685 09-0686
09-0688 09-0692
09-0697 09-0698
09-0699 09-0707
09-0708 09-0709
09-0710 09-0711
09-0712 10-0023
10-0082 10-0114
10-0124 10-0132
10-0133 10-0135
10-0136 10-0160
10-0204 10-0258
10-0264 10-0315
10-0316 10-0320
10-0343 10-0354
10-0359 10-0374
10-0376 10-0401
10-0406 10-0407
10-0408 10-0409
10-0431 10-0491
10-0492 10-0494
10-0495 10-0503
10-0504 10-0506
10-0507 10-0508
10-0510 10-0511
10-0520 10-0570
10-0577 10-0594
10-0595 10-0602
10-0603 10-0607
10-0611 10-0615
10-0616 10-0617
10-0618 11-0004
11-0022 11-0023
11-0197 11-0213
11-0220 11-0221
11-0269 11-0274
11-0316 11-0328
11-0361 11-0383
11-0388 11-0467
11-0475 11-0476
11-0496 11-0543
11-0559 11-0574
11-0595 11-0616
11-0621 11-0624
pferd 11-0625
11-0643 11-0644
11-0645 11-0702
11-0703 11-0704
11-0706 11-0748
11-0749 11-0759
11-0760 11-0761
11-0762 11-0767
11-0768 12-0007
12-0195 12-0196
12-0197 12-0322
12-0328 12-0427
12-0512 12-0518
12-0545 12-0562
12-0564 12-0591
12-0608 12-0643
12-0645 12-0646
12-0647 12-0648
12-0670 12-0684
12-0685 12-0689
12-0690 12-0695
12-0704 12-0705
10-0509
11-0705
+pferdefleisch
03-0712
pferdestall 09-0382
pflanze 01-0596
02-0772 04-0542
08-0013 08-0551
08-0552 08-0556
08-0559 09-0616
10-0525 11-0207
12-0334
pflanzenschutzmittel
01-0597 01-0684
02-0783 03-0719
03-0734 04-0656
05-0551 08-0563
10-0530 11-0207
12-0174 12-0175
12-0235
ph-wert 01-0508
01-0723 02-0063
02-0232 02-0233
03-0266 03-0741
03-0746 04-0106
04-0456 04-0651
05-0241 06-0032
06-0170 06-0463
06-0746 07-0122
07-0148 07-0201
09-0055 09-0201
10-0019 10-0296
11-0181 11-0188
11-0191 11-0192
12-0126 12-0552
phaenotyp 01-0318
08-0009 11-0141
12-0480
+phage 02-0483
11-0229 11-0230
+phagicola longa
06-0550
+phagozyt 02-0215
02-0667 05-0202
05-0246
phagozytose 01-0628
02-0325 03-0135
03-0220 03-0222
03-0417 04-0152
04-0207 04-0220
04-0249 04-0313
05-0196 05-0200
05-0201 05-0203
phagozytose 05-0204
05-0205 05-0208
05-0323 05-0329
06-0023 06-0233
06-0248 06-0259
07-0018 07-0269
07-0271 07-0302
07-0322 07-0324
07-0769 08-0182
08-0184 08-0210
08-0605 09-0010
09-0199 09-0203
09-0214 09-0654
09-0670 10-0076
10-0164 10-0166
10-0187 10-0546
11-0183 11-0248
11-0249 11-0266
11-0267 11-0460
12-0074 12-0254
12-0257
phalaris 10-0525
+pharmakokinetik
02-0841 03-0657
04-0602
pharmakologie
01-0679 01-0680
02-0539 02-0828
02-0834 02-0864
03-0639 04-0568
04-0570 05-0592
05-0614 05-0616
05-0622 06-0628
06-0643 06-0644
08-0346 08-0612
08-0613 09-0663
11-0696 11-0719
11-0720 11-0721
11-0733 12-0404
12-0627
+pharyngostomum
08-0430
phasianinae 01-0645
+phenasal 08-0098
+phenobarbital
02-0857
phenol 02-0238
12-0473
phenylalanin 06-0444
08-0044 09-0056
+phenylbutazon
02-0834 11-0706
pheromon 01-0029
12-0211
+philometra ovata
08-0112
+philophthalmus
01-0495
+phocascaris sp.
07-0181
phonaptera 06-0556
phosphat 01-0072
phosphatase 01-0010
02-0138 03-0024
03-0599 05-0029
05-0052 06-0590
07-0052 07-0652
10-0039 10-0073
11-0025 12-0074
12-0114 12-0273
12-0580 12-0602
phosphatid 02-0160
03-0091 03-0092
04-0045 07-0765
phosphatid 11-0740
12-0401 12-0698
+phospholipase
12-0524
phosphor 01-0030
01-0558 01-0562
01-0563 01-0589
04-0499 05-0036
05-0045 08-0019
08-0494 08-0521
08-0522 10-0507
11-0670 12-0076
+phosphorylase
10-0051
+phosphorylierung
01-0039
photometrie 05-0033
06-0630
+photonenabsorptiom
etrie 08-0515
photoperiodismus
09-0096
+photosensibilisierung
06-0572
+phototaxis 01-0495
+phoxinus phoxinus
12-0159
phylogenie 05-0003
06-0003
+phys reaktionen
02-0233
physikal eigenschaft
02-0481 09-0466
11-0502 12-0620
12-0638
physiol 02-0130
02-0654
physiol status
01-0200 01-0667
01-0673 02-0155
02-0748 03-0073
03-0516 03-0545
04-0248 04-0545
05-0126 05-0190
05-0516 06-0148
07-0064 07-0424
08-0027 08-0029
09-0338 11-0015
+physiol totraum
02-0108
physiologie 01-0016
01-0020 01-0049
01-0224 01-0285
01-0434 02-0007
02-0066 02-0080
02-0190 02-0260
03-0070 04-0025
04-0305 04-0509
04-0579 05-0091
05-0098 05-0578
05-0686 06-0066
06-0076 06-0100
06-0123 06-0271
07-0039 07-0045
07-0058 07-0345
07-0757 07-0760
08-0001 08-0041
08-0086 09-0037
09-0085 09-0259
09-0261 10-0213
10-0537 10-0589
11-0020 11-0022
11-0063 11-0086
11-0091 11-0103
11-0262 11-0301

physiologie 11-0406
12-0022 12-0065
12-0066 12-0075
12-0076 12-0080
12-0285 12-0654
+phytoplankton
06-0168
+piazetoxiscirpanol
03-0500
picobia 03-0539
picornavirus 02-0545
04-0109
pigment 02-0085
11-0402 12-0094
12-0509
+pilus 01-0388
04-0194 04-0331
05-0335 11-0477
12-0348
+piment 05-0226
+pimephales promela
s 07-0170
+pinesol 09-0622
pinnipedia 01-0644
07-0732
+piperazin 12-0670
+piroplasmose
09-0509
+piscicola salmositica
02-0224
+piszizid 06-0145
planung 04-0444
+plaquebildungszelle
02-0216
+plaquegroesse
09-0136
plasma 02-0078
10-0115 10-0234
11-0034 12-0706
+plasma-cortisol-wert
02-0246
+plasmaspiegel
02-0120
plasmid 01-0335
02-0142 03-0104
03-0105 03-0106
03-0107 03-0210
03-0256 03-0369
03-0478 03-0730
04-0335 05-0176
05-0181 05-0318
05-0319 05-0335
06-0106 06-0213
06-0214 06-0736
07-0436 07-0437
07-0439 08-0163
08-0290 08-0291
09-0191 10-0345
10-0371 11-0229
11-0423 11-0433
11-0440 12-0219
12-0358 12-0378
+plasminogenaktivator
12-0218
plasmodium 05-0423
05-0483 07-0585
07-0586 08-0413
10-0150
+plathelminthes
03-0155 04-0453
+platichthys flesus
11-0153 11-0184
+platte 05-0663
plazenta 01-0224
02-0044 02-0157

plazenta 03-0032
03-0039 03-0281
03-0498 04-0240
04-0249 05-0126
05-0264 05-0269
05-0590 06-0125
06-0221 06-0319
07-0024 07-0296
07-0352 07-0465
07-0466 08-0031
09-0221 09-0274
09-0276 10-0171
11-0258 12-0017
12-0244
+plazentom 05-0269
+plecoglossus altiveli
s 06-0148
09-0131 11-0167
12-0142
+pleura 07-0677
+pleuritis 01-0363
08-0542 08-0658
10-0491
+pleuronectes platess
a 02-0207
07-0167 07-0207
11-0153 11-0189
+pleuropneumonie
03-0421
+plexus brachialis
05-0661
pms 01-0082
01-0261 02-0201
02-0403 02-0404
02-0405 03-0305
04-0245 04-0268
04-0281 04-0282
04-0284 04-0287
06-0305 07-0128
07-0132 07-0135
07-0374 08-0236
08-0240 08-0258
09-0122 09-0290
09-0295 11-0335
11-0363 11-0365
+pneumococcus
08-0308
+pneumocystis
07-0276
pneumonie 01-0327
01-0353 01-0384
01-0385 01-0446
01-0606 01-0611
01-0612 01-0649
01-0654 02-0264
02-0310 02-0454
02-0471 02-0515
02-0517 02-0518
02-0614 02-0635
02-0787 03-0405
03-0421 03-0433
03-0612 03-0653
04-0342 04-0370
05-0312 05-0556
05-0559 05-0561
06-0390 07-0276
07-0446 07-0480
07-0484 07-0518
07-0554 07-0696
08-0133 08-0150
08-0282 08-0302
08-0304 08-0312
08-0334 08-0335
08-0349 08-0364
08-0570 08-0571

pneumonie 08-0572
08-0637 08-0658
09-0196 09-0404
09-0423 09-0424
09-0453 09-0598
10-0121 10-0160
10-0257 10-0259
10-0292 10-0315
10-0353 10-0513
10-0514 10-0539
10-0547 10-0548
11-0412 11-0414
11-0445 11-0473
11-0496 11-0613
11-0663 11-0687
11-0690 11-0699
11-0712 12-0337
12-0339 12-0357
12-0389 12-0390
12-0425 12-0471
12-0564
pockenvirus 02-0587
03-0486 07-0566
09-0498 10-0416
+pododermatitis
11-0770
+podotrochlose
01-0708 02-0298
05-0653 11-0761
+poecilia reticulata
02-0210 04-0157
07-0179
poekelmittel 07-0835
poekeln 04-0652
+polarkoerperchen
09-0255
polarographie
06-0248
+poliomalazie
09-0606
poliovirus 08-0375
09-0430
+pollachius virens
02-0244
pollen 03-0102
03-0171 11-0204
polyacrylamid-gelele
ktrophorese
01-0077 01-0388
01-0399 01-0485
02-0144 03-0466
03-0469 05-0384
07-0118 07-0471
12-0210 12-0348
12-0612
+polymerase 07-0325
+polymere 12-0263
polymorphismus
05-0450 07-0040
12-0213 12-0230
12-0273
+polymyositis
09-0217
+polyovulation
03-0305
+polypeptid 02-0519
05-0394
+polypnoe 03-0588
polysaccharid
01-0649 02-0335
03-0026 03-0216
03-0615 04-0378
06-0354 06-0356
08-0158 09-0195
10-0615 11-0148

polysaccharid
11-0435
+polystyren-platte
05-0235
polystyrol 05-0177
+pomphorynchus lae
vis 12-0162
pony 01-0475
01-0585 02-0462
02-0648 02-0850
06-0031 06-0032
08-0268 08-0337
09-0053 09-0603
11-0293 12-0406
12-0563
population (tier)
02-0707 04-0168
05-0290 06-0027
06-0723 07-0582
09-0381 10-0394
10-0636
populationsdichte
04-0484 06-0539
07-0216 10-0487
populationsdynamik
03-0540
+populationsstatistik
04-0190
porcine parvovirus
02-0610 03-0476
06-0484 08-0384
08-0385 09-0473
09-0474 10-0396
10-0397 10-0398
10-0399
+post partum
04-0564 07-0364
+postmortal 04-0648
07-0521
+potential 03-0038
potentiometrie
06-0084
+potomac-pferdefiebe
r 04-0382
11-0475 11-0476
+powassanvirus
01-0454
+ppd-tuberkulin
01-0370
praedisposition
02-0454
+praenatal 04-0549
praeparat 01-0075
01-0262 01-0317
01-0538 01-0572
01-0637 01-0662
01-0664 01-0675
01-0679 02-0130
02-0367 02-0402
02-0467 02-0651
02-0687 02-0703
02-0709 02-0727
02-0748 02-0790
02-0809 02-0842
03-0009 03-0035
03-0173 03-0174
03-0246 03-0264
03-0298 03-0364
03-0412 03-0523
03-0548 03-0662
03-0664 03-0671
03-0681 03-0690
03-0738 04-0223
04-0284 04-0285
04-0400 04-0477

praeparat 04-0580
04-0586 04-0595
04-0657 05-0034
05-0044 05-0064
05-0071 05-0089
05-0428 05-0480
05-0566 05-0600
05-0615 05-0620
05-0624 05-0625
06-0047 06-0074
06-0096 06-0203
06-0327 06-0372
06-0381 06-0514
06-0552 06-0581
06-0636 06-0645
06-0646 06-0647
06-0649 06-0653
06-0666 07-0396
07-0621 07-0624
07-0626 07-0638
07-0669 07-0670
08-0041 08-0467
08-0472 08-0477
08-0516 08-0519
08-0603 08-0625
09-0297 09-0508
09-0613 09-0618
09-0622 09-0659
09-0666 09-0670
10-0003 10-0144
10-0240 10-0251
10-0403 10-0423
10-0457 10-0471
10-0472 10-0473
10-0586 11-0046
11-0198 11-0206
11-0208 11-0210
11-0235 11-0444
11-0570 11-0581
11-0621 11-0644
11-0682 11-0702
11-0710 11-0727
11-0740 12-0052
12-0060 12-0295
12-0478 12-0491
12-0512 12-0514
12-0515 12-0526
12-0536 12-0537
12-0554 12-0615
12-0653 12-0657
12-0661

10-0474
praeparieren 01-0007
04-0016 04-0017
05-0011 06-0018
07-0005 09-0162
09-0187 10-0005
12-0004
praezipitation
01-0182 01-0490
06-0258 07-0294
07-0520 07-0588
07-0783 07-0811
praktiker 02-0257
04-0493
+praziquantel
10-0450 10-0587
10-0589
+praziquantel-bad
07-0197
+prednisolon 04-0203
preis 08-0265
+pressluft 01-0210
+prid-spirale 04-0247

primates 03-0053
05-0154 05-0426
05-0475 07-0339
07-0450 07-0730
07-0731 10-0042
10-0328 11-0553
12-0025 12-0220
+primidon 12-0663
probenahme 01-0314
01-0724 03-0103
05-0013 05-0675
07-0667 08-0186
11-0316
probenvorbereitung
07-0826
+probiotikum 03-0664
07-0745 08-0606
12-0340
+procambarus clarki
12-0155
produkt 09-0385
11-0207
produktion 02-0181
02-0303 02-0318
02-0319 02-0358
02-0414 02-0624
02-0648 03-0473
03-0507 03-0682
04-0202 04-0283
04-0295 04-0416
05-0379 06-0115
06-0224 06-0256
06-0318 06-0680
06-0682 06-0740
07-0270 07-0273
07-0426 07-0782
07-0798 07-0847
08-0244 08-0601
08-0636 09-0365
09-0436 09-0445
09-0501 09-0545
09-0747 10-0042
10-0183 10-0255
10-0410 10-0640
11-0235 11-0442
11-0458 11-0532
11-0671 11-0743
11-0744 12-0218
12-0219 12-0361
12-0632 12-0682
produktionsergebnis
03-0646
produktionsgebaeude
06-0336
produktionskontrolle
(vet med) 04-0667
05-0256 08-0188
08-0586 09-0361
10-0212 12-0277
produktionsorganisati
on 05-0253
08-0213
produktionssteigerun
g 07-0835
10-0242
produktionsverf
01-0441 03-0641
+progestagen
09-0100
progesteron 01-0070
01-0083 01-0222
01-0227 01-0228
01-0229 01-0242
01-0243 01-0244
01-0251 01-0267
progesteron 01-0269
02-0055 02-0056
02-0406 02-0410
02-0412 02-0425
03-0077 03-0111
03-0294 03-0295
03-0296 03-0312
03-0344 03-0345
03-0346 03-0347
03-0348 04-0113
04-0239 04-0247
04-0271 04-0272
05-0259 05-0286
05-0287 05-0288
05-0579 05-0589
05-0595 06-0035
06-0057 06-0123
06-0128 06-0273
06-0274 06-0287
06-0294 06-0311
06-0316 06-0323
06-0324 07-0076
07-0110 07-0112
07-0115 07-0138
07-0283 07-0373
07-0374 07-0395
07-0773 08-0079
08-0080 08-0165
08-0238 08-0247
08-0261 08-0625
09-0042 09-0069
09-0072 09-0087
09-0088 09-0089
09-0098 09-0102
09-0250 09-0254
09-0264 09-0270
09-0283 09-0286
09-0288 09-0322
10-0035 10-0191
10-0215 10-0229
10-0232 10-0234
10-0583 11-0034
11-0042 11-0097
11-0100 11-0256
11-0286 11-0287
11-0303 11-0330
11-0335 11-0344
11-0345 11-0354
11-0366 11-0367
11-0372 11-0374
11-0379 11-0390
11-0658 11-0710
12-0098 12-0100
12-0291 12-0308
12-0667
+progesterontest
03-0277 03-0344
03-0346
prognose 01-0353
02-0323 04-0500
04-0561 05-0150
05-0660 06-0174
06-0461 06-0694
06-0704 07-0278
07-0577 07-0580
07-0787 08-0059
08-0147 08-0149
08-0523 08-0538
08-0655 08-0660
08-0667 08-0671
10-0265 10-0456
11-0362 12-0278
12-0695 12-0713
programmierung
02-0352 07-0124
+prokapsid 11-0504
+prokaryont 02-0177
prolaktin 02-0379
04-0057 04-0114
04-0131 04-0187
05-0117 05-0285
05-0608 06-0128
07-0003 07-0074
07-0076 08-0019
08-0036 08-0065
08-0625 09-0023
09-0044 09-0073
09-0077 09-0275
11-0065 11-0073
11-0074 11-0293
12-0030 12-0102
12-0103
+prolaps 04-0271
+prolaps uteri
07-0364
+proliferative nierene
rkrankung 12-0149
12-0150
+proligeston 04-0270
prolin 11-0230
+propanol 07-0091
prophylaxe 01-0131
01-0203 01-0205
01-0211 01-0218
01-0234 01-0239
01-0279 01-0292
01-0301 01-0302
01-0305 01-0311
01-0317 01-0327
01-0346 01-0356
01-0357 01-0380
01-0385 01-0413
01-0427 01-0448
01-0449 01-0451
01-0458 01-0463
01-0467 01-0470
01-0504 01-0518
01-0521 01-0522
01-0532 01-0538
01-0549 01-0554
01-0590 01-0591
01-0605 01-0608
01-0609 01-0615
01-0616 01-0625
01-0633 01-0654
01-0655 01-0660
01-0678 01-0695
01-0704 02-0354
02-0367 02-0369
02-0429 02-0433
02-0434 02-0447
02-0465 02-0467
02-0489 02-0574
02-0653 02-0656
02-0658 02-0727
02-0753 02-0790
02-0798 02-0812
02-0829 02-0844
02-0845 02-0870
03-0180 03-0195
03-0359 03-0360
03-0362 03-0381
03-0385 03-0394
03-0400 03-0420
03-0424 03-0431
03-0540 03-0548
03-0551 03-0591
03-0592 03-0610
03-0642 03-0704
03-0745 04-0140
prophylaxe 04-0159
04-0165 04-0166
04-0168 04-0205
04-0229 04-0302
04-0339 04-0350
04-0394 04-0436
04-0438 04-0498
04-0505 04-0550
04-0567 04-0574
04-0576 04-0586
04-0593 05-0249
05-0271 05-0298
05-0314 05-0356
05-0374 05-0400
05-0425 05-0496
05-0497 05-0499
05-0555 05-0567
05-0592 05-0598
06-0143 06-0144
06-0265 06-0328
06-0398 06-0414
06-0431 06-0447
06-0461 06-0491
06-0524 06-0533
06-0560 06-0572
06-0574 06-0602
06-0624 07-0151
07-0219 07-0290
07-0318 07-0350
07-0425 07-0440
07-0496 07-0511
07-0527 07-0534
07-0565 07-0623
07-0653 07-0700
07-0701 07-0704
07-0723 07-0747
07-0764 07-0782
08-0108 08-0170
08-0211 08-0284
08-0314 08-0413
08-0419 08-0441
08-0482 08-0499
08-0566 08-0628
08-0689 09-0133
09-0234 09-0262
09-0379 09-0380
09-0413 09-0502
09-0509 09-0532
09-0634 09-0644
09-0657 09-0661
09-0711 09-0712
10-0216 10-0219
10-0235 10-0238
10-0239 10-0287
10-0294 10-0308
10-0354 10-0355
10-0369 10-0373
10-0390 10-0442
10-0544 10-0552
10-0571 10-0622
11-0117 11-0128
11-0292 11-0396
11-0399 11-0525
11-0539 11-0578
11-0581 11-0616
11-0638 11-0746
11-0757 12-0135
12-0167 12-0325
12-0407 12-0418
12-0438 12-0454
12-0461 12-0516
12-0558 12-0591
12-0616 12-0642
12-0660
propionsaeure
03-0495 04-0502
propolis 01-0321
prostaglandin
01-0050 01-0190
01-0249 01-0261
01-0263 02-0065
02-0100 02-0162
02-0346 02-0360
02-0422 02-0849
03-0068 03-0126
03-0215 03-0280
03-0294 03-0303
04-0087 04-0105
04-0186 04-0252
04-0256 04-0267
04-0268 04-0273
04-0278 04-0280
04-0282 04-0283
04-0288 04-0290
04-0295 04-0597
05-0266 05-0600
05-0603 05-0608
06-0057 06-0124
06-0274 06-0295
06-0309 06-0310
06-0311 06-0312
06-0319 06-0321
07-0380 07-0393
07-0402 07-0405
07-0742 08-0010
08-0043 08-0060
08-0196 08-0204
08-0209 08-0214
08-0238 08-0510
08-0611 09-0051
09-0078 09-0095
09-0305 09-0306
10-0007 10-0082
10-0184 10-0234
10-0237 10-0590
11-0041 11-0056
11-0295 11-0298
11-0341 11-0343
11-0364 11-0366
11-0729 12-0279
12-0294 12-0296
12-0297
+prostata 02-0383
05-0008 10-0045
10-0179
+prostatropin
10-0045
+prostazyklin 12-0033
protease 02-0209
04-0331 06-0133
12-0381
proteid 10-0155
protein 01-0051
01-0065 01-0068
01-0075 01-0077
01-0172 01-0296
01-0326 01-0415
01-0573 02-0025
02-0034 02-0047
02-0067 02-0084
02-0103 02-0149
02-0154 02-0166
02-0280 02-0287
02-0328 02-0333
02-0365 02-0448
02-0524 02-0545
02-0568 02-0572
02-0678 03-0047
03-0216 03-0228

protein 03-0233
03-0245 03-0257
03-0428 03-0461
03-0526 03-0574
03-0678 03-0682
03-0686 04-0017
04-0026 04-0088
04-0204 04-0422
04-0428 04-0481
05-0016 05-0020
05-0063 05-0066
05-0108 05-0119
05-0120 05-0121
05-0132 05-0136
05-0181 05-0195
05-0329 05-0331
05-0570 06-0028
06-0043 06-0071
06-0124 06-0127
06-0129 06-0131
06-0215 06-0227
06-0229 06-0249
06-0290 06-0635
06-0756 07-0040
07-0063 07-0064
07-0075 07-0256
07-0264 07-0268
07-0284 07-0306
07-0316 07-0353
07-0447 07-0652
07-0811 07-0848
08-0044 08-0065
08-0068 08-0070
08-0124 08-0152
08-0187 08-0494
08-0507 08-0576
09-0052 09-0104
09-0118 09-0334
09-0527 10-0019
10-0032 10-0048
10-0073 10-0098
10-0162 10-0176
10-0192 10-0281
10-0284 10-0314
10-0331 10-0455
10-0501 10-0502
10-0639 11-0070
11-0071 11-0081
11-0259 11-0261
11-0276 11-0426
11-0484 11-0501
11-0516 11-0597
11-0632 11-0724
11-0744 12-0005
12-0068 12-0072
12-0097 12-0108
12-0130 12-0233
12-0242 12-0267
12-0408 12-0458
12-0541
proteinase 01-0051
01-0485 02-0103
02-0166 06-0750
06-0753 09-0039
09-0163 11-0274
12-0037 12-0362
proteingehalt
02-0788
proteinqualitaet
12-0281
proteinstoffwechsel
01-0121 02-0072
02-0076 02-0366
03-0059 05-0265
06-0004
+proteinstruktur
09-0104
proteinsynthese
01-0033 01-0045
01-0070 02-0177
02-0184 03-0023
05-0141 06-0246
06-0270 06-0632
07-0097 09-0051
10-0163 11-0061
11-0070 11-0686
12-0088 12-0095
+proteinurie 10-0372
proteinverwertung
12-0046
+protektiv 12-0630
+proteocephalus
07-0192
+proteocephalus exiguus 07-0184
+proteocephalus macrocephalus 02-0227
+proteoglykan
03-0026 12-0001
proteolyse 02-0072
02-0076 02-0309
03-0257 09-0163
10-0121
proteus 02-0856
04-0308 08-0688
08-0689 09-0191
10-0346
+prothese 01-0699
05-0639 08-0667
+protostrongylidae
08-0452
+protostrongylus commutatus 09-0556
protostronsylus
01-0527
+prototheka 02-0259
02-0268
protozoa 01-0476
01-0477 01-0484
01-0486 02-0219
02-0220 02-0221
02-0223 03-0164
04-0451 06-0158
06-0519 07-0026
07-0167 07-0168
07-0169 07-0170
07-0171 07-0216
07-0600 08-0107
08-0108 08-0109
08-0412 09-0140
09-0528 09-0664
10-0440 11-0172
11-0579 12-0129
12-0152 12-0153
12-0154 12-0155
12-0484 12-0494
pruefbericht 07-0411
pruefung 01-0691
pruefverf 01-0082
01-0289 01-0673
01-0678 01-0680
02-0228 02-0733
02-0748 02-0857
02-0910 03-0029
03-0459 03-0616
03-0670 04-0099
04-0601 04-0606
04-0625 05-0076
05-0613 05-0615
05-0681 06-0122
pruefverf 06-0212
06-0214 06-0342
06-0500 06-0501
06-0514 06-0629
06-0656 06-0657
06-0658 06-0735
06-0754 07-0066
07-0328 07-0422
07-0624 07-0767
07-0770 07-0811
08-0194 08-0459
08-0498 08-0593
08-0597 08-0599
08-0622 08-0626
09-0182 09-0189
09-0215 09-0369
09-0544 09-0560
09-0660 10-0161
10-0250 10-0272
10-0285 10-0297
10-0397 10-0409
10-0418 10-0423
10-0570 10-0593
10-0631 10-0638
11-0116 11-0337
11-0419 11-0582
12-0512 12-0669
+pruritus 04-0532
pse-fleisch 03-0745
03-0746
+psetta maxima
12-0152
+pseudoeucanthus spinosus 04-0143
+pseudohermaphroditismus 08-0141
pseudomonas
03-0423 05-0602
06-0143 06-0212
06-0654 06-0719
07-0144 07-0150
08-0305 09-0132
09-0360 10-0148
11-0439 11-0440
12-0359 12-0616
pseudomonas aeruginosa 02-0187
03-0381 05-0329
05-0330 06-0368
07-0447 07-0448
07-0449 08-0306
09-0372 10-0282
10-0631 11-0438
11-0441 12-0331
12-0358
pseudomonas fluorescens 07-0148
+pseudomonas pseudomallei 08-0305
12-0359
+pseudomonose
01-0305 12-0616
+pseudopest 12-0443
+pseudopleuronectes americanus
02-0223 07-0164
+pseudoterranova decipiens 07-0181
+psittacidae 06-0654
+psittaciden 08-0399
+psittaciformes
10-0261 11-0540
+psittazid 05-0642
+psoralea 12-0597
psoroptes 01-0538
psoroptes 04-0581
07-0634 09-0674
psoroptidae 08-0466
+psoroptose 03-0537
psychologie 01-0127
pteridium 11-0661
pubertaet 01-0086
03-0134 07-0112
07-0119 07-0133
08-0227 09-0107
09-0290
+pudu 03-0627
+puerperalstoerung
09-0277
puerperium 01-0224
01-0553 02-0370
02-0375 02-0409
04-0262 04-0551
04-0637 05-0270
05-0495 06-0282
06-0649 07-0008
07-0358 07-0368
07-0452 08-0210
08-0211 08-0213
08-0219 09-0084
09-0276 09-0305
09-0307 09-0624
10-0216 10-0217
10-0434 11-0312
11-0313 11-0319
11-0709 12-0285
+puntius binotatus
04-0145
+puntius sarana
02-0219
purin 10-0447
12-0344
+purkinje-fasern
04-0068 06-0085
06-0086 09-0055
11-0046 11-0047
pute 01-0313
01-0430 02-0192
02-0203 02-0302
02-0496 02-0537
02-0917 03-0490
04-0422 05-0357
06-0137 06-0528
06-0597 06-0673
07-0714 08-0022
08-0388 08-0508
09-0123 09-0406
09-0594 10-0086
10-0242 10-0246
10-0413 10-0417
10-0641 11-0441
11-0668 11-0691
11-0720 12-0077
12-0116 12-0117
12-0118 12-0327
12-0391 12-0428
12-0432 12-0433
12-0493
putenherpesvirus
04-0419 04-0422
10-0413 11-0549
11-0550
+pv-virus 01-0405
04-0573 12-0461
+pyoderma 07-0759
+pyodermie 04-0346
+pyometra 04-0272
04-0273 05-0278
05-0279 05-0280
+pyometra 07-0365
09-0358 10-0434
+pyrethrinoid
05-0621
+pyrogen 11-0239
+pyruvat 04-0668
04-0669 09-0108
qualitaet 02-0192
02-0200 02-0339
02-0359 02-0443
02-0884 02-0918
02-0919 03-0129
03-0741 03-0747
04-0124 04-0295
04-0661 04-0664
05-0399 06-0112
06-0130 06-0132
06-0135 06-0683
06-0725 06-0743
06-0746 06-0761
07-0108 07-0121
07-0122 07-0410
07-0423 07-0596
07-0708 07-0811
07-0812 07-0844
07-0845 07-0846
08-0083 08-0222
08-0224 08-0331
08-0403 08-0515
09-0111 09-0112
09-0113 09-0119
09-0123 09-0277
09-0292 09-0296
09-0726 09-0727
09-0742 10-0111
10-0236 10-0249
10-0255 10-0637
11-0111 11-0114
12-0115 12-0590
quantitaet 08-0167
quarantaene 02-0434
11-0133
quecksilber 01-0602
02-0784 03-0677
03-0679 03-0680
07-0203 07-0840
09-0329 11-0189
11-0238 12-0178
12-0603
quelle 10-0248
+r-plasmid 10-0271
+rachitis 02-0538
03-0613 07-0841
radioaktives isotop
04-0207
radioaktivitaet
01-0602 12-0630
radiographie 01-0223
06-0102 07-0787
07-0806 08-0037
08-0064 09-0105
09-0106 09-0210
11-0019
radioimmunassay
01-0029 01-0073
01-0081 01-0376
01-0414 02-0025
02-0100 02-0269
02-0307 02-0313
02-0536 02-0714
02-0743 02-0853
03-0296 03-0542
04-0061 04-0114
04-0221 04-0239
04-0665 05-0262

radioimmunassay
05-0349 06-0619
07-0681 07-0752
07-0773 07-0818
08-0165 08-0178
09-0237 09-0271
09-0325 09-0417
09-0478 10-0025
10-0597 11-0388
+radioimmuntest
08-0105
+radioiodierung
12-0281
radiologie 09-0228
radiologisch 02-0839
05-0262 07-0586
09-0721 10-0249
+radiotelemetrie
04-0076
+radiovakzine
07-0609
+radius 02-0892
raeuchern 06-0735
10-0638
raps 02-0782
05-0500
+ras-genfamilie
04-0184
rasse 01-0008
01-0156 01-0232
01-0265 01-0712
03-0016 03-0167
03-0251 04-0227
05-0076 05-0123
05-0173 05-0334
05-0506 05-0657
06-0578 06-0601
06-0696 06-0744
07-0064 07-0247
07-0251 07-0253
07-0267 07-0635
07-0822 08-0027
08-0083 08-0084
08-0142 08-0286
09-0260 09-0427
10-0003 10-0110
10-0116 10-0464
10-0474 11-0065
11-0655 12-0182
12-0322 12-0574
+rasterelektronenmikr
oskop 11-0567
ration 01-0559
01-0560 03-0543
06-0290 06-0564
06-0672 07-0820
10-0086 12-0044
12-0045 12-0063
12-0350
rationsgestaltung
02-0923
ratte 06-0681
08-0003 10-0573
rattentest 02-0334
02-0740 03-0253
03-0526 03-0678
04-0607 05-0051
05-0603 06-0059
06-0069 06-0074
06-0075 06-0227
06-0229 06-0653
06-0676 06-0678
07-0067 07-0100
07-0305 09-0084
09-0226 11-0058
rattentest 11-0059
12-0061 12-0242
12-0386 12-0506
12-0603 12-0661
rattus 01-0021
01-0023 01-0024
01-0067 01-0076
01-0079 01-0080
01-0081 01-0201
01-0273 01-0503
01-0526 01-0570
01-0602 02-0024
02-0029 02-0033
02-0046 02-0047
02-0059 02-0075
02-0081 02-0082
02-0083 02-0097
02-0099 02-0103
02-0104 02-0105
02-0129 02-0130
02-0132 02-0133
02-0135 02-0163
02-0166 02-0169
02-0170 02-0269
02-0270 02-0285
02-0286 02-0333
02-0439 02-0442
02-0465 02-0508
02-0598 02-0659
02-0778 02-0783
03-0011 03-0019
03-0020 03-0043
03-0044 03-0045
03-0086 03-0088
03-0095 03-0096
03-0339 03-0382
03-0407 03-0679
03-0680 03-0720
04-0048 04-0060
04-0063 04-0064
04-0065 04-0066
04-0096 04-0112
04-0184 04-0185
04-0206 04-0207
04-0465 04-0478
04-0510 04-0511
04-0599 04-0643
05-0016 05-0026
05-0052 05-0053
05-0116 05-0124
05-0168 05-0169
05-0170 05-0196
05-0199 05-0217
05-0238 05-0285
05-0358 05-0474
05-0476 05-0509
05-0552 05-0553
05-0606 05-0607
05-0611 06-0017
06-0053 06-0056
06-0057 06-0071
06-0072 06-0098
06-0099 06-0101
06-0102 06-0103
06-0118 06-0217
06-0228 06-0335
06-0509 06-0669
06-0675 06-0677
07-0003 07-0014
07-0041 07-0068
07-0070 07-0071
07-0092 07-0093
07-0094 07-0095
07-0096 07-0097
07-0098 07-0099
rattus 07-0104
07-0105 07-0106
07-0107 07-0261
07-0304 07-0306
07-0431 07-0583
07-0616 07-0661
07-0692 07-0761
08-0008 08-0028
08-0038 08-0059
08-0060 08-0061
08-0062 08-0064
08-0198 08-0202
08-0258 08-0454
08-0471 08-0509
08-0510 08-0542
08-0567 08-0632
08-0633 08-0634
08-0635 09-0048
09-0050 09-0098
09-0225 09-0499
09-0667 09-0682
10-0015 10-0016
10-0039 10-0073
10-0074 10-0075
10-0096 10-0102
10-0121 10-0177
10-0178 10-0223
10-0240 10-0532
10-0592 11-0017
11-0042 11-0043
11-0044 11-0060
11-0061 11-0093
11-0094 11-0095
11-0096 11-0214
11-0215 11-0226
11-0227 11-0260
11-0290 11-0303
11-0383 11-0592
11-0697 11-0732
12-0009 12-0010
12-0024 12-0038
12-0039 12-0040
12-0041 12-0062
12-0092 12-0093
12-0208 12-0233
12-0234 12-0240
12-0270 12-0560
12-0602 12-0660
12-0662 12-0679
rauch 02-0113
02-0118
raum 08-0474
+raygras 10-0521
+reagenz 08-0292
reaktion 02-0113
06-0088 06-0101
07-0071 07-0296
07-0443 07-0598
07-0682 07-0781
08-0160 09-0676
10-0057 10-0066
10-0078 10-0079
10-0087 10-0336
10-0559 10-0608
11-0027 11-0056
11-0243 12-0010
12-0012 12-0056
12-0086 12-0397
12-0639 12-0641
reaktionsfaehigkeit
02-0128 03-0079
04-0060 04-0100
04-0103 04-0107
04-0157 04-0317
04-0599 06-0110
reaktionsfaehigkeit
06-0622 07-0091
07-0094 07-0307
07-0309 07-0754
08-0088 08-0596
09-0063
+reaktivierung
09-0486
+reanimation 10-0093
rebhuhn 07-0473
recht 01-0132
11-0277
rechtsnorm 01-0122
01-0204 01-0205
01-0206 01-0279
01-0408 01-0645
01-0646 01-0647
01-0722 01-0731
02-0256 02-0351
02-0547 02-0858
03-0184 03-0189
03-0269 03-0272
03-0355 03-0712
04-0235 04-0236
04-0237 04-0601
05-0249 05-0250
05-0251 05-0258
05-0311 05-0677
05-0680 06-0264
07-0335 07-0416
07-0832 08-0189
08-0191 09-0162
09-0246 09-0249
10-0254 10-0632
11-0280 12-0188
12-0275
redoxpotential
01-0508
reduktion 01-0032
09-0732
+referat 04-0306
+referenzwert
01-0558
reflex 01-0055
02-0109 02-0121
02-0132 04-0546
04-0579 04-0599
05-0600 06-0068
06-0072 06-0075
07-0094 09-0669
11-0045 12-0050
12-0086 12-0093
regelung 02-0110
02-0360 02-0362
02-0816 03-0043
06-0561 08-0046
09-0083 09-0099
09-0254 10-0033
11-0064 12-0040
12-0070
regen 03-0706
11-0239
regeneration 10-0092
10-0456
+registrierung
04-0570
+regulation
04-0031
+reh 02-0923
08-0565 09-0527
+rehe 03-0705
08-0513 08-0514
08-0665 09-0710
reife 12-0482
reifeteilung 02-0178
reifeteilung 02-0400
02-0686 06-0029
08-0250 11-0014
12-0306
reifung 01-0150
02-0419 05-0132
05-0136 06-0742
06-0760 09-0022
12-0272
reinigen 01-0053
01-0168 01-0290
01-0395 01-0412
01-0478 02-0149
02-0173 02-0347
02-0441 02-0443
03-0142 03-0365
03-0429 04-0319
05-0287 05-0300
06-0340 06-0718
07-0018 07-0142
07-0294 07-0423
09-0195 09-0613
09-0622 10-0049
10-0201 10-0249
10-0273 10-0313
11-0276 11-0398
12-0226 12-0330
12-0333 12-0335
12-0426
+reisolierung 11-0138
reiz 10-0092
11-0031 12-0036
+reizleitung 01-0040
02-0081 04-0062
04-0068 04-0075
05-0114
+reizstoff 04-0157
reizung 02-0009
02-0052 02-0058
03-0072 03-0082
03-0093 03-0098
04-0157 05-0046
06-0076 06-0083
06-0094 07-0097
07-0107 08-0049
09-0055 09-0060
09-0063 11-0043
11-0044 12-0012
12-0065 12-0081
12-0086
+rekombination
12-0472
+rektaltemperatur
05-0560
+relaxin 04-0115
05-0261 09-0074
11-0034
+releasing-faktor
03-0049
+releasinghormon
07-0297
+releasingprotein
07-0118
+renale tubulaere azi
dose 09-0575
+renibacterium salmo
ninarum 02-0211
07-0152 07-0153
09-0125 09-0126
09-0127 09-0128
09-0129
+rennen 03-0562
07-0038
rennin 04-0597
05-0028 06-0045

rennin 07-0037
07-0846 09-0079
11-0777 12-0074
rennpferd 02-0720
02-0901 03-0266
03-0562 08-0524
08-0664
rentabilitaet 03-0707
11-0718
reo-virus 02-0590
03-0462 04-0573
07-0543 08-0378
10-0386 12-0441
12-0442
+replikation 03-0442
12-0472
reproduktion (tier)
01-0211 02-0388
02-0408 02-0610
03-0114 03-0167
04-0279 05-0265
05-0272 06-0208
06-0276 06-0284
06-0294 06-0323
06-0329 06-0648
07-0124 07-0133
07-0134 07-0136
07-0361 07-0587
08-0226 08-0376
08-0567 08-0634
09-0300 10-0193
10-0245 11-0360
12-0322 12-0323
12-0593
+repsin 07-0846
reptilia 02-0818
02-0819 02-0820
02-0822 03-0635
03-0636 05-0573
06-0519 08-0127
09-0512 10-0261
12-0699
+resektion 03-0697
+reserpin 08-0630
resistenz 01-0075
01-0159 01-0193
01-0196 01-0197
01-0314 01-0332
01-0335 01-0409
01-0467 01-0524
01-0525 01-0667
02-0152 02-0251
02-0303 02-0304
02-0461 02-0468
02-0471 02-0616
02-0689 02-0788
02-0826 02-0833
03-0256 03-0263
03-0369 03-0377
03-0412 03-0419
03-0445 03-0522
03-0526 03-0527
03-0636 03-0667
03-0675 04-0195
04-0212 04-0313
04-0344 04-0345
04-0361 04-0467
04-0587 05-0178
05-0192 05-0208
05-0306 05-0320
05-0371 05-0599
05-0604 05-0610
05-0611 06-0052
06-0059 06-0106
06-0121 06-0195
resistenz 06-0226
06-0357 06-0361
06-0381 06-0388
06-0394 06-0403
06-0516 06-0526
06-0538 06-0632
06-0646 06-0656
07-0287 07-0291
07-0323 07-0439
07-0470 07-0501
07-0525 07-0589
07-0606 07-0625
07-0632 07-0633
07-0722 07-0749
07-0755 07-0764
07-0767 07-0770
08-0123 08-0310
08-0320 08-0450
08-0451 08-0594
08-0595 09-0028
09-0204 09-0335
09-0339 09-0345
09-0362 09-0369
09-0398 09-0425
09-0505 09-0560
09-0562 09-0671
09-0672 09-0675
10-0163 10-0205
10-0247 10-0264
10-0271 10-0278
10-0285 10-0286
10-0307 10-0323
10-0339 10-0345
10-0346 10-0361
10-0418 10-0423
10-0465 10-0468
10-0470 10-0581
10-0584 10-0586
11-0147 11-0238
11-0263 11-0264
11-0268 11-0417
11-0419 11-0421
11-0424 11-0439
11-0517 11-0734
12-0182 12-0349
12-0367 12-0392
12-0490 12-0501
12-0509 12-0597
12-0643 12-0645
12-0646 12-0647
12-0652
+resistogramm
04-0344
resorption 01-0071
01-0072 02-0158
02-0374 03-0672
04-0026 05-0077
09-0670 10-0046
10-0088 10-0223
10-0496 12-0061
respiration 02-0577
06-0389
respirationskrankheit
01-0302 01-0580
01-0616 02-0445
02-0451 03-0359
03-0360 03-0377
03-0379 03-0602
04-0319 04-0342
05-0558 06-0604
07-0065 07-0529
07-0698 07-0768
08-0273 08-0304
08-0333 08-0356
08-0388 08-0408
respirationskrankheit
08-0658 08-0680
09-0341 09-0631
09-0632 09-0633
09-0676 10-0082
10-0258 10-0260
10-0347 10-0355
10-0408 10-0546
10-0549 10-0550
10-0552 11-0472
11-0683 11-0689
12-0328 12-0329
12-0610 12-0611
respirationsquotient
08-0157
+respirationstraktus
01-0362
respirationskrankheit
10-0280
+restriktionsenzym
10-0153
+restriktionsenzymana
lyse 07-0437
08-0291
+restriktionsmuster
05-0176
restriktive fuetterung
03-0086 10-0167
+retentio 10-0216
+retentio secundinaru
m 06-0319
retention 10-0469
+retikulozyt 09-0220
+retina 01-0137
02-0025 02-0085
retinol 02-0085
+retrovirus 01-0400
01-0418 03-0432
03-0435 03-0442
03-0456 04-0223
06-0433 08-0367
10-0361
+reversion 01-0337
rezeptor 01-0148
01-0162 01-0318
02-0053 02-0064
02-0068 02-0097
02-0102 02-0110
02-0123 02-0135
02-0144 02-0847
03-0029 03-0034
03-0037 03-0039
03-0053 03-0056
03-0061 03-0068
03-0076 03-0082
03-0085 03-0093
03-0205 03-0228
03-0441 03-0487
03-0688 04-0080
04-0032 04-0084
04-0094 04-0208
04-0225 04-0595
05-0067 05-0075
05-0079 05-0080
05-0094 05-0104
05-0108 05-0195
05-0219 05-0220
05-0222 05-0224
05-0238 06-0005
06-0065 06-0067
06-0068 06-0082
06-0088 06-0110
06-0221 07-0015
07-0022 07-0033
07-0047 07-0074
rezeptor 07-0075
07-0103 07-0310
07-0312 07-0530
07-0585 08-0023
08-0039 08-0042
08-0059 08-0064
08-0182 08-0298
08-0630 09-0042
09-0059 09-0061
09-0082 09-0091
09-0095 09-0155
09-0202 09-0264
09-0304 09-0669
10-0015 10-0025
10-0034 10-0040
10-0043 10-0049
10-0054 10-0075
10-0077 10-0092
10-0165 10-0191
10-0202 11-0029
11-0059 11-0063
11-0064 11-0068
11-0087 11-0088
11-0093 11-0245
11-0249 11-0252
11-0256 11-0288
11-0290 11-0510
11-0517 11-0520
12-0023 12-0056
12-0062 12-0222
12-0239
rezeptur 03-0191
+rezidiv 11-0219
+rezipient 03-0312
11-0374
+rezirkulation
02-0143
rgw 08-0285
09-0248
rgw-land 05-0258
+rhabdomyolysis
03-0563
+rhabdomyom
01-0141
rhabdovirus 01-0103
01-0437 03-0472
12-0453
+rhamdia sapo
12-0137
+rhesusaffe 05-0571
+rheuma 05-0665
+rhinichthys cataract
ae 07-0174

01-0346 01-0347
01-0652 02-0492
02-0493 02-0494
02-0495 04-0355
05-0328 06-0377
07-0467 07-0468
08-0318 08-0637
09-0394 10-0257
10-0281 10-0304
10-0305 10-0306
11-0459 11-0699
rhinitis atropicans
01-0348
+rhinosporidium seeb
eri 06-0691
09-0507
+rhinotracheitis
03-0490
+rhodococcus equi
11-0496
rhododendron
12-0595
ribosom 02-0721
06-0215 06-0632
07-0436 08-0013
09-0220
+ricin 05-0229
rickettsiaceae
07-0490 07-0491
11-0478
rickettsiales 01-0365
04-0371 04-0382
05-0347 06-0398
09-0193 09-0409
09-0411 11-0475
11-0476
+riesennierenwurm
06-0549
+riesenschildkroete
02-0818
+rifampicin 07-0494
rind 01-0008
01-0009 01-0010
01-0066 01-0087
01-0089 01-0091
01-0094 01-0095
01-0133 01-0150
01-0154 01-0155
01-0156 01-0169
01-0170 01-0200
01-0237 01-0240
01-0252 01-0255
01-0256 01-0302
01-0329 01-0341
01-0342 01-0343
01-0356 01-0360
01-0366 01-0367
01-0368 01-0369
01-0371 01-0372
01-0373 01-0375
01-0382 01-0387
01-0390 01-0394
01-0397 01-0398
01-0399 01-0402
01-0404 01-0407
01-0408 01-0432
01-0435 01-0449
01-0455 01-0466
01-0474 01-0476
01-0479 01-0482
01-0483 01-0484
01-0487 01-0489
01-0496 01-0497
01-0498 01-0517
01-0518 01-0520
01-0521 01-0522
01-0547 01-0552
01-0555 01-0556
01-0584 01-0586
01-0594 01-0601
01-0605 01-0627
01-0632 01-0650
01-0661 01-0662
01-0684 01-0700
02-0003 02-0022
02-0023 02-0039
02-0054 02-0056
02-0085 02-0138
02-0149 02-0165
02-0197 02-0264
02-0274 02-0312
02-0326 02-0390
02-0391 02-0392
02-0394 02-0395
02-0396 02-0401

rind 02-0403
02-0405 02-0408
02-0409 02-0411
02-0412 02-0413
02-0414 02-0415
02-0423 02-0426
02-0427 02-0432
02-0446 02-0463
02-0471 02-0487
02-0498 02-0500
02-0504 02-0506
02-0509 02-0512
02-0521 02-0526
02-0536 02-0543
02-0546 02-0547
02-0548 02-0549
02-0550 02-0551
02-0552 02-0554
02-0555 02-0556
02-0557 02-0558
02-0559 02-0560
02-0561 02-0563
02-0575 02-0594
02-0595 02-0596
02-0599 02-0618
02-0619 02-0620
02-0621 02-0622
02-0630 02-0667
02-0681 02-0702
02-0708 02-0725
02-0726 02-0749
02-0803 02-0807
02-0809 02-0810
02-0811 02-0837
02-0870 02-0889
02-0898 02-0902
02-0904 02-0913
03-0004 03-0012
03-0013 03-0024
03-0033 03-0060
03-0108 03-0113
03-0117 03-0191
03-0212 03-0224
03-0291 03-0297
03-0304 03-0306
03-0307 03-0308
03-0312 03-0314
03-0316 03-0317
03-0318 03-0319
03-0320 03-0321
03-0322 03-0323
03-0324 03-0325
03-0326 03-0327
03-0328 03-0329
03-0330 03-0331
03-0338 03-0346
03-0358 03-0377
03-0379 03-0381
03-0384 03-0386
03-0409 03-0436
03-0437 03-0438
03-0441 03-0449
03-0457 03-0470
03-0472 03-0475
03-0479 03-0480
03-0482 03-0483
03-0488 03-0500
03-0504 03-0511
03-0512 03-0513
03-0514 03-0515
03-0516 03-0535
03-0586 03-0616
03-0617 03-0644
03-0650 03-0651
03-0657 03-0684

rind 03-0741
03-0744 04-0007
04-0032 04-0049
04-0050 04-0054
04-0056 04-0057
04-0099 04-0108
04-0110 04-0128
04-0165 04-0175
04-0189 04-0210
04-0249 04-0258
04-0260 04-0262
04-0274 04-0278
04-0285 04-0291
04-0292 04-0295
04-0296 04-0297
04-0298 04-0300
04-0301 04-0327
04-0328 04-0344
04-0345 04-0367
04-0373 04-0381
04-0389 04-0390
04-0391 04-0392
04-0398 04-0403
04-0405 04-0417
04-0429 04-0432
04-0434 04-0435
04-0462 04-0473
04-0484 04-0486
04-0499 04-0520
04-0558 04-0559
04-0574 04-0581
04-0582 04-0583
04-0625 04-0626
04-0648 04-0659
04-0662 04-0666
05-0004 05-0006
05-0008 05-0021
05-0034 05-0035
05-0097 05-0098
05-0100 05-0101
05-0178 05-0180
05-0186 05-0188
05-0214 05-0233
05-0255 05-0256
05-0293 05-0296
05-0312 05-0320
05-0323 05-0325
05-0348 05-0349
05-0350 05-0354
05-0364 05-0365
05-0366 05-0369
05-0370 05-0372
05-0374 05-0382
05-0393 05-0394
05-0438 05-0452
05-0453 05-0459
05-0484 05-0495
05-0496 05-0521
05-0547 05-0568
05-0570 05-0588
05-0590 05-0591
05-0612 05-0613
05-0650 05-0658
05-0660 06-0006
06-0007 06-0008
06-0021 06-0022
06-0036 06-0129
06-0200 06-0203
06-0204 06-0287
06-0295 06-0300
06-0304 06-0313
06-0315 06-0316
06-0317 06-0319
06-0331 06-0347
06-0373 06-0374

rind 06-0375
06-0379 06-0383
06-0386 06-0405
06-0406 06-0424
06-0428 06-0430
06-0431 06-0434
06-0435 06-0437
06-0438 06-0440
06-0441 06-0442
06-0444 06-0467
06-0471 06-0472
06-0473 06-0476
06-0491 06-0495
06-0560 06-0572
06-0573 06-0592
06-0593 06-0614
06-0619 06-0638
06-0667 06-0668
06-0681 06-0693
06-0705 06-0706
06-0732 07-0016
07-0026 07-0029
07-0048 07-0050
07-0051 07-0078
07-0079 07-0110
07-0111 07-0114
07-0121 07-0124
07-0125 07-0127
07-0245 07-0266
07-0272 07-0284
07-0285 07-0344
07-0348 07-0349
07-0374 07-0377
07-0382 07-0383
07-0384 07-0385
07-0386 07-0387
07-0388 07-0389
07-0392 07-0397
07-0398 07-0399
07-0400 07-0428
07-0451 07-0454
07-0457 07-0458
07-0459 07-0460
07-0461 07-0467
07-0474 07-0495
07-0496 07-0497
07-0516 07-0517
07-0520 07-0521
07-0522 07-0523
07-0536 07-0550
07-0555 07-0557
07-0591 07-0600
07-0601 07-0607
07-0611 07-0614
07-0621 07-0633
07-0634 07-0638
07-0648 07-0649
07-0680 07-0682
07-0683 07-0686
07-0702 07-0721
07-0722 07-0723
07-0724 07-0735
07-0737 07-0751
07-0783 07-0796
07-0797 07-0813
07-0814 08-0004
08-0014 08-0030
08-0032 08-0050
08-0063 08-0090
08-0140 08-0167
08-0168 08-0188
08-0210 08-0220
08-0221 08-0226
08-0228 08-0232
08-0238 08-0243

rind 08-0244
08-0257 08-0260
08-0288 08-0289
08-0303 08-0307
08-0328 08-0339
08-0340 08-0347
08-0356 08-0361
08-0362 08-0363
08-0368 08-0370
08-0383 08-0393
08-0394 08-0408
08-0419 08-0435
08-0439 08-0447
08-0448 08-0449
08-0465 08-0466
08-0472 08-0481
08-0491 08-0492
08-0493 08-0495
08-0497 08-0525
08-0548 08-0550
08-0551 08-0553
08-0608 08-0619
08-0672 08-0688
09-0002 09-0003
09-0004 09-0005
09-0020 09-0022
09-0029 09-0087
09-0088 09-0099
09-0169 09-0184
09-0188 09-0202
09-0207 09-0239
09-0242 09-0243
09-0254 09-0257
09-0266 09-0268
09-0273 09-0278
09-0285 09-0288
09-0301 09-0332
09-0333 09-0386
09-0397 09-0412
09-0413 09-0414
09-0421 09-0429
09-0431 09-0434
09-0436 09-0439
09-0440 09-0444
09-0450 09-0452
09-0454 09-0457
09-0467 09-0468
09-0478 09-0479
09-0483 09-0484
09-0486 09-0516
09-0521 09-0531
09-0533 09-0534
09-0537 09-0538
09-0546 09-0549
09-0557 09-0561
09-0562 09-0563
09-0568 09-0569
09-0580 09-0582
09-0609 09-0611
09-0625 09-0637
09-0645 09-0650
09-0660 09-0674
09-0687 09-0700
09-0713 09-0714
09-0726 09-0739
09-0740 10-0006
10-0025 10-0045
10-0048 10-0049
10-0051 10-0061
10-0098 10-0101
10-0113 10-0165
10-0208 10-0217
10-0230 10-0263
10-0299 10-0300
10-0301 10-0308

rind 10-0317
10-0332 10-0333
10-0334 10-0335
10-0336 10-0340
10-0341 10-0348
10-0349 10-0350
10-0355 10-0357
10-0363 10-0364
10-0365 10-0366
10-0368 10-0369
10-0402 10-0410
10-0425 10-0431
10-0433 10-0436
10-0457 10-0459
10-0467 10-0474
10-0482 10-0489
10-0492 10-0522
10-0525 10-0563
10-0585 10-0595
10-0598 10-0621
10-0643 11-0003
11-0005 11-0027
11-0066 11-0068
11-0069 11-0097
11-0217 11-0261
11-0268 11-0272
11-0308 11-0313
11-0326 11-0336
11-0347 11-0348
11-0351 11-0352
11-0353 11-0355
11-0368 11-0369
11-0370 11-0371
11-0372 11-0375
11-0388 11-0390
11-0399 11-0419
11-0452 11-0455
11-0456 11-0462
11-0472 11-0477
11-0478 11-0482
11-0483 11-0484
11-0485 11-0486
11-0487 11-0503
11-0507 11-0508
11-0511 11-0512
11-0513 11-0514
11-0515 11-0528
11-0533 11-0545
11-0557 11-0561
11-0562 11-0568
11-0581 11-0600
11-0601 11-0602
11-0616 11-0629
11-0631 11-0647
11-0663 11-0708
11-0709 11-0710
11-0713 11-0741
11-0753 11-0757
11-0758 11-0763
11-0764 11-0770
12-0018 12-0029
12-0044 12-0045
12-0047 12-0048
12-0066 12-0067
12-0068 12-0097
12-0119 12-0200
12-0204 12-0221
12-0222 12-0258
12-0273 12-0286
12-0292 12-0299
12-0306 12-0324
12-0344 12-0357
12-0359 12-0370
12-0371 12-0387
12-0394 12-0396

rind 12-0397
12-0398 12-0410
12-0412 12-0413
12-0414 12-0417
12-0418 12-0435
12-0438 12-0452
12-0453 12-0461
12-0462 12-0463
12-0476 12-0477
12-0486 12-0507
12-0519 12-0520
12-0531 12-0532
12-0536 12-0551
12-0552 12-0566
12-0567 12-0597
12-0621 12-0629
12-0632 12-0636
12-0650 12-0671
12-0686 12-0706
12-0715
rinderhaltung
01-0200
rindermast 01-0277
02-0447 06-0268
rinderpestvirus
04-0165 04-0398
09-0450 11-0528
rinderproduktion
01-0254 02-0452
04-0129 04-0130
04-0279 05-0253
09-0103 11-0620
rinderrasse 01-0221
01-0467
rinderstall 01-0294
05-0307 06-0338
rindfleisch 02-0929
02-0930 03-0734
05-0685 07-0840
09-0741
+rintal (r) 12-0653
rippe 07-0088
08-0658
riss 06-0700
+rm-enterobakteriose
11-0131
rns 01-0121
01-0430 02-0177
02-0379 03-0011
03-0232 03-0429
03-0469 05-0016
05-0057 05-0129
05-0362 05-0369
06-0029 06-0071
06-0073 06-0632
07-0326 08-0013
08-0440 09-0054
09-0197 09-0221
09-0490 09-0497
10-0266 11-0683
12-0019
+robbe 03-0624
rodentia 01-0501
03-0720 03-0721
06-0724 06-0739
10-0261 10-0262
rodentizid 03-0355
03-0589
roentgen 01-0698
01-0705 01-0707
01-0712 01-0716
02-0006 02-0276
02-0289 02-0298
02-0711 02-0768
02-0887 02-0904
roentgen 03-0576
03-0582 04-0181
04-0527 04-0538
04-0614 04-0617
04-0618 04-0638
04-0640 04-0641
05-0007 05-0151
05-0573 05-0668
06-0582 06-0583
06-0589 06-0697
06-0702 06-0711
07-0002 07-0012
07-0791 07-0800
07-0805 07-0807
07-0808 08-0514
08-0679 09-0451
09-0703 09-0722
10-0511 10-0547
10-0623 11-0225
11-0770 11-0772
11-0773 12-0704
12-0715 12-0716
12-0717 12-0719
roentgenstrahlen
02-0005 06-0707
07-0248 11-0325
roetelnvirus 02-0623
11-0534
roggen 02-0729
rohmilch 02-0860
04-0354 04-0667
04-0668 06-0663
06-0751 06-0752
06-0761 07-0108
09-0651 09-0725
rohprotein 01-0151
01-0156
rohwurst 06-0740
+rollkultur 12-0437
+ronidazol 11-0494
+rose-bengal-plattent
est 01-0341
+rose-bengal-test
07-0459
+rosetten-hemmungs
-test 11-0378
+rosse 10-0576
rotavirus 01-0421
01-0428 01-0429
01-0430 01-0431
02-0592 02-0623
03-0466 03-0467
03-0468 03-0469
03-0603 03-0604
03-0609 04-0330
04-0404 04-0550
05-0380 05-0382
05-0383 05-0384
06-0365 06-0472
06-0473 06-0474
06-0602 06-0603
07-0545 07-0546
07-0547 07-0548
07-0549 07-0702
07-0714 08-0379
08-0578 08-0579
08-0585 09-0465
09-0466 09-0638
09-0642 09-0660
10-0388 10-0389
10-0540 10-0545
11-0533 11-0680
11-0684 12-0217
12-0444 12-0445
12-0446 12-0447
rotavirus 12-0448
12-0612 12-0613
12-0614
+rothirsch 02-0629
rotlauf 03-0402
03-0403 07-0738
08-0326
+rotmaulseuche
03-0146
+rotwild 11-0607
+rous-sarkom
06-0225
rp-hplc 03-0102
rs-virus 06-0468
06-0604 09-0452
09-0453 12-0388
12-0435
ruebenblatt 01-0471
+rueckenkruemmung
04-0150
rueckenmark 02-0035
03-0015 03-0020
03-0081 03-0471
03-0581 04-0029
04-0514 05-0526
05-0537 08-0020
08-0562 09-0606
10-0126 12-0007
rueckstand 01-0533
01-0602 01-0681
01-0682 02-0251
02-0781 02-0858
02-0859 02-0860
02-0861 02-0919
03-0143 03-0657
03-0672 03-0676
03-0680 03-0719
03-0732 03-0734
04-0151 04-0543
04-0591 04-0645
04-0646 04-0652
04-0656 04-0666
05-0491 05-0591
05-0617 05-0619
05-0620 06-0642
06-0661 06-0662
06-0663 06-0716
06-0717 06-0727
06-0728 06-0729
07-0679 07-0680
07-0751 07-0761
07-0771 07-0772
07-0774 07-0775
07-0776 07-0777
07-0830 07-0831
07-0832 08-0543
08-0606 08-0627
08-0628 10-0596
10-0632 11-0206
11-0210 11-0736
11-0738 11-0739
12-0673 12-0674
+rueckstandsdatenban
k 07-0775
rueckstandsmessung
01-0647 01-0721
02-0859 02-0860
03-0102 03-0679
03-0680 04-0655
05-0591 05-0618
07-0158 08-0105
09-0725 10-0597
11-0207 11-0737
12-0672
ruede 04-0595
ruede 06-0185
08-0225
ruhezeit 02-0885
04-0325 08-0026
+ruminintis 12-0552
+ruminococcus
02-0531
+ruptur 02-0768
02-0877 05-0517
07-0707
+rutilus rutilus
01-0114 03-0162
03-0164 07-0191
+ryanodin 01-0056

saatgut 03-0725
03-0726
+saatkraehe 04-0375
saccharose 12-0091
sackbrut 03-0171
saegemehl 02-0523
saeuern 11-0731
saeuerungskultur
09-0201
+saeure 07-0586
07-0746 12-0079
12-0585
saeure-basen-haushal
t 02-0726
04-0121 07-0757
09-0575 11-0271
11-0659 12-0057
+saeure-exposition
07-0200
saeurefeste bakterien
12-0214
saeurezahl 07-0108
12-0618
+saison 03-0652
+saisoncharakter
04-0491
+salinomycin 07-0590
08-0546
+salizylsaeure
12-0680
+salmo clarki hensha
wi 02-0229
+salmo gairdneri
01-0097 01-0098
01-0099 01-0105
01-0117 01-0118
01-0119 02-0204
02-0205 02-0206
02-0209 02-0213
02-0216 02-0221
02-0222 02-0233
02-0234 02-0236
02-0239 02-0243
03-0146 03-0153
04-0136 04-0141
04-0153 04-0155
06-0150 06-0153
07-0143 07-0144
07-0153 07-0156
07-0176 07-0184
07-0200 07-0202
07-0204 08-0101
08-0102 08-0103
08-0105 09-0124
09-0125 09-0126
09-0128 09-0135
09-0136 11-0123
11-0131 11-0136
11-0144 11-0145
11-0149 11-0183
+salmo gairdneri
11-0188 11-0191
11-0192 12-0129
12-0132 12-0141
12-0143 12-0144
12-0149 12-0150
12-0157 12-0161
12-0162 12-0171
12-0175
+salmo salar 04-0137
09-0125 09-0126
09-0137 11-0146
11-0152 11-0172
11-0185 12-0172
+salmo trutta
02-0246 11-0180
11-0181
+salmo trutta lacustri
s 09-0144
+salmo trutta marmor
atus 09-0142
salmonella 01-0291
01-0306 01-0307
01-0308 01-0309
01-0310 01-0311
01-0313 01-0315
01-0316 01-0612
02-0428 02-0458
02-0459 02-0845
02-0916 03-0371
03-0372 03-0634
03-0667 03-0729
04-0307 04-0332
05-0320 05-0321
05-0604 05-0605
06-0211 06-0356
06-0357 06-0358
06-0359 06-0360
06-0361 06-0718
07-0430 07-0432
07-0433 07-0434
07-0435 07-0481
07-0755 07-0816
07-0817 08-0291
08-0293 08-0294
09-0188 09-0227
09-0361 09-0680
09-0728 09-0734
09-0735 09-0736
10-0267 10-0268
10-0269 10-0270
10-0271 10-0534
10-0540 10-0566
10-0642 11-0140
11-0263 11-0266
11-0268 11-0404
11-0416 11-0417
11-0418 11-0419
11-0420 11-0421
11-0423 11-0635
11-0698 11-0779
11-0780 11-0781
11-0782 11-0783
12-0334 12-0342
12-0344
salmonella
typhimurium
05-0318
+salmonella arizonae
10-0268
+salmonella dublin
07-0767
salmonella typhimuri
um 01-0312
01-0719 03-0373

salmonella typhimuri
um 04-0267
05-0319 07-0429
07-0431 07-0767
08-0578 10-0266
11-0422 12-0343
12-0345
+salmonidae 02-0213
+salmonide 02-0211
02-0214 02-0228
06-0169 07-0151
07-0152 07-0166
07-0171 08-0108
09-0130 11-0133
11-0157 12-0131
12-0143 12-0170
+salpingitis 03-0287
07-0690
+salvelinus alpinus
02-0240 11-0178
11-0179 12-0159
+salvelinus alpinus o
quassa 07-0211
+salvelinus fontinalis
02-0212 02-0231
02-0232 07-0173
07-0174 08-0101
11-0193
+salvelinus namaycus
h 03-0140
+salyzylsaeure
07-0576
salz 04-0052
11-0056
+salzblock 10-0498
+salzsaeure 02-0690
salzwasser 02-0229
07-0177
samenleiter 01-0021
02-0387 04-0275
05-0131 09-0010
09-0109
samenstrang 03-0128
+sandviper 02-0822
+sanguinicola
08-0111
+sanguinicola fontinal
is 07-0173
sanierung 01-0369
01-0408 02-0421
02-0446 02-0493
03-0619 06-0682
07-0564 08-0368
08-0392 09-0430
09-0518 11-0339
12-0371 12-0396
12-0461 12-0463
12-0616
+saprolegnia 02-0228
02-0246 09-0148
11-0165
sarcina 12-0404
sarcocystis 01-0478
01-0479 01-0480
03-0509 04-0438
07-0591 07-0703
08-0417 10-0441
sarcoptes 02-0699
04-0446 04-0487
05-0485 07-0634
08-0476 09-0565
sarcoptidae 01-0533
01-0538 02-0701
02-0702 02-0703
02-0704 03-0537
sarcoptidae 05-0420
06-0552 06-0553
08-0358 08-0477
09-0564 11-0618
11-0718
+sarkom 04-0173
04-0388 05-0163
05-0166 07-0248
07-0792
+sarkosporidiose
11-0579 12-0494
+sarotherodon mossa
mbicus 02-0218
sau 01-0220
01-0262 01-0471
01-0558 01-0559
01-0560 01-0619
01-0639 01-0669
02-0174 02-0373
02-0419 02-0421
02-0422 02-0436
02-0493 02-0731
03-0100 03-0135
03-0227 03-0239
03-0251 03-0302
03-0347 03-0353
03-0553 03-0554
04-0115 04-0214
04-0241 04-0257
04-0290 04-0339
04-0445 04-0551
04-0564 04-0590
05-0126 05-0266
05-0270 05-0275
05-0499 05-0595
06-0081 06-0125
06-0275 06-0325
06-0326 06-0411
06-0496 06-0605
06-0627 07-0294
07-0342 07-0351
07-0359 07-0411
07-0415 07-0430
07-0452 07-0507
07-0570 07-0726
07-0727 08-0080
08-0201 08-0211
08-0215 08-0245
08-0247 08-0248
08-0263 08-0270
08-0313 08-0344
08-0345 08-0376
08-0384 09-0095
09-0101 09-0104
09-0258 09-0269
09-0270 09-0281
09-0315 09-0335
09-0352 09-0585
10-0104 10-0233
10-0243 10-0277
10-0398 10-0462
10-0558 10-0582
10-0583 11-0015
11-0034 11-0224
11-0301 11-0302
11-0322 11-0323
11-0333 11-0360
11-0376 11-0377
11-0453 12-0050
12-0283 12-0284
sauermilch 06-0213
sauerstoff 02-0090
02-0114 03-0069
03-0119 03-0157
04-0089 04-0106
sauerstoff 04-0548
05-0063 05-0071
05-0082 05-0088
05-0091 05-0099
05-0241 05-0524
06-0071 06-0093
06-0098 06-0121
06-0142 06-0166
06-0241 06-0248
06-0345 06-0650
07-0036 07-0065
07-0201 07-0271
07-0726 08-0025
08-0157 08-0208
08-0246 09-0064
09-0151 09-0449
10-0007 10-0027
10-0148 10-0206
11-0087 11-0092
11-0161 11-0237
12-0053 12-0086
12-0170 12-0625
+sauerstoffapplikation
04-0545
+sauerstoffpartialdruc
k 11-0088
saugperiode 02-0174
03-0095 03-0353
09-0072 09-0319
11-0045 12-0050
saugverhalten
03-0353 05-0038
05-0041
+saurida tumbil
07-0185
+scardinius erythroph
talmus 01-0114
+schabrackentapir
04-0567
schadschwelle
08-0480
schadstoff 01-0298
01-0676 04-0139
09-0153 09-0329
11-0672 12-0127
schaedel 01-0004
01-0698 02-0908
03-0006 03-0008
03-0583 04-0003
04-0015 05-0155
05-0162 05-0669
06-0016 06-0705
06-0713 07-0807
08-0080 09-0570
09-0698 10-0127
10-0138 11-0009
11-0055 11-0223
11-0228
schaedigung 01-0118
01-0119 01-0120
01-0277 01-0487
02-0067 02-0097
02-0229 02-0230
02-0231 02-0234
02-0235 02-0236
02-0385 02-0386
02-0782 02-0785
02-0897 03-0141
03-0146 03-0558
03-0571 03-0722
03-0723 03-0724
03-0725 03-0726
03-0727 04-0138
04-0139 04-0150
04-0156 05-0120
schaedigung 05-0125
05-0322 05-0381
06-0099 06-0167
06-0169 06-0667
07-0015 07-0023
07-0121 07-0143
07-0146 07-0150
07-0155 07-0200
07-0203 07-0204
07-0205 07-0212
07-0215 07-0275
08-0114 08-0115
08-0117 08-0118
08-0130 08-0379
08-0480 08-0556
09-0063 09-0127
09-0145 09-0150
09-0153 09-0218
10-0119 10-0207
10-0533 11-0105
11-0125 11-0135
11-0138 11-0144
11-0146 11-0162
11-0168 11-0173
11-0174 11-0175
11-0177 11-0178
11-0183 11-0184
11-0187 11-0483
11-0740 12-0138
12-0146 12-0147
12-0151 12-0159
12-0166 12-0168
12-0169 12-0229
12-0483 12-0580
schaedling 02-0242
03-0270 03-0271
03-0355 03-0722
03-0722 03-0724
03-0725 03-0726
03-0727 06-0517
07-0175 07-0218
schaedlingsbekaempf
ung 03-0270
03-0271 03-0355
04-0489
schaelen (aufbereiten
) 02-0729
schaetzverf 06-0173
schaf 01-0002
01-0004 01-0045
01-0070 01-0071
01-0073 01-0074
01-0083 01-0087
01-0145 01-0220
01-0225 01-0228
01-0258 01-0259
01-0260 01-0311
01-0338 01-0371
01-0413 01-0417
01-0453 01-0459
01-0465 01-0480
01-0487 01-0493
01-0500 01-0514
01-0515 01-0517
01-0527 01-0533
01-0537 01-0561
01-0562 01-0563
01-0598 01-0664
02-0019 02-0032
02-0053 02-0087
02-0148 02-0150
02-0151 02-0155
02-0157 02-0199
02-0275 02-0300
02-0327 02-0360
schaf 02-0362
02-0364 02-0367
02-0379 02-0418
02-0455 02-0491
02-0500 02-0507
02-0510 02-0514
02-0533 02-0575
02-0591 02-0639
02-0662 02-0674
02-0682 02-0690
02-0691 02-0700
02-0773 02-0774
02-0775 02-0801
02-0824 02-0841
02-0842 02-0843
02-0844 02-0863
03-0002 03-0015
03-0035 03-0036
03-0037 03-0038
03-0039 03-0040
03-0062 03-0063
03-0064 03-0065
03-0066 03-0067
03-0068 03-0109
03-0111 03-0114
03-0131 03-0195
03-0229 03-0276
03-0290 03-0301
03-0332 03-0334
03-0362 03-0366
03-0385 03-0386
03-0387 03-0398
03-0403 03-0415
03-0433 03-0450
03-0451 03-0456
03-0489 03-0518
03-0519 03-0522
03-0523 03-0536
03-0537 03-0541
03-0589 03-0622
03-0689 03-0715
04-0002 04-0009
04-0020 04-0038
04-0039 04-0058
04-0100 04-0101
04-0102 04-0105
04-0106 04-0122
04-0204 04-0232
04-0251 04-0252
04-0253 04-0286
04-0287 04-0288
04-0297 04-0298
04-0299 04-0320
04-0331 04-0365
04-0366 04-0383
04-0387 04-0403
04-0437 04-0438
04-0450 04-0462
04-0468 04-0491
04-0494 04-0502
04-0522 04-0541
04-0542 04-0560
04-0561 04-0575
04-0578 04-0602
04-0603 04-0612
04-0613 04-0615
04-0616 04-0642
05-0009 05-0043
05-0062 05-0063
05-0064 05-0065
05-0067 05-0264
05-0327 05-0341
05-0342 05-0369
05-0370 05-0374
05-0427 05-0444

schaf 05-0445
05-0454 05-0455
05-0458 05-0481
05-0492 05-0498
05-0523 05-0593
05-0613 05-0634
05-0638 06-0009
06-0010 06-0037
06-0038 06-0039
06-0062 06-0076
06-0078 06-0079
06-0080 06-0136
06-0141 06-0223
06-0274 06-0280
06-0320 06-0324
06-0344 06-0358
06-0362 06-0372
06-0380 06-0386
06-0391 06-0409
06-0410 06-0445
06-0471 06-0504
06-0537 06-0540
06-0552 06-0609
06-0620 06-0641
06-0669 06-0712
06-0747 07-0025
07-0052 07-0081
07-0082 07-0083
07-0116 07-0122
07-0124 07-0127
07-0134 07-0135
07-0136 07-0234
07-0267 07-0291
07-0292 07-0312
07-0341 07-0346
07-0370 07-0402
07-0403 07-0404
07-0411 07-0414
07-0464 07-0479
07-0481 07-0489
07-0518 07-0526
07-0548 07-0568
07-0594 07-0612
07-0619 07-0622
07-0624 07-0625
07-0637 07-0654
07-0655 07-0669
07-0670 07-0671
07-0708 07-0769
07-0804 08-0008
08-0034 08-0040
08-0051 08-0073
08-0074 08-0094
08-0130 08-0173
08-0186 08-0250
08-0251 08-0262
08-0269 08-0301
08-0322 08-0327
08-0329 08-0342
08-0353 08-0354
08-0357 08-0363
08-0364 08-0365
08-0371 08-0381
08-0400 08-0403
08-0404 08-0418
08-0424 08-0428
08-0434 08-0438
08-0446 08-0450
08-0453 08-0473
08-0478 08-0483
08-0495 08-0500
08-0501 08-0502
08-0503 08-0550
08-0555 08-0556
08-0557 08-0558

schaf 08-0587
08-0594 08-0595
08-0618 08-0640
08-0647 08-0687
09-0006 09-0030
09-0031 09-0040
09-0054 09-0055
09-0074 09-0075
09-0076 09-0089
09-0090 09-0093
09-0100 09-0105
09-0106 09-0107
09-0186 09-0210
09-0211 09-0212
09-0213 09-0260
09-0266 09-0279
09-0286 09-0309
09-0310 09-0311
09-0324 09-0355
09-0410 09-0426
09-0427 09-0446
09-0449 09-0461
09-0462 09-0463
09-0495 09-0502
09-0508 09-0530
09-0537 09-0552
09-0553 09-0564
09-0570 09-0584
09-0675 09-0683
10-0017 10-0018
10-0026 10-0027
10-0028 10-0029
10-0052 10-0053
10-0054 10-0055
10-0170 10-0171
10-0172 10-0263
10-0287 10-0318
10-0325 10-0349
10-0351 10-0352
10-0356 10-0362
10-0384 10-0402
10-0441 10-0455
10-0456 10-0459
10-0464 10-0468
10-0470 10-0473
10-0488 10-0490
10-0498 10-0500
10-0513 10-0526
10-0527 10-0530
10-0580 10-0608
10-0626 11-0001
11-0028 11-0029
11-0030 11-0031
11-0032 11-0047
11-0048 11-0049
11-0070 11-0071
11-0072 11-0263
11-0264 11-0297
11-0298 11-0299
11-0305 11-0356
11-0357 11-0358
11-0379 11-0380
11-0382 11-0392
11-0429 11-0457
11-0471 11-0478
11-0497 11-0498
11-0499 11-0559
11-0563 11-0575
11-0585 11-0586
11-0596 11-0604
11-0605 11-0606
11-0665 11-0666
11-0689 11-0698
11-0714 11-0715
11-0716 11-0753

schaf 12-0012
12-0013 12-0030
12-0032 12-0033
12-0048 12-0049
12-0069 12-0099
12-0103 12-0308
12-0309 12-0310
12-0312 12-0313
12-0321 12-0373
12-0380 12-0385
12-0419 12-0424
12-0468 12-0469
12-0486 12-0487
12-0494 12-0496
12-0501 12-0502
12-0503 12-0508
12-0513 12-0514
12-0515 12-0519
12-0521 12-0525
12-0551 12-0553
12-0568 12-0594
12-0595 12-0597
12-0708
schafbock 01-0093
01-0245 02-0154
02-0200 02-0384
03-0290 03-0293
03-0652 04-0124
05-0137 05-0172
06-0376 06-0701
07-0009 07-0133
07-0340 07-0371
07-0462 07-0463
08-0222 08-0227
09-0115 09-0259
09-0279 09-0293
09-0389 10-0057
10-0106 11-0111
11-0113 11-0340
11-0393 11-0488
12-0109 12-0110
12-0115 12-0224
12-0593
schafpockenvirus
06-0504
schafproduktion
02-0456 06-0333
08-0093
schafrasse 07-0131
07-0132 07-0137
schale 07-0812
09-0359
+schalentiere
03-0144
+schaum 04-0321
+scheidenschwamm
11-0358
+scheintraechtigkeit
07-0120 09-0269
09-0590
+schickhobalotrema
09-0143
schilddruese 01-0046
01-0057 01-0058
01-0135 01-0158
01-0571 02-0017
02-0029 02-0074
03-0017 03-0553
03-0573 03-0579
03-0658 04-0012
04-0032 04-0033
04-0084 04-0095
04-0098 04-0099
05-0097 05-0103
05-0277 05-0500

schilddruese 06-0014
06-0206 06-0599
07-0001 07-0105
07-0253 07-0295
07-0658 08-0016
09-0008 09-0044
09-0048 09-0057
09-0071 09-0591
11-0032 11-0069
11-0073 11-0075
11-0637 12-0024
12-0038 12-0189
12-0195 12-0553
12-0559
schilddruesenhormon
01-0201 03-0592
05-0074 06-0568
07-0093 11-0082
+schildkroete
02-0819 03-0634
07-0732
schildruese 04-0085
schimmel 07-0839
12-0590
schinken 03-0738
06-0742
schistosoma 01-0493
03-0524 03-0525
03-0526 03-0527
04-0451 04-0452
05-0446 05-0447
05-0448 05-0449
06-0538 07-0610
09-0542 09-0545
11-0593 12-0509
+schistosoma curasso
ni 01-0493
schlachtabfall
10-0256
schlachten 01-0350
02-0501 02-0917
03-0741 03-0742
03-0744 04-0325
04-0541 04-0644
04-0649 05-0672
05-0686 07-0462
07-0814 07-0815
07-0836 07-0837
07-0838 09-0390
09-0553 09-0570
10-0489 12-0314
schlachtkoerper
01-0720 01-0723
02-0476 02-0501
02-0503 02-0928
04-0655 04-0658
04-0663 05-0313
05-0452 05-0618
05-0673 05-0684
06-0716 06-0717
06-0733 06-0745
09-0415 10-0242
10-0641 10-0643
12-0725
schlachtkoerperwert
09-0729
schlachtleistung
04-0635 07-0838
schlachtmasse
07-0836 07-0837
07-0838
schlachttier 01-0724
02-0502 02-0858
02-0913 02-0915
03-0410 03-0712

schlachttier 04-0665
05-0004 05-0348
05-0349 05-0351
05-0559 05-0616
05-0673 05-0688
06-0400 06-0715
06-0720 07-0688
07-0774 07-0813
08-0465 09-0728
10-0291 10-0311
10-0635 10-0640
11-0448 11-0454
11-0637 11-0689
12-0214
+schlachttieruntersuc
hung 03-0410
schlachtwert 03-0401
05-0688
schlafen 03-0028
04-0048 10-0069
+schlange 03-0636
+schleifen 10-0608
schlempe 07-0668
schluckakt 10-0081
schlundrohr 07-0801
schlupf (tier)
01-0303 01-0350
02-0202 04-0506
05-0272 05-0549
09-0123 10-0247
11-0195 12-0116
+schmerz 02-0855
04-0610 06-0091
08-0668 08-0677
08-0679 10-0608
schnabel 05-0642
schnee 08-0154
schneidemaschine
01-0007
+schnellmethode
02-0910
schnitt 03-0010
+schnitzelmast
01-0196 01-0197
+schock 02-0090
04-0337 04-0513
04-0612 05-0324
05-0635 05-0647
06-0033 06-0055
06-0198 12-0581
+schocksyndrom
09-0376
+schrittmacher
09-0699
schrot 05-0549
+schulterblatt
02-0883
schur 08-0404
10-0026
+schussverletzung
05-0630 05-0631
+schusswaffe 11-0747
+schusswunde
11-0747
+schutzwirkung
05-0054
schwamm 07-0135
+schwanz 02-0438
05-0520 09-0703
schwarzbuntes rind
08-0082 10-0169
schwarzwild 01-0347
02-0344 02-0592
02-0608 03-0389
06-0724

schwefeldioxid
04-0093 05-0079
+schwefelsaeure
05-0047 05-0048
+schwefelwasserstoff
03-0157 06-0167
06-0168
+schwefelwasserstoffkrankheit 06-0167
schwein 01-0011
01-0048 01-0075
01-0076 01-0077
01-0078 01-0087
01-0159 01-0210
01-0263 01-0271
01-0272 01-0283
01-0302 01-0317
01-0318 01-0322
01-0345 01-0346
01-0361 01-0376
01-0377 01-0379
01-0380 01-0383
01-0384 01-0385
01-0419 01-0420
01-0421 01-0426
01-0444 01-0450
01-0462 01-0463
01-0464 01-0505
01-0506 01-0509
01-0577 01-0583
01-0605 01-0612
01-0652 01-0655
01-0665 01-0666
01-0667 01-0668
01-0686 01-0694
01-0711 01-0723
02-0016 02-0017
02-0044 02-0064
02-0074 02-0143
02-0144 02-0145
02-0146 02-0147
02-0265 02-0305
02-0329 02-0344
02-0358 02-0376
02-0420 02-0421
02-0429 02-0444
02-0453 02-0454
02-0479 02-0488
02-0494 02-0495
02-0501 02-0502
02-0503 02-0508
02-0517 02-0518
02-0526 02-0528
02-0536 02-0597
02-0610 02-0613
02-0672 02-0685
02-0699 02-0703
02-0729 02-0730
02-0752 02-0753
02-0754 02-0755
02-0777 02-0785
02-0805 02-0890
02-0910 02-0914
02-0915 03-0005
03-0016 03-0017
03-0028 03-0055
03-0056 03-0069
03-0112 03-0191
03-0226 03-0247
03-0281 03-0301
03-0348 03-0374
03-0379 03-0405
03-0406 03-0409
03-0410 03-0419
03-0420 03-0421
schwein 03-0430
03-0431 03-0476
03-0478 03-0517
03-0555 03-0587
03-0588 03-0610
03-0640 03-0667
03-0673 03-0687
03-0688 04-0012
04-0015 04-0023
04-0030 04-0034
04-0040 04-0075
04-0085 04-0086
04-0087 04-0088
04-0114 04-0123
04-0133 04-0134
04-0204 04-0213
04-0215 04-0216
04-0228 04-0240
04-0255 04-0256
04-0300 04-0325
04-0330 04-0337
04-0342 04-0347
04-0355 04-0364
04-0368 04-0380
04-0384 04-0396
04-0404 04-0406
04-0411 04-0414
04-0416 04-0428
04-0431 04-0446
04-0459 04-0464
04-0466 04-0543
04-0576 04-0591
04-0642 04-0644
04-0645 04-0648
04-0650 04-0657
05-0038 05-0040
05-0041 05-0070
05-0072 05-0102
05-0104 05-0149
05-0249 05-0293
05-0296 05-0346
05-0351 05-0376
05-0380 05-0384
05-0385 05-0386
05-0396 05-0397
05-0398 05-0420
05-0461 05-0470
05-0500 05-0526
05-0527 05-0528
05-0594 05-0596
05-0662 05-0672
06-0011 06-0022
06-0025 06-0029
06-0082 06-0126
06-0184 06-0191
06-0224 06-0270
06-0281 06-0288
06-0328 06-0345
06-0359 06-0370
06-0377 06-0381
06-0387 06-0413
06-0416 06-0418
06-0419 06-0456
06-0469 06-0477
06-0488 06-0497
06-0543 06-0544
06-0574 06-0642
06-0670 06-0689
06-0707 06-0732
06-0743 07-0001
07-0011 07-0048
07-0054 07-0057
07-0058 07-0118
07-0235 07-0246
07-0293 07-0405
schwein 07-0420
07-0427 07-0440
07-0468 07-0484
07-0496 07-0501
07-0504 07-0505
07-0527 07-0558
07-0559 07-0575
07-0592 07-0593
07-0629 07-0688
07-0698 07-0738
07-0754 07-0770
07-0775 07-0813
07-0837 08-0005
08-0020 08-0026
08-0052 08-0053
08-0171 08-0199
08-0200 08-0246
08-0249 08-0271
08-0272 08-0273
08-0298 08-0304
08-0305 08-0315
08-0335 08-0346
08-0349 08-0370
08-0372 08-0373
08-0385 08-0391
08-0396 08-0418
08-0432 08-0438
08-0441 08-0476
08-0528 08-0560
08-0561 08-0562
08-0596 08-0673
09-0008 09-0032
09-0041 09-0057
09-0058 09-0059
09-0117 09-0196
09-0214 09-0215
09-0216 09-0257
09-0271 09-0336
09-0344 09-0351
09-0353 09-0355
09-0367 09-0378
09-0379 09-0394
09-0397 09-0404
09-0415 09-0423
09-0424 09-0434
09-0436 09-0438
09-0455 09-0456
09-0466 09-0473
09-0474 09-0475
09-0476 09-0477
09-0487 09-0488
09-0489 09-0537
09-0595 09-0615
09-0616 09-0715
09-0727 09-0739
10-0010 10-0058
10-0059 10-0060
10-0061 10-0062
10-0155 10-0259
10-0260 10-0267
10-0278 10-0281
10-0303 10-0305
10-0306 10-0344
10-0383 10-0389
10-0390 10-0396
10-0397 10-0400
10-0411 10-0431
10-0459 10-0514
10-0528 10-0529
10-0581 10-0627
10-0642 11-0015
11-0035 11-0075
11-0076 11-0077
11-0078 11-0108
11-0109 11-0224
schwein 11-0275
11-0287 11-0288
11-0300 11-0378
11-0388 11-0409
11-0414 11-0415
11-0419 11-0448
11-0452 11-0454
11-0459 11-0493
11-0494 11-0495
11-0521 11-0530
11-0531 11-0532
11-0533 11-0546
11-0547 11-0548
11-0614 11-0633
11-0634 11-0649
11-0696 11-0699
11-0717 11-0718
11-0734 11-0742
12-0001 12-0051
12-0052 12-0053
12-0071 12-0092
12-0096 12-0100
12-0106 12-0225
12-0226 12-0227
12-0274 12-0280
12-0314 12-0325
12-0329 12-0337
12-0389 12-0403
12-0404 12-0436
12-0437 12-0446
12-0447 12-0449
12-0451 12-0456
12-0464 12-0516
12-0538 12-0569
12-0570 12-0596
12-0597 12-0637
12-0655 12-0683
schweinefleisch
02-0929 02-0930
03-0676 03-0731
03-0734 05-0338
05-0685 06-0746
07-0798 08-0316
schweinemast
08-0277 10-0248
schweinepestvirus
01-0433 02-0597
04-0406 05-0385
05-0386 06-0477
06-0478 08-0391
09-0468 10-0390
12-0449 12-0450
12-0451
schweineproduktion
01-0295 02-0189
02-0845 03-0136
03-0646 04-0326
05-0301 05-0308
05-0313 06-0710
07-0421 08-0189
09-0640 10-0240
10-0243 11-0321
11-0323 12-0283
schweinerasse
12-0111
schweinestall
01-0287 02-0707
06-0410 09-0342
09-0343 09-0368
10-0252
+schweizer karanrind
06-0319
schwermetall
02-0780 05-0322
09-0614 11-0204
+schwimmblase
07-0169 12-0165
+schwimmblasen-stress-syndrom 02-0247
+schwimmblasenentzuendung 11-0169
+scomber skombrus
07-0172
+scophthalmus maximus 12-0169
scrapievirus 01-0413
03-0489 10-0162
12-0470 11-0563
+sdopamin 03-0101
+sebastes mystinus
12-0163
sedativum 02-0813
02-0835 04-0612
10-0038 11-0704
11-0705 11-0717
11-0748
sediment 09-0574
12-0127
+sedimentationsrate
12-0132
seefisch 01-0116
01-0331 02-0235
04-0144 06-0159
07-0150 07-0185
07-0187 07-0188
07-0189 07-0190
07-0199 07-0206
08-0110 08-0119
12-0156 12-0160
12-0166
+seeloewe 03-0416
sehen 02-0136
03-0080 03-0084
sehne 02-0893
04-0629 04-0630
05-0626 07-0674
08-0681 10-0622
12-0067
+sekret 03-0392
05-0312 11-0012
12-0351
sekretion 01-0038
01-0052 01-0055
01-0070 01-0161
01-0661 02-0070
02-0278 02-0432
02-0811 03-0025
03-0043 03-0044
03-0049 03-0077
03-0085 03-0090
03-0109 03-0276
03-0652 04-0058
04-0253 04-0603
05-0008 05-0064
05-0089 05-0116
05-0117 05-0141
05-0578 06-0025
06-0046 06-0063
06-0113 06-0122
06-0123 06-0124
06-0126 06-0280
07-0045 07-0067
07-0077 07-0100
07-0109 07-0677
07-0746 08-0016
08-0041 08-0053
08-0073 08-0081
08-0198 08-0205

sekretion 09-0073
09-0094 09-0097
09-0102 09-0107
09-0208 09-0297
09-0300 09-0312
09-0646 09-0653
10-0030 10-0037
10-0046 10-0053
10-0059 10-0075
10-0104 10-0166
10-0215 10-0559
11-0041 11-0045
11-0070 11-0074
11-0075 11-0076
11-0077 11-0080
11-0084 11-0248
11-0332 11-0336
12-0052 12-0071
12-0077 12-0078
12-0079 12-0083
+sektion 11-0213
11-0220 12-0564
+sekundaer 01-0638
+sekundaerinfektion
11-0519
selektion 01-0252
01-0254 02-0398
02-0408 02-0410
03-0445 04-0130
04-0159 04-0215
05-0192 06-0059
07-0126 07-0287
07-0317 07-0321
07-0633 08-0070
09-0154 09-0502
10-0030 10-0169
12-0366 12-0410
+selektivmedium
04-0198 12-0400
selen 01-0015
01-0561 01-0603
02-0204 02-0725
02-0732 03-0569
03-0597 03-0606
04-0154 06-0557
06-0560 07-0648
07-0653 07-0671
08-0213 08-0489
08-0501 08-0525
10-0190 10-0498
10-0528 11-0113
11-0124 11-0629
11-0635 11-0639
11-0681 11-0696
12-0178 12-0591
+self-cure-phaenome
n 11-0605
11-0606
senecio 01-0599
02-0776
+sensibilitaet 10-0577
separieren 04-0030
07-0816
+sephadex-filterung
09-0113
+septikaemie 01-0334
03-0172 03-0378
04-0336 04-0632
09-0624 11-0450
sequenz 01-0181
02-0317 05-0092
07-0048 07-0118
08-0063 08-0159
09-0191 10-0266
10-0314 10-0379
sequenz 10-0387
10-0401 11-0426
11-0509 11-0518
11-0531 11-0551
12-0422
+sequenzanalyse
04-0335
serin 09-0039
+seriola dumerili
06-0146
+seriola purpurascens
06-0159
+seriola quinqueradia
ta 03-0143
03-0144 06-0146
06-0147 11-0141
12-0146 12-0147
12-0148
serologie 01-0303
01-0307 01-0308
01-0339 01-0340
01-0350 01-0359
01-0373 01-0374
01-0376 01-0378
01-0407 01-0423
01-0425 01-0444
01-0482 01-0483
01-0490 01-0619
01-0651 01-0653
02-0248 02-0339
02-0359 02-0372
02-0466 02-0479
02-0490 02-0512
02-0521 02-0528
02-0563 02-0578
03-0392 03-0398
03-0406 03-0446
03-0456 03-0476
03-0481 03-0490
04-0369 04-0371
04-0379 04-0387
04-0556 04-0662
05-0180 05-0336
05-0337 06-0104
06-0120 06-0409
06-0466 06-0483
06-0493 06-0505
07-0143 07-0489
07-0533 07-0536
07-0555 07-0556
07-0594 07-0596
07-0597 07-0605
07-0769 08-0158
08-0303 08-0315
08-0356 08-0357
08-0380 09-0126
09-0130 09-0135
09-0188 09-0374
09-0390 09-0410
09-0418 09-0419
09-0504 09-0530
10-0150 10-0272
10-0298 10-0333
10-0340 10-0356
10-0446 11-0141
11-0142 11-0143
11-0163 11-0264
11-0427 11-0430
11-0451 11-0472
11-0473 11-0476
12-0230 12-0363
12-0369 12-0370
12-0373 12-0379
12-0448 12-0467
12-0496 12-0507
serologie 12-0582
serologisch 01-0398
01-0447 01-0457
02-0297 02-0371
02-0596 02-0621
02-0622 03-0450
03-0470 03-0472
03-0474 04-0343
04-0363 04-0389
04-0410 04-0418
04-0563 05-0180
05-0342 05-0366
05-0382 05-0384
05-0393 05-0396
06-0451 06-0459
06-0460 06-0464
06-0469 06-0482
06-0486 06-0498
06-0499 06-0509
07-0458 07-0459
07-0502 07-0559
07-0561 07-0592
07-0602 07-0628
07-0705 08-0365
08-0372 08-0423
08-0461 08-0583
09-0278 09-0356
09-0383 09-0457
09-0459 09-0460
09-0461 09-0465
09-0466 09-0468
09-0471 09-0474
09-0475 09-0481
09-0483 09-0501
09-0535 10-0161
10-0168 10-0276
10-0299 10-0300
10-0303 10-0366
10-0383 10-0384
10-0388 10-0389
10-0402 11-0447
11-0452 11-0456
11-0469 11-0495
11-0508 11-0514
11-0529 11-0545
11-0556 11-0684
12-0304 12-0403
12-0406 12-0425
12-0426 12-0427
12-0441 12-0457
12-0460
serotonin 01-0040
02-0036 02-0074
03-0018 03-0088
04-0055 04-0465
05-0109 06-0072
09-0096 09-0213
12-0055 12-0124
12-0224
+serovar 01-0377
02-0525 04-0379
11-0439
serratia 07-0509
12-0623
+sertolizelle 09-0059
12-0105
serum 02-0612
04-0508 07-0281
07-0293 07-0536
08-0507 09-0270
09-0623 10-0330
11-0586 12-0026
12-0556
+serumkortisolspiegel
05-0666
+serumspiegel
07-0750
setaria digitata
03-0512
seuche 01-0202
01-0301 02-0444
04-0236 04-0237
04-0396 04-0398
05-0249 06-0344
08-0190 08-0191
08-0283 09-0245
11-0279 11-0779
12-0275
+sexen 03-0108
+sexualverhalten
02-0129 11-0340
shigella 02-0826
05-0359 05-0584
08-0163 09-0371
10-0271
+shunt 04-0526
04-0538 06-0699
+sichelzellanaemie
12-0213
+sicherheitslabor
01-0216 06-0506
silage 01-0338
01-0552 03-0388
03-0553 05-0047
05-0048 06-0371
09-0612 12-0044
12-0045
silber 04-0580
09-0666
+silberfuchs 09-0261
silieren 02-0729
silierzusatz 09-0612
+silurus glanis
06-0151
simmentaler fleckvie
h 03-0207
simulation 09-0298
sinnesorgan 06-0078
06-0079
+sinoptera 11-0615
+sinusknoten 04-0062
siphonaptera 02-0701
04-0424 04-0461
05-0489 07-0758
08-0427 08-0482
10-0326 11-0622
11-0623
skelett 01-0058
02-0003 02-0006
02-0368 02-0759
05-0119 05-0504
05-0525 05-0535
05-0633 06-0004
06-0428 07-0212
07-0267 07-0793
07-0808 08-0042
09-0582 09-0707
10-0494 11-0228
11-0649 11-0759
11-0763 12-0123
12-0124 12-0545
12-0555 12-0577
12-0715
+skelettentwicklung
12-0715
sklerose (tier)
05-0524 07-0673
10-0116 12-0579
+skoliose 07-0212
12-0576
+skorbut 12 0557
+skrotalisolierung
03-0128
+soforttyp 01-0162
01-0163 01-0164
01-0166 01-0575
08-0482
sojabohne 05-0072
06-0741
sojaextraktionsschrot
09-0629
+sojaprotein 06-0741
+somatostatin
03-0229 11-0082
12-0064
sommer 01-0378
01-0518 11-0186
+sommerekzem
02-0746
sonderkulturenproduk
tion 08-0607
sonnenschein
09-0150 11-0402
+sonographie
07-0365 07-0802
07-0803
sorption 01-0666
02-0182 04-0211
04-0604 05-0189
05-0235 06-0046
07-0008 08-0034
08-0436 12-0340
sortiment 04-0570
sozial integration
05-0258
+spaetgeneralisation
07-0498
spaltenboden
02-0438 07-0125
08-0269 09-0350
+spastisches syndrom
02-0299
speichel 01-0403
04-0102 06-0699
07-0586 08-0051
08-0484 08-0510
09-0210
speicheldruese
01-0017 04-0015
05-0082 05-0440
06-0013 09-0208
09-0534 09-0704
12-0088 12-0191
+speicher 10-0213
spektralanalyse
01-0194 02-0912
04-0050 12-0541
12-0544
spektrofotometrie
08-0066
+spendertier 06-0140
sperma 01-0065
01-0090 01-0091
01-0093 01-0094
01-0245 02-0100
02-0154 02-0186
02-0188 02-0189
02-0190 02-0191
02-0193 02-0202
02-0203 02-0328
02-0363 02-0364
02-0431 02-0513
02-0609 03-0116
03-0117 03-0119
03-0120 03-0121

sperma 03-0122
03-0129 03-0135
03-0293 03-0301
03-0309 04-0121
04-0125 04-0132
04-0227 04-0264
04-0265 04-0275
04-0585 04-0592
05-0022 05-0131
05-0133 05-0134
05-0135 05-0139
05-0289 06-0005
06-0022 06-0129
06-0130 06-0131
06-0133 06-0134
06-0135 06-0137
06-0138 06-0299
06-0304 06-0397
07-0009 07-0121
07-0122 07-0123
07-0223 07-0285
07-0340 07-0399
07-0410 07-0515
07-0519 08-0083
08-0084 08-0085
08-0086 08-0087
08-0089 08-0196
08-0222 08-0223
08-0224 08-0225
08-0248 08-0250
08-0380 09-0110
09-0111 09-0112
09-0113 09-0114
09-0117 09-0118
09-0123 09-0256
09-0259 09-0292
09-0389 09-0401
09-0422 09-0432
10-0108 10-0111
10-0213 10-0309
10-0415 11-0103
11-0105 11-0106
11-0107 11-0110
11-0111 11-0337
11-0339 11-0361
11-0368 11-0376
11-0391 11-0393
11-0394 11-0398
11-0706 12-0107
12-0110 12-0111
12-0112 12-0113
12-0117 12-0120
12-0303 12-0416
12-0420
spermaaufbereitung
01-0089 01-0090
01-0093 02-0186
02-0189 02-0192
02-0194 02-0203
03-0116 03-0117
03-0121 03-0123
03-0277 03-0278
04-0124 04-0126
04-0133 05-0133
05-0134 05-0137
06-0136 06-0277
09-0113 09-0119
11-0104 11-0108
11-0109 11-0112
11-0113 11-0114
11-0116 11-0197
12-0106 12-0107
12-0109 12-0110
12-0111 12-0116
12-0121
+spermabank 10-0415
spermagewinnung
02-0200 03-0632
06-0132 06-0277
07-0217 09-0252
11-0104 11-0116
11-0197 12-0106
spermaproduktion (i
m tier) 01-0047
01-0086 01-0248
02-0385 03-0130
03-0196 04-0098
04-0121 04-0277
04-0595 04-0600
05-0022 05-0025
05-0138 05-0140
05-0445 06-0132
07-0340 07-0371
07-0463 08-0082
09-0015 09-0110
09-0111 09-0115
10-0110 10-0112
10-0179 11-0103
12-0105
+spermaqualitaet
03-0128
+spermatocoelen
07-0209
+spermatozoon
08-0085
+spermatozyt
02-0386
+spermin 03-0135
06-0129
spermiogenese
02-0386
spermium 01-0088
01-0089 01-0094
02-0187 02-0195
02-0198 02-0206
02-0382 02-0385
02-0386 02-0686
03-0013 03-0118
04-0020 04-0021
04-0119 04-0120
04-0122 04-0123
04-0124 04-0126
04-0277 04-0453
04-0600 05-0132
05-0136 05-0137
05-0282 06-0103
06-0131 07-0392
07-0463 08-0088
08-0256 09-0010
09-0104 09-0108
09-0109 09-0119
09-0293 10-0109
10-0113 11-0096
11-0107 11-0114
11-0291 12-0104
12-0108 12-0109
12-0114
+sperrfrist 07-0775
spezialisierung
03-0274
+speziesspezifitaet
06-0472
+speziesunterschied
09-0093
+spezifitaet 05-0219
sphaeropherus
06-0216
+sphaerospora renicu
la 06-0158
+spherozytose
09-0242
+sphyrion lumpi
12-0166
+spindelkoerper
03-0660
+spirale 07-0363
spirillaceae 06-0380
06-0683
+spitzkletten 09-0611
+splenozyt 10-0183
+splitvakzine 05-0405
+spondyliosoma cant
hurus 07-0150
+spongiosa 09-0719
spore 05-0411
06-0218 06-0634
06-0751 07-0169
08-0404 09-0197
09-0425 11-0208
12-0179 12-0379
+sporidesmin
02-0773
+sporothrix 11-0571
sporotrichum
07-0302
+sporotrix schenckii
07-0302
sporozoa 03-0508
04-0438 07-0604
08-0416 10-0436
10-0437 10-0438
10-0439 10-0445
11-0584
+sporozyst 07-0591
sportpferd 02-0884
02-0897 05-0096
08-0252 10-0211
10-0321 10-0619
sporulation 05-0411
07-0170
+sprattus auratus
12-0145
+sprinter 05-0242
spritzen 05-0563
09-0705
spurenelement
01-0576 03-0530
04-0653 05-0043
05-0188 05-0475
06-0286 08-0499
11-0067
+squalus acanthias
08-0119 12-0160
staatliche leitung
02-0357
+stabilisator 12-0638
stabilitaet 01-0181
03-0122 03-0210
12-0638
06-0751
+stachel 06-0554
stadt 09-0247
staerke 12-0554
stall 01-0282
01-0290 02-0440
03-0374 04-0310
04-0321 04-0490
05-0305 06-0360
06-0658 07-0418
07-0422 08-0269
08-0276 08-0278
08-0282 09-0341
09-0354 12-0330
stalldung 04-0373
stalldung 05-0311
stallhaltung 02-0438
02-0680 04-0309
04-0519 06-0747
10-0064 12-0325
12-0519
stallklima 01-0282
01-0283 01-0284
03-0020 03-0351
03-0356 03-0565
04-0319 05-0305
05-0307 06-0336
06-0337 07-0419
08-0276 08-0277
10-0245 10-0537
11-0396 11-0406
11-0687 12-0325
stalluft 01-0622
03-0361 03-0646
04-0323 08-0275
09-0331 09-0342
09-0347 09-0349
12-0326 12-0329
12-0355
stamm 01-0313
01-0328 01-0331
01-0337 01-0382
02-0463 02-0497
02-0925 03-0376
03-0412 04-0111
04-0185 04-0192
04-0334 04-0350
04-0351 04-0378
04-0401 05-0319
06-0116 06-0120
06-0212 06-0213
06-0214 06-0361
06-0368 06-0391
06-0403 06-0501
06-0677 07-0268
07-0314 07-0449
07-0509 07-0537
07-0565 07-0587
09-0362 09-0364
09-0680 10-0269
10-0272 10-0281
10-0284 10-0288
10-0297 10-0302
10-0307 10-0339
10-0353 10-0417
10-0418 11-0233
11-0423 11-0425
11-0439 11-0440
11-0469 11-0470
11-0474 11-0484
11-0497 11-0500
11-0501 11-0532
11-0580 11-0734
11-0743 12-0217
12-0366 12-0378
12-0379 12-0450
+stammzelle 05-0218
12-0006
standard 02-0430
05-0294 05-0295
05-0678 06-0322
07-0108 12-0121
standardisierung
01-0082 01-0659
01-0689 08-0426
09-0356 10-0299
11-0279
standort 12-0182
staphylococcus
01-0328 01-0329
staphylococcus
01-0330 01-0331
01-0332 01-0636
01-0719 02-0187
02-0308 02-0473
02-0474 02-0475
02-0476 02-0589
02-0786 02-0800
02-0806 02-0807
02-0809 02-0830
03-0256 03-0359
03-0368 03-0382
03-0383 03-0622
04-0196 04-0344
04-0345 04-0346
04-0560 04-0562
04-0587 05-0331
05-0332 05-0576
05-0584 06-0230
06-0734 06-0752
07-0268 07-0450
07-0451 07-0720
07-0722 07-0724
07-0725 07-0749
07-0750 07-0818
08-0135 08-0136
08-0174 08-0307
09-0201 09-0272
09-0369 09-0373
09-0374 09-0375
09-0376 09-0665
10-0151 10-0251
10-0283 10-0284
10-0285 10-0286
10-0287 10-0288
10-0556 10-0633
11-0318 11-0442
11-0443 11-0446
12-0360 12-0361
12-0649
+staphylococcus agal
actiae 07-0724
+staphylococcus aure
us 01-0331
01-0332 07-0681
07-0724
+staphylococcus hyic
us 09-0375
+staphylokokzine
01-0328
starterfutter 01-0274
starterkultur 07-0834
11-0777
statistik 06-0267
08-0296 08-0671
staub 01-0290
03-0374 04-0488
05-0196 09-0342
09-0349 09-0368
12-0328 12-0329
12-0602
staupevirus 02-0583
03-0418 09-0451
10-0378 11-0528
12-0434
+steatose 06-0590
+stechfliege 02-0706
+stegobium paniceum
04-0161
+stehend-wasser-test
11-0190
+steher 05-0242
stein 12-0562
stenose 02-0742
03-0577 08-0528

stenose 10-0128
+stephanofilaria 08-0465
+stephanofilariose 12-0532
sterblichkeit 01-0101 01-0102 01-0304 01-0317 01-0319 01-0384 02-0355 02-0537 02-0593 02-0793 03-0131 03-0263 03-0451 04-0138 04-0261 04-0303 04-0448 05-0416 05-0561 06-0142 06-0164 06-0167 06-0168 06-0169 06-0352 06-0391 06-0595 07-0130 07-0140 07-0216 07-0442 07-0638 08-0101 08-0103 08-0115 08-0581 09-0127 09-0136 09-0139 09-0321 09-0526 09-0634 10-0009 10-0551 10-0630 11-0145 11-0146 11-0185 11-0186 11-0191 11-0193 11-0392 11-0436 11-0662 11-0691 12-0140 12-0144 12-0169 12-0349
+sterigmatozystin 07-0578
sterilisieren 02-0706 04-0304 04-0620 04-0628 06-0349 06-0506 12-0119
sterilitaet 01-0246 02-0382 03-0289 04-0266 05-0273 05-0283 06-0285 06-0286 06-0287 08-0221 09-0280 11-0315
steroid 02-0306 03-0032 03-0111 03-0666 04-0030 04-0061 07-0110 07-0117 07-0373 08-0075 10-0223 10-0226 11-0296 11-0381
+steroidhormon 04-0080
+steroidogenese 04-0061
steuerung 03-0053 05-0116 07-0095 07-0277 07-0322 09-0090 09-0300 10-0079 10-0080 11-0240
steuerungstheorie 07-0104
sth 02-0142 02-0379 03-0039 03-0067 03-0560 03-0645 04-0081 04-0187 04-0225 05-0092 05-0116 06-0626 07-0003
sth 07-0048 07-0050 07-0067 07-0119 08-0064 10-0030 10-0060 10-0061 10-0065 10-0083 10-0585 11-0028 11-0065 11-0073 11-0777 12-0064
+sth-releasing-faktor 05-0116
stickstoff 01-0149 01-0563 03-0009 03-0059 03-0341 04-0296 05-0045 06-0121 06-0559 07-0383 07-0482 10-0469 12-0170 12-0173
stickstoffumsatz 05-0469
stimulierung 01-0046 01-0061 01-0122 01-0161 01-0165 01-0167 01-0186 01-0205 01-0255 01-0475 02-0056 02-0240 02-0400 03-0049 03-0058 03-0076 03-0081 03-0094 03-0096 03-0254 04-0091 04-0207 04-0209 04-0434 05-0083 05-0210 05-0377 06-0044 06-0111 06-0246 07-0102 07-0323 07-0771 08-0075 08-0184 08-0610 09-0226 09-0279 09-0316 09-0740 10-0176 11-0082 11-0097 11-0354 11-0420 11-0709 11-0711 12-0052 12-0059 12-0101 12-0242 12-0696
+stizostedion lucioperca 08-0095
+stizostedion vitreum 02-0241
+stockbiene 12-0184
stoffaufnahme 12-0009
stoffwechelkrankheit 09-0591
stoffwechsel 01-0028 01-0030 01-0032 01-0036 01-0080 01-0236 01-0553 01-0560 01-0570 01-0571 01-0574 01-0604 01-0676 02-0047 02-0048 02-0084 02-0124 02-0153 02-0167 02-0286 02-0293 02-0343 02-0365 02-0367 02-0530 02-0721 02-0726 02-0729 03-0030 03-0034 03-0094 03-0107 03-0115 03-0119 03-0516
stoffwechsel 03-0529 03-0545 03-0554 03-0560 03-0681 04-0005 04-0058 04-0066 04-0092 04-0097 04-0131 04-0135 04-0254 04-0456 04-0501 04-0502 04-0514 04-0515 04-0524 04-0598 04-0668 05-0037 05-0047 05-0048 05-0052 05-0062 05-0069 05-0081 05-0084 05-0103 05-0205 05-0434 05-0490 05-0501 05-0504 05-0505 05-0509 05-0578 05-0597 05-0603 05-0679 06-0029 06-0043 06-0051 06-0057 06-0060 06-0205 06-0444 06-0559 06-0610 07-0020 07-0024 07-0030 07-0042 07-0043 07-0078 07-0080 07-0082 07-0302 07-0651 07-0652 07-0661 07-0685 07-0695 07-0761 07-0841 08-0024 08-0031 08-0033 08-0035 08-0213 08-0492 08-0498 08-0520 08-0521 08-0522 09-0058 09-0062 09-0067 09-0084 09-0101 09-0192 09-0335 10-0012 10-0040 10-0056 10-0062 10-0080 10-0083 10-0096 10-0147 10-0148 10-0173 10-0497 10-0599 11-0026 11-0036 11-0054 11-0062 11-0067 11-0250 11-0251 11-0329 11-0412 11-0658 12-0040
+stoffwechsel-hemmungstest 01-0363
stoffwechselkrankheit 01-0554 01-0557 03-0552 03-0563 04-0504 05-0497 08-0505 10-0494 10-0500 10-0519 12-0543 12-0545 12-0548 12-0549
stoffwechselprodukt 02-0876 11-0017
stoffwechselproduktion 08-0330
stoffwechselstoerung 01-0157 01-0549 01-0551 01-0560 01-0625 02-0409 02-0723 02-0818 02-0924 03-0544 03-0545 03-0548
stoffwechselstoerung 03-0553 03-0560 03-0594 03-0613 03-0630 04-0329 04-0498 05-0496 06-0563 07-0647 07-0654 08-0488 08-0498 09-0582 10-0495 11-0062 11-0331 11-0625 11-0634 11-0670 11-0690
+stomatitis 01-0618
strahlen 03-0001 07-0015
strahlung 07-0105 07-0231
+streifenbarsch 11-0186
streptococcus 01-0148 01-0333 01-0334 01-0637 01-0649 02-0478 02-0479 02-0786 02-0806 02-0807 02-0810 02-0811 02-0914 02-0915 04-0342 04-0347 04-0559 04-0587 06-0146 06-0147 06-0148 06-0213 06-0219 07-0155 07-0272 07-0361 07-0452 07-0698 07-0720 07-0722 07-0725 08-0225 08-0309 08-0310 09-0373 09-0377 09-0379 09-0380 09-0381 09-0654 10-0153 10-0289 10-0290 10-0556 11-0447 11-0448 11-0449 11-0450 12-0213 12-0649 12-0660
streptococcus agalactiae 02-0481 03-0248 03-0619 04-0556 07-0286
streptococcus faecalis 01-0335 12-0211
streptococcus lactis 06-0106 12-0362
streptococcus pyogenes 02-0477 04-0197 11-0445 12-0605
streptomyces 05-0176 06-0516
streptomycetaceae 03-0105 10-0163
streptomycin 01-0327 02-0861 07-0158 07-0749 09-0404 12-0666
stress 01-0117 01-0275 02-0052 02-0083 02-0093 02-0230 02-0246 03-0088 04-0072 04-0114 04-0465 04-0511 05-0098 05-0371 05-0598
stress 06-0053 06-0059 06-0095 06-0099 06-0101 06-0188 06-0195 06-0237 06-0331 06-0332 06-0506 07-0045 07-0096 07-0100 07-0144 07-0262 07-0290 07-0417 07-0424 07-0754 07-0790 08-0051 08-0118 08-0119 08-0267 08-0279 08-0596 09-0320 09-0505 09-0605 10-0026 10-0084 10-0115 10-0122 10-0167 10-0217 10-0247 10-0552 10-0584 10-0604 10-0608 11-0033 11-0062 11-0072 11-0132 11-0155 11-0651 11-0717 12-0024 12-0174 12-0332
+strichkanal 02-0794
stroemung 12-0161
+stroemungsmessrohr 12-0161
stroh 02-0523
+strom 06-0062
strongylidae 01-0513 02-0689 03-0534 04-0330 04-0483 04-0608 05-0475 07-0618 08-0444 08-0447 09-0553 10-0476 12-0520
strongyloides 02-0672 04-0478 05-0476 05-0587 10-0475 12-0240 12-0645
+strongyloides papillosus 10-0475
+strongyloides stercoralis 10-0476
+strongyloides westeri 05-0587
strongylus 01-0512 02-0836 04-0467 04-0479 09-0536 11-0243 12-0518
strontium 10-0200
+strophantin 05-0556
struktur 01-0027 01-0194 01-0509 01-0696 02-0014 02-0020 02-0024 02-0028 02-0038 02-0184 02-0198 02-0262 02-0275 02-0303 02-0317 02-0566 02-0652 03-0013 03-0047 03-0060 03-0092 03-0480 04-0008 04-0010 04-0014 04-0027 04-0047 04-0080 04-0422 05-0219 05-0412 06-0005 06-0012 06-0013 06-0015 06-0020 06-0021

struktur 06-0022
06-0023 06-0089
06-0095 06-0119
06-0125 06-0499
06-0532 06-0612
06-0683 07-0006
07-0016 07-0020
07-0021 07-0022
07-0026 07-0028
07-0072 07-0073
07-0076 07-0123
07-0232 07-0320
07-0321 07-0448
07-0518 07-0595
07-0598 07-0743
08-0013 08-0014
08-0016 08-0017
08-0021 08-0039
08-0054 08-0065
08-0068 08-0085
08-0158 08-0326
08-0339 08-0367
08-0379 08-0402
08-0438 08-0665
09-0001 09-0002
09-0003 09-0011
09-0023 09-0024
09-0046 09-0077
09-0190 09-0193
09-0425 09-0494
09-0594 09-0629
10-0002 10-0003
10-0004 10-0011
10-0013 10-0014
10-0021 10-0022
10-0045 10-0070
10-0119 10-0162
10-0178 10-0201
10-0380 10-0400
10-0499 10-0503
10-0504 10-0639
11-0013 11-0096
11-0148 11-0243
11-0245 11-0246
11-0247 11-0460
11-0497 11-0516
11-0558 11-0690
12-0014 12-0210
12-0211 12-0230
12-0251 12-0255
12-0262 12-0264
12-0306 12-0412
12-0484 12-0667
+strukturpolypeptid
01-0399
+strychnin 04-0049
studium 11-0284
+stunting-syndrom
03-0231 04-0425
04-0553 11-0692
11-0694 12-0489
stute 01-0238
01-0239 01-0242
01-0269 01-0374
02-0089 02-0298
02-0361 02-0372
02-0876 03-0197
03-0286 03-0287
03-0335 03-0344
04-0226 04-0244
04-0245 04-0246
04-0266 04-0267
04-0270 05-0259
05-0268 05-0276
06-0261 06-0272
stute 06-0279
06-0423 07-0347
07-0355 07-0357
07-0361 07-0366
07-0406 07-0407
07-0408 07-0409
07-0577 07-0604
07-0788 07-0802
08-0165 08-0166
08-0203 08-0216
08-0217 08-0252
08-0254 08-0259
08-0268 08-0351
09-0265 09-0272
09-0275 09-0283
09-0316 09-0697
10-0134 10-0164
10-0227 10-0228
10-0229 10-0576
11-0309 11-0315
11-0384 11-0385
11-0646 11-0769
12-0289 12-0290
12-0291 12-0563
+subklinisch 01-0631
+subkutan 06-0238
+substanz p 03-0021
03-0041 07-0087
substitution 01-0555
08-0506 08-0507
10-0528
substrat 06-0134
07-0780 08-0076
09-0196
+subtilisin 06-0453
+subtriquetra subtriq
uetra 12-0165
+succinatdehydrosena
se 08-0096
suchbulle 01-0084
+suessklee 01-0600
suesswasserfisch
01-0104 01-0107
02-0219 02-0220
02-0221 02-0226
02-0230 04-0154
04-0156 04-0157
09-0139 11-0125
11-0133 11-0154
11-0194 11-0195
suffolk-schaf 09-0092
+sukzinatdehydrogena
se 01-0503
01-0528
+sulfadimethoxin
06-0525
+sulfadimidin 07-0830
+sulfamonometoxin
07-0157
sulfat 01-0672
+sulfitlauge 09-0612
sulfonamid 02-0912
03-0416 03-0657
04-0605 06-0366
06-0642 06-0656
06-0661 07-0830
08-0617 10-0595
11-0715 11-0737
12-0664 12-0678
superovulation
02-0048 02-0199
02-0394 02-0395
02-0403 02-0404
02-0405 02-0406
02-0410 03-0299
superovulation
03-0303 03-0321
03-0327 03-0336
04-0283 04-0284
04-0285 04-0288
04-0294 04-0299
06-0299 06-0307
06-0318 07-0128
07-0373 07-0374
07-0375 07-0376
07-0377 07-0378
07-0380 07-0381
07-0382 07-0403
07-0404 08-0205
08-0234 08-0236
08-0237 08-0251
08-0256 09-0295
09-0301 09-0303
09-0309 09-0313
11-0344 11-0358
11-0363 11-0365
11-0366 11-0367
11-0370 12-0299
12-0300 12-0303
12-0309
+suppression 03-0254
07-0312 10-0432
+suppressoraktivitaet
07-0311
+suppressorzelle
03-0237 06-0230
06-0237 12-0241
+surfaktant 06-0087
+symmetrie 06-0713
sympathikomimetiku
m 05-0556
09-0659
symptom 01-0135
01-0136 01-0139
01-0140 01-0304
01-0352 01-0354
01-0371 01-0418
01-0432 01-0445
01-0453 01-0458
01-0459 01-0467
01-0479 01-0512
01-0518 01-0539
01-0569 01-0579
01-0583 01-0588
01-0594 01-0599
01-0614 01-0624
01-0707 02-0276
02-0451 02-0455
02-0473 02-0490
02-0495 02-0496
02-0510 02-0564
02-0583 02-0590
02-0593 02-0594
02-0610 02-0627
02-0628 02-0630
02-0634 02-0653
02-0722 02-0728
02-0741 02-0759
02-0784 02-0818
02-0867 03-0194
03-0224 03-0230
03-0231 03-0385
03-0387 03-0388
03-0399 03-0401
03-0431 03-0433
03-0483 03-0486
03-0488 03-0489
03-0490 03-0506
03-0538 03-0559
03-0564 03-0585
symptom 03-0588
03-0594 03-0605
03-0611 04-0097
04-0117 04-0172
04-0174 04-0191
04-0272 04-0273
04-0327 04-0347
04-0402 04-0414
04-0439 04-0491
04-0498 04-0503
04-0513 04-0530
04-0531 04-0532
04-0536 04-0541
04-0542 04-0547
04-0548 04-0567
04-0577 04-0624
05-0166 05-0174
05-0280 05-0346
05-0373 05-0431
05-0454 05-0470
05-0643 06-0151
06-0206 06-0352
06-0355 06-0387
06-0396 06-0428
06-0443 06-0445
06-0447 06-0460
06-0462 06-0466
06-0493 06-0495
06-0545 06-0577
06-0579 06-0607
06-0608 06-0673
06-0700 07-0236
07-0238 07-0255
07-0259 07-0298
07-0472 07-0476
07-0508 07-0511
07-0571 07-0574
07-0578 07-0593
07-0613 07-0645
07-0688 07-0690
07-0703 07-0706
07-0709 07-0710
07-0716 07-0737
07-0766 07-0768
07-0778 07-0781
07-0788 07-0814
08-0099 08-0143
08-0148 08-0304
08-0319 08-0332
08-0350 08-0355
08-0359 08-0366
08-0402 08-0406
08-0407 08-0412
08-0434 08-0457
08-0458 08-0483
08-0488 08-0489
08-0512 08-0517
08-0524 08-0532
08-0534 08-0535
08-0541 08-0548
08-0549 08-0554
08-0558 08-0561
08-0562 08-0651
08-0652 08-0663
08-0677 08-0678
09-0128 09-0137
09-0169 09-0366
09-0367 09-0376
09-0378 09-0399
09-0408 09-0442
09-0447 09-0472
09-0481 09-0491
09-0492 09-0505
09-0506 09-0507
09-0526 09-0555
symptom 09-0564
09-0578 09-0586
09-0602 09-0606
09-0609 09-0622
09-0629 09-0652
09-0655 09-0710
10-0117 10-0124
10-0136 10-0138
10-0139 10-0140
10-0143 10-0145
10-0289 10-0336
10-0337 10-0378
10-0384 10-0405
10-0412 10-0429
10-0476 10-0492
10-0495 10-0500
10-0505 10-0512
10-0516 10-0522
10-0529 10-0531
10-0535 10-0543
10-0554 10-0631
11-0154 11-0222
11-0449 11-0463
11-0468 11-0476
11-0522 11-0525
11-0535 11-0539
11-0555 11-0559
11-0563 11-0584
11-0636 11-0667
11-0668 11-0672
11-0673 11-0674
11-0692 11-0694
12-0003 12-0137
12-0138 12-0139
12-0152 12-0193
12-0203 12-0364
12-0373 12-0418
12-0428 12-0447
12-0479 12-0497
12-0511 12-0517
12-0534 12-0562
12-0564 12-0568
12-0582 12-0597
12-0602 12-0609
12-0676
+synapse 07-0075
+synaptosomen
02-0037

synergismus 02-0830
+synodontis multipun
ctatus 11-0120
+synovia 12-0706
+synplasma 07-0120
synthese 01-0034
02-0321 02-0541
03-0032 03-0227
04-0030 04-0041
04-0087 04-0463
05-0066 05-0129
05-0266 05-0600
05-0606 06-0027
06-0117 06-0123
06-0125 06-0128
06-0229 07-0073
07-0110 07-0117
08-0010 08-0075
09-0062 09-0370
10-0100 10-0149
10-0184 10-0198
12-0001 12-0021
12-0042 12-0211
12-0219 12-0347
12-0553 12-0709

+synthetisches tuberk
ulin 01-0370
+synzytialvirus
03-0456 01-0418
system 04-0079
04-0646
systemanalyse
03-0742
+szintigraphie
06-0703

+t-lymphozyt
03-0022 03-0212
05-0224 07-0309
08-0475 10-0432
+t-suppressor
05-0332
+t-suppressor-zelle
09-0176 09-0230
+t-zelle 02-0336
02-0340 03-0215
03-0219 03-0226
05-0218 05-0219
05-0220 05-0221
05-0222 05-0223
05-0225 05-0230
06-0253 07-0311
07-0315 07-0326
07-0456 07-0483
08-0050 09-0194
09-0200 09-0211
09-0212 09-0231
09-0437 10-0199
11-0245 11-0253
11-0254 11-0255
12-0220 12-0225
12-0229 12-0235
12-0238 12-0239
12-0243 12-0245
12-0248 12-0252
12-0462
+t-2 toxin 03-0500
tabanidae 01-0543
05-0487
tabelle 02-0565
03-0610
+tachykardie 02-0151
taenia 04-0455
05-0454 07-0004
08-0431 09-0547
09-0548 10-0458
10-0461 11-0594
12-0513
+taenia ovis 04-0442
taenia saginata
01-0496 01-0497
01-0498 01-0499
03-0528 04-0454
05-0452 05-0453
+taetowieren 02-0548
tagung 02-0255
02-0256 02-0258
03-0168 03-0367
04-0205 04-0565
10-0001 10-0041
11-0413 12-0318
talpidae 03-0721
taube 01-0674
02-0105 02-0578
02-0579 02-0580
02-0687 03-0453
03-0455 03-0506
03-0725 03-0725
04-0423 04-0496
05-0073 05-0320
taube 06-0460
06-0465 07-0017
07-0431 07-0433
07-0529 07-0535
08-0315 08-0541
08-0604 09-0247
09-0407 11-0081
11-0289 11-0404
11-0422 11-0525
11-0583 11-0721
11-0722 12-0571
12-0572
taubenpockenvirus
04-0423
tauchbehandlung
03-0009
taurin 12-0584
taxonomie 01-0507
02-0214 02-0534
03-0432 05-0427
06-0149 06-0421
06-0555 08-0110
08-0112 09-0140
09-0192 10-0279
11-0141 11-0608
+taylorella equigenita
lis 07-0506
techn 04-0615
07-0005
technologie 01-0001
01-0255 01-0278
02-0176 03-0682
03-0738 03-0740
06-0107 06-0330
06-0345 06-0749
07-0279 08-0091
08-0095 08-0600
09-0630 09-0738
10-0238 10-0241
10-0645 11-0025
11-0386 11-0401
12-0106 12-0112
+technopathie
09-0246
+tegument 04-0455
+teich 03-0142
12-0135
+teichbewertung
06-0144
+teknar 11-0193
+telemetrieverf
07-0079
tellur 01-0015
temperatur 01-0116
01-0284 01-0288
01-0316 01-0508
01-0723 02-0078
02-0086 02-0088
02-0169 02-0208
02-0216 02-0419
02-0647 02-0707
02-0868 03-0054
03-0098 03-0099
03-0100 03-0159
03-0463 03-0559
03-0636 03-0640
03-0729 04-0005
04-0076 04-0150
04-0161 04-0192
04-0461 04-0472
05-0021 05-0073
05-0099 05-0102
05-0112 05-0240
05-0336 05-0338
05-0392 05-0561
temperatur 05-0674
06-0039 06-0042
06-0047 06-0052
06-0054 06-0088
06-0093 06-0339
06-0356 06-0363
06-0395 06-0463
06-0504 06-0674
07-0031 07-0034
07-0042 07-0060
07-0085 07-0144
07-0148 07-0177
07-0196 07-0207
07-0214 07-0419
07-0613 07-0772
07-0835 08-0046
08-0076 08-0100
08-0122 08-0224
08-0242 08-0269
08-0308 08-0426
09-0156 09-0189
09-0286 09-0609
09-0743 10-0026
10-0033 10-0056
10-0058 10-0078
10-0094 10-0096
10-0167 10-0244
10-0245 10-0296
10-0314 10-0537
10-0538 10-0552
10-0584 10-0634
10-0641 10-0643
10-0645 11-0026
11-0063 11-0067
11-0188 11-0199
11-0239 11-0275
11-0323 12-0040
12-0054 12-0113
12-0136 12-0149
12-0150 12-0153
12-0161 12-0170
12-0268 12-0306
12-0358 12-0450
12-0572
temperaturmessgerae
t 04-0076
07-0419
temperieren 08-0033
tenebrionidae
04-0492
+tenosynovitis
07-0543
+teratogenese
02-0270
+teratogenitaet
02-0180
+teratokarzinom
07-0240
terpen 03-0173
+terramycin 02-0493
10-0482
territorium 01-0125
02-0249 10-0394
12-0399
teschenvirus 01-0426
11-0532
test 01-0287
02-0712 05-0684
11-0147 11-0433
11-0735
+testkeime 03-0363
+testmikrobe 11-0126
testosteron 02-0129
02-0174 02-0365
03-0025 03-0132
testosteron 03-0542
04-0118 04-0119
04-0250 04-0276
05-0139 06-0128
07-0119 07-0687
08-0062 09-0170
10-0057 10-0106
10-0107 10-0224
11-0290 11-0394
12-0546
tetanie 03-0551
tetanus 05-0344
10-0316
+tetrachlorkohlenstoff
10-0122
+tetrazoliumnitroblau
12-0541
tetrazyklin 02-0841
04-0408 04-0666
07-0158 07-0470
07-0485 07-0492
07-0501 07-0749
12-0644
tge-vakzin 06-0470
12-0683
tge-virus 01-0419
01-0420 01-0421
03-0260 04-0400
04-0552 05-0380
06-0469 06-0608
08-0372 09-0455
09-0456 11-0529
11-0530 11-0531
11-0542 12-0436
12-0437
+thalamus 05-0112
06-0076
thallium 01-0021
04-0068
theileria 02-0668
02-0669 03-0504
04-0434 04-0435
05-0440 06-0532
06-0533 07-0603
08-0421 09-0534
09-0535 10-0446
11-0579
+theragra chalcogra
mma 11-0774
therapie 01-0041
01-0135 01-0142
01-0164 01-0211
01-0218 01-0220
01-0238 01-0241
01-0302 01-0309
01-0310 01-0321
01-0328 01-0330
01-0346 01-0352
01-0353 01-0354
01-0374 01-0424
01-0434 01-0449
01-0456 01-0467
01-0479 01-0486
01-0510 01-0513
01-0536 01-0538
01-0539 01-0546
01-0554 01-0567
01-0568 01-0574
01-0591 01-0594
01-0595 01-0600
01-0601 01-0605
01-0608 01-0609
01-0611 01-0613
01-0633 01-0635
01-0637 01-0639
therapie 01-0654
01-0656 01-0658
01-0663 01-0670
01-0671 01-0687
01-0695 01-0700
01-0707 01-0708
01-0716 02-0026
02-0092 02-0266
02-0268 02-0274
02-0276 02-0279
02-0281 02-0284
02-0354 02-0367
02-0369 02-0375
02-0378 02-0429
02-0435 02-0451
02-0453 02-0465
02-0474 02-0494
02-0528 02-0617
02-0626 02-0628
02-0631 02-0637
02-0651 02-0653
02-0656 02-0674
02-0681 02-0692
02-0699 02-0701
02-0702 02-0709
02-0727 02-0734
02-0741 02-0744
02-0746 02-0756
02-0762 02-0763
02-0801 02-0808
02-0814 02-0822
02-0843 02-0844
02-0852 02-0856
02-0872 02-0873
02-0876 02-0881
02-0883 02-0885
02-0886 02-0888
02-0891 02-0894
03-0173 03-0195
03-0201 03-0203
03-0204 03-0234
03-0285 03-0294
03-0362 03-0416
03-0421 03-0422
03-0431 03-0437
03-0502 03-0505
03-0515 03-0519
03-0531 03-0537
03-0550 03-0557
03-0559 03-0570
03-0575 03-0585
03-0595 03-0611
03-0612 03-0617
03-0631 03-0653
03-0685 03-0692
03-0693 03-0694
03-0695 03-0696
03-0697 03-0700
03-0701 03-0703
03-0704 04-0159
04-0173 04-0179
04-0181 04-0222
04-0266 04-0268
04-0270 04-0273
04-0338 04-0346
04-0359 04-0393
04-0400 04-0431
04-0435 04-0437
04-0441 04-0442
04-0444 04-0445
04-0446 04-0447
04-0448 04-0454
04-0459 04-0491
04-0496 04-0498
04-0524 04-0527

therapie 04-0528
04-0530 04-0532
04-0545 04-0547
04-0548 04-0552
04-0561 04-0564
04-0576 04-0581
04-0584 04-0598
04-0619 04-0621
04-0626 04-0640
05-0160 05-0163
05-0164 05-0229
05-0257 05-0276
05-0280 05-0283
05-0315 05-0316
05-0317 05-0333
05-0339 05-0356
05-0368 05-0414
05-0415 05-0485
05-0497 05-0505
05-0508 05-0510
05-0511 05-0514
05-0515 05-0518
05-0523 05-0532
05-0534 05-0539
05-0540 05-0542
05-0555 05-0556
05-0557 05-0566
05-0574 05-0584
05-0587 05-0593
05-0601 05-0641
05-0646 05-0647
05-0648 05-0649
05-0653 05-0654
05-0661 06-0144
06-0155 06-0190
06-0192 06-0292
06-0353 06-0359
06-0385 06-0390
06-0398 06-0410
06-0461 06-0485
06-0491 06-0521
06-0525 06-0531
06-0557 06-0561
06-0572 06-0574
06-0580 06-0585
06-0589 06-0600
06-0602 06-0611
06-0615 06-0616
06-0620 06-0625
06-0643 06-0665
06-0666 06-0694
06-0698 06-0704
06-0705 07-0151
07-0178 07-0184
07-0218 07-0219
07-0253 07-0265
07-0318 07-0347
07-0363 07-0364
07-0435 07-0440
07-0474 07-0478
07-0491 07-0493
07-0501 07-0505
07-0511 07-0527
07-0576 07-0579
07-0580 07-0589
07-0628 07-0636
07-0656 07-0676
07-0677 07-0684
07-0696 07-0701
07-0727 07-0729
07-0730 07-0732
07-0742 07-0759
07-0760 07-0768
07-0782 07-0784
07-0787 07-0796

therapie 08-0108
08-0132 08-0137
08-0140 08-0192
08-0212 08-0217
08-0219 08-0221
08-0287 08-0306
08-0333 08-0343
08-0398 08-0408
08-0416 08-0424
08-0447 08-0466
08-0472 08-0475
08-0477 08-0491
08-0501 08-0504
08-0514 08-0516
08-0525 08-0531
08-0535 08-0549
08-0552 08-0573
08-0605 08-0609
08-0616 08-0628
08-0640 08-0642
08-0652 08-0654
08-0655 08-0656
08-0658 08-0667
08-0670 08-0674
08-0677 08-0679
08-0682 09-0133
09-0165 09-0173
09-0218 09-0272
09-0307 09-0333
09-0372 09-0374
09-0379 09-0380
09-0423 09-0447
09-0502 09-0515
09-0521 09-0536
09-0555 09-0567
09-0587 09-0590
09-0611 09-0613
09-0631 09-0635
09-0636 09-0639
09-0645 09-0667
09-0673 09-0688
09-0709 09-0710
09-0719 10-0137
10-0141 10-0164
10-0209 10-0221
10-0225 10-0228
10-0237 10-0258
10-0260 10-0265
10-0289 10-0293
10-0316 10-0317
10-0329 10-0354
10-0355 10-0431
10-0451 10-0455
10-0456 10-0457
10-0473 10-0485
10-0509 10-0514
10-0526 10-0531
10-0539 10-0550
10-0562 10-0564
10-0604 11-0128
11-0273 11-0311
11-0312 11-0327
11-0335 11-0387
11-0411 11-0441
11-0446 11-0449
11-0462 11-0544
11-0570 11-0572
11-0616 11-0643
11-0647 11-0659
11-0660 11-0668
11-0669 11-0675
11-0677 11-0678
11-0682 11-0691
11-0703 11-0715
11-0718 11-0730

therapie 11-0753
11-0754 11-0759
11-0760 12-0185
12-0189 12-0193
12-0194 12-0197
12-0204 12-0206
12-0287 12-0289
12-0325 12-0332
12-0364 12-0393
12-0404 12-0476
12-0477 12-0478
12-0486 12-0491
12-0514 12-0515
12-0517 12-0520
12-0521 12-0532
12-0534 12-0536
12-0537 12-0559
12-0569 12-0574
12-0578 12-0580
12-0584 12-0586
12-0591 12-0595
12-0606 12-0607
12-0621 12-0622
12-0642 12-0643
12-0653 12-0654
12-0676 12-0677
12-0678 12-0685
12-0690 12-0702
12-0703 12-0704
12-0708 12-0713
+therapieschema
11-0150
+thermalwasser
04-0338
thermische behandlu
ng 04-0307
05-0073 06-0346
+thermokaese
09-0730
+thermonuklease
10-0633
+thermophil 11-0237
thermoregulation
01-0035 02-0086
03-0030 07-0053
07-0350 11-0037
thiabendazol 01-0524
04-0448 07-0576
07-0625
+thiamphenicol
10-0280
+thiopronine 09-0581
+thorax 02-0711
05-0086 05-0667
08-0658 08-0677
08-0679 10-0088
+thrombin 08-0003
+thrombose 01-0102
10-0347
+thromboxan 08-0510
12-0033
thrombozyt 01-0658
03-0230 04-0105
04-0228 04-0234
04-0371 04-0536
05-0159 11-0272
11-0273 11-0479
+thrombozytopenie
03-0230
+thunnus alalunga
12-0178
+thunnus albacares
12-0178
thymidin 03-0485
04-0187 05-0228

thymidin 05-0236
07-0494
+thymozyt 07-0041
thymus 01-0688
02-0094 02-0152
03-0001 03-0243
03-0658 04-0012
04-0182 04-0416
05-0212 05-0225
05-0493 06-0231
06-0232 06-0432
06-0677 07-0041
07-0102 07-0270
07-0319 07-0321
07-0560 07-0583
08-0164 08-0168
08-0174 08-0629
08-0683 09-0211
09-0228 09-0605
10-0021 10-0022
10-0189 11-0149
11-0257 12-0234
12-0411
+thyouracil 03-0658
+thyroglobulin
10-0194 12-0553
thyroxin 01-0158
02-0172 03-0658
04-0074 04-0095
04-0095 05-0043
05-0277 06-0037
06-0073 07-0025
07-0113 07-0658
08-0003 09-0591
10-0065 11-0021
11-0069
+tiamulin 06-0620
07-0505 08-0333
+tiamulin-hydrogenfu
marat 12-0655
+tibia 01-0274
+tibiotarsus 07-0230
tiefgefrieren 01-0260
02-0065 02-0192
02-0193 02-0394
02-0397 02-0412
02-0413 02-0423
03-0121 03-0122
03-0123 03-0127
03-0315 03-0316
03-0317 03-0322
03-0341 03-0342
04-0126 04-0299
05-0134 05-0137
06-0300 07-0128
07-0389 07-0842
08-0089 11-0109
11-0110 11-0114
11-0347 11-0353
11-0361 12-0110
12-0112 12-0118
12-0315
tiefgefriersperma
01-0090 01-0092
02-0194 03-0120
04-0124 04-0242
04-0585 08-0088
08-0091 08-0257
11-0110 11-0368
11-0385 11-0391
11-0393 12-0110
12-0115

12-0111
tier 01-0020

tier 01-0148
01-0219 01-0434
01-0580 02-0004
02-0623 03-0003
03-0031 03-0127
03-0396 03-0397
03-0432 03-0494
03-0664 03-0665
03-0737 04-0079
04-0223 04-0480
04-0488 04-0513
04-0610 04-0621
05-0005 05-0156
05-0184 05-0292
05-0353 05-0368
05-0578 05-0630
05-0631 05-0636
06-0054 06-0108
06-0109 06-0183
06-0195 06-0278
06-0330 06-0426
06-0483 06-0551
07-0023 07-0044
07-0264 07-0271
07-0302 07-0334
07-0493 07-0526
07-0741 07-0810
08-0013 08-0191
08-0319 08-0636
09-0161 09-0162
09-0482 09-0668
10-0234 10-0254
10-0270 10-0283
10-0294 10-0416
10-0443 11-0062
11-0063 11-0329
11-0424 11-0451
11-0462 11-0480
11-0578 11-0615
11-0639 11-0640
11-0743 12-0218
12-0315
+tierarzt 12-0627
tierbestand 01-0358
02-0421 05-0256

tierernaehrung
02-0356 08-0197
09-0329
tiergefrieren 12-0114
tiergefriersperma
12-0118
tiergesundheit
01-0097 01-0098
01-0099 01-0205
01-0276 01-0277
01-0280 01-0551
02-0355 02-0391
02-0392 02-0428
02-0441 03-0124
03-0137 03-0138
03-0139 03-0140
03-0275 03-0361
03-0554 03-0646
04-0136 04-0190
04-0205 04-0310
04-0328 05-0297
06-0265 07-0419
08-0098 08-0128
08-0188 08-0193
08-0264 09-0340
10-0239 10-0537
10-0538 11-0282
11-0397 12-0123

tiergesundheit
12-0124 12-0128
12-0325 12-0642
tierhaltung 01-0127
01-0146 01-0208
01-0270 01-0277
01-0281 01-0469
01-0470 01-0527
01-0641 01-0645
01-0728 02-0252
02-0260 02-0356
02-0429 02-0435
02-0452 02-0538
02-0789 02-0794
02-0921 03-0195
03-0352 03-0354
04-0117 04-0133
04-0310 04-0314
04-0316 05-0004
05-0208 05-0292
05-0301 05-0302
05-0303 05-0305
05-0357 05-0557
05-0573 05-0662
06-0264 06-0333
06-0360 06-0394
06-0416 07-0070
07-0225 07-0226
07-0266 07-0413
07-0414 07-0415
07-0416 07-0417
07-0815 07-0823
07-0824 07-0836
07-0837 08-0127
08-0189 08-0264
08-0268 08-0275
08-0418 08-0590
08-0591 09-0111
09-0158 09-0160
09-0246 09-0332
09-0336 09-0337
09-0344 09-0346
09-0350 09-0351
09-0352 09-0503
09-0624 09-0630
09-0643 09-0653
10-0063 10-0238
10-0241 10-0245
10-0262 10-0457
10-0537 10-0538
10-0581 11-0033
11-0345 11-0359
11-0397 11-0401
11-0403 11-0404
11-0405 11-0414
11-0622 11-0687
12-0330 12-0545
12-0707
tierhygiene 01-0278
01-0279 01-0303
01-0710 02-0252
02-0429 02-0680
02-0844 03-0270
04-0306 04-0314
05-0270 05-0291
05-0302 05-0314
06-0333 06-0721
07-0337 07-0413
08-0190 08-0265
08-0267 08-0282
08-0284 08-0300
09-0245 09-0246
09-0331 09-0347
09-0348 09-0354
10-0253 10-0541
tierhygiene 11-0397
11-0403 11-0535
tierkennzeichnung
02-0700
+tierklinik 02-0893
+tierklinik 01-0473
tierkoerperbeseitigun
g 01-0298
01-0356 03-0364
06-0344 08-0190
10-0256
tierkoerpermehl
01-0297 10-0255
tierkrankheit 01-0133
01-0204 01-0273
01-0274 01-0364
01-0393 01-0537
01-0546 01-0552
01-0561 01-0572
01-0577 01-0589
01-0590 01-0591
01-0620 01-0644
01-0645 01-0678
02-0260 02-0263
02-0433 02-0436
02-0536 02-0639
02-0722 02-0737
02-0752 02-0756
02-0759 02-0848
02-0871 02-0876
02-0880 02-0886
03-0195 03-0426
03-0452 03-0559
03-0573 03-0581
03-0631 04-0168
04-0309 04-0430
04-0495 04-0503
04-0514 04-0519
04-0522 04-0531
04-0565 04-0566
04-0609 04-0610
04-0623 04-0644
05-0044 05-0149
05-0150 05-0171
05-0257 05-0270
05-0303 05-0314
05-0492 05-0531
05-0533 05-0542
05-0626 05-0651
05-0660 05-0662
06-0184 06-0333
06-0478 06-0574
06-0576 06-0591
06-0706 07-0225
07-0365 07-0468
07-0488 07-0825
07-0826 08-0171
08-0192 08-0211
08-0287 08-0350
08-0404 08-0486
08-0513 08-0516
08-0518 08-0519
08-0520 08-0521
08-0522 08-0530
08-0534 08-0568
08-0607 08-0653
08-0663 08-0685
09-0124 09-0245
09-0282 09-0595
09-0606 09-0643
09-0658 09-0658
09-0661 09-0693
10-0199 10-0244
10-0505 10-0506
10-0507 10-0508
tierkrankheit 10-0515
10-0534 10-0541
10-0565 10-0606
10-0618 10-0621
11-0122 11-0413
11-0636 11-0642
11-0662 11-0746
12-0135 12-0188
12-0355 12-0394
12-0477 12-0493
12-0539 12-0548
12-0553 12-0570
12-0575 12-0585
12-0624 08-0272

05-0480
+tiermodell 06-0030
tierpflege 08-0589
tierproduktion
01-0205 01-0288
01-0554 03-0124
03-0273 04-0322
04-0568 05-0251
05-0677 06-0330
06-0336 07-0425
08-0128 08-0192
08-0229 08-0265
08-0267 09-0331
11-0115 11-0362
11-0410
+tierquaelerei
03-0189
tierschutz 01-0208
01-0209 01-0210
02-0436 03-0189
03-0269 03-0270
03-0271 03-0272
03-0355 03-0665
03-0665 03-0723
04-0610 05-0250
05-0251 05-0679
06-0264 06-0265
06-0724 07-0336
07-0416 08-0126
08-0189 08-0283
08-0410 09-0246
09-0247 11-0280
11-0281 12-0276
tiertransport 01-0114
02-0434 06-0343
07-0424 07-0813
07-0836 07-0837
08-0283 08-0555
09-0729 12-0332
tierversuch 01-0042
01-0066 01-0190
01-0363 01-0386
01-0423 01-0433
01-0443 01-0468
01-0475 01-0480
01-0488 01-0506
01-0510 01-0514
01-0573 01-0632
01-0657 01-0672
01-0679 01-0684
02-0005 02-0057
02-0093 02-0116
02-0265 02-0279
02-0285 02-0338
02-0525 02-0558
02-0589 02-0630
02-0632 02-0653
02-0738 02-0739
02-0765 02-0776
02-0778 02-0791
tierversuch 02-0827
02-0915 03-0057
03-0071 03-0079
03-0280 03-0520
03-0527 03-0533
03-0547 03-0621
03-0697 04-0094
04-0291 04-0362
04-0382 04-0400
04-0433 04-0451
04-0458 04-0460
04-0464 04-0475
04-0578 05-0031
05-0050 05-0182
05-0476 05-0498
05-0615 05-0679
06-0094 06-0098
06-0191 06-0228
06-0367 06-0375
06-0386 06-0503
06-0513 06-0522
06-0537 06-0681
07-0381 07-0403
07-0450 07-0573
07-0608 07-0619
07-0626 07-0631
07-0761 08-0033
08-0056 08-0323
08-0324 08-0348
08-0367 08-0410
08-0442 08-0476
08-0556 08-0562
09-0109 09-0372
09-0391 09-0498
09-0548 09-0551
09-0682 10-0114
10-0119 10-0268
10-0306 10-0386
10-0518 10-0532
10-0591 10-0631
11-0008 11-0281
11-0395 11-0459
11-0481 11-0494
11-0537 11-0708
11-0717 12-0043
12-0082 12-0084
12-0085 12-0269
12-0276 12-0384
12-0455 12-0469
12-0508 12-0588
12-0648 12-0664
12-0726
tierzucht 01-0087
01-0252 02-0356
04-0189 04-0190
04-0278
+tigam 11-0665
+tilapia 07-0175
11-0156
+tilapia mossambica
12-0139
+tilapia nilotica
07-0145
+tilapia tilapia
06-0148
tilletia contraversa
12-0540
titer 01-0363
03-0393 04-0401
06-0415 09-0136
09-0278 11-0145
tod 03-0562
04-0535 04-0540
05-0686 10-0093
10-0175
+toeten 02-0444
togavirus 01-0432
01-0433 02-0593
08-0381 11-0694
toleranz 01-0116
02-0733 03-0099
05-0199 06-0596
11-0190
tollwut 01-0129
01-0435 01-0437
01-0442 02-0598
02-0599 02-0604
02-0606 03-0418
03-0471 04-0327
04-0407 04-0408
05-0182 05-0387
05-0388 05-0389
05-0391 06-0480
06-0481 06-0483
06-0622 07-0550
07-0551 07-0552
10-0391 10-0392
10-0393 10-0394
12-0454 12-0455
tollwutvirus 01-0434
01-0436 01-0438
01-0439 01-0440
01-0441 02-0600
02-0601 02-0602
02-0603 02-0605
02-0607 03-0473
03-0474 04-0203
05-0390 06-0479
06-0481 06-0482
08-0382 08-0383
09-0470 09-0471
10-0395
+tomizid 05-0605
+tomographie
07-0646 08-0146
+tonsillen 02-0913
+tonus 05-0119
+topographie
06-0015
+torsio uteri 11-0306
+torsion 05-0647
10-0612
+totgeburt 02-0366
10-0551
+toxaemie 08-0301
toxikologie 01-0594
02-0345 02-0705
02-0781 04-0568
04-0646 05-0124
05-0551 06-0666
07-0777 08-0096
08-0543 08-0544
08-0592 08-0629
09-0640 11-0663
11-0742 12-0627
toxikose 01-0080
01-0463 02-0536
03-0378 03-0587
03-0592 04-0525
05-0417 05-0548
06-0383 06-0599
06-0668 06-0671
06-0673 07-0734
08-0545 08-0549
08-0551 08-0552
08-0553 08-0557
08-0559 08-0561
09-0526 09-0615
09-0616 09-0620
09-0652 10-0522

toxikose 11-0667
11-0668 11-0669
11-0670 11-0673
12-0597 12-0599
toxin 01-0317
01-0326 01-0348
01-0356 01-0357
02-0303 02-0460
02-0462 02-0466
02-0473 02-0505
02-0772 03-0375
03-0376 03-0593
03-0683 04-0094
04-0192 04-0197
04-0199 04-0337
04-0340 04-0341
04-0361 04-0362
04-0543 04-0544
05-0275 05-0324
05-0326 05-0531
05-0595 05-0670
06-0055 06-0116
06-0214 06-0215
06-0216 06-0241
06-0368 06-0607
06-0734 07-0060
07-0078 07-0275
07-0296 07-0574
07-0575 07-0679
07-0681 07-0818
08-0076 08-0161
08-0301 08-0321
08-0323 08-0324
08-0561 08-0566
08-0577 09-0216
09-0367 09-0374
09-0376 10-0085
10-0278 10-0288
10-0290 10-0305
10-0306 10-0313
10-0521 10-0535
10-0542 10-0543
10-0558 10-0559
10-0582 10-0633
10-0634 11-0236
11-0429 11-0430
11-0442 11-0466
11-0616 12-0094
12-0340 12-0343
12-0350 12-0351
12-0361 12-0378
12-0379 12-0382
12-0595 12-0726

toxizitaet 01-0170
01-0177 01-0603
01-0657 01-0679
01-0686 01-0688
02-0342 02-0771
02-0783 02-0784
02-0864 02-0867
02-0868 03-0173
03-0178 03-0260
03-0340 03-0526
03-0597 03-0681
04-0151 04-0154
04-0233 04-0542
04-0605 05-0182
05-0327 05-0553
05-0625 05-0681
06-0165 06-0354
06-0507 06-0593
06-0633 06-0648
06-0664 06-0665
06-0670 06-0675
toxizitaet 06-0676
06-0679 06-0730
07-0205 07-0678
07-0689 07-0692
07-0743 07-0778
07-0779 07-0780
07-0781 07-0834
08-0043 08-0116
08-0120 08-0503
08-0547 08-0548
08-0556 08-0562
08-0567 08-0622
08-0633 08-0634
09-0612 09-0681
09-0682 10-0122
10-0221 10-0235
10-0314 10-0528
11-0083 11-0130
11-0182 11-0191
11-0192 11-0195
11-0209 11-0639
11-0672 12-0180
12-0181 12-0252
12-0485 12-0538
12-0598 12-0603
12-0604 12-0637
12-0643 12-0675
12-0679 12-0680
12-0681 12-0630
toxocara 02-0664
02-0688 02-0697
05-0466 05-0467
07-0616 08-0443
09-0543
+toxocara canis
05-0466
toxoplasma 01-0481
02-0661 02-0662
02-0663 02-0664
02-0665 02-0666
03-0446 03-0504
04-0440 05-0433
05-0436 05-0437
06-0530 06-0531
07-0592 07-0593
07-0594 07-0596
07-0597 07-0598
07-0604 08-0418
09-0520 09-0525
09-0529 09-0530
09-0532 10-0442
10-0443 10-0444
11-0579 11-0585
11-0586 11-0587
12-0495 12-0496
12-0497 12-0498
12-0582
+toxoplasmose
07-0595
+traberkrankheit
01-0453
+tracer 03-0046
trachea 02-0264
02-0643 02-0839
03-0038 03-0076
04-0054 04-0093
05-0062 05-0312
06-0616 08-0032
09-0496 09-0701
10-0028 10-0077
10-0607 11-0752
12-0010 12-0625
traechtigkeit 01-0220
01-0227 01-0251
01-0260 01-0266
traechtigkeit 01-0267
01-0268 01-0269
01-0559 02-0045
02-0127 02-0361
02-0367 02-0397
02-0412 02-0749
02-0842 02-0898
02-0921 03-0097
03-0100 03-0195
03-0227 03-0239
03-0251 03-0277
03-0279 03-0280
03-0296 03-0305
03-0311 03-0314
03-0316 03-0343
03-0348 04-0037
04-0046 04-0096
04-0115 04-0128
04-0239 04-0243
04-0245 04-0246
04-0248 04-0249
04-0250 04-0251
04-0252 04-0253
04-0254 04-0256
04-0257 04-0274
04-0280 04-0300
04-0303 04-0304
04-0305 04-0315
04-0477 04-0522
04-0575 04-0590
05-0065 05-0128
05-0259 05-0261
05-0262 05-0264
05-0265 05-0274
05-0275 05-0595
05-0611 06-0011
06-0039 06-0125
06-0127 06-0272
06-0274 06-0278
06-0279 06-0281
06-0292 06-0301
06-0313 06-0316
06-0317 06-0323
06-0324 06-0325
06-0372 06-0475
06-0560 07-0090
07-0111 07-0122
07-0138 07-0283
07-0292 07-0344
07-0346 07-0347
07-0348 07-0409
07-0411 07-0412
07-0413 07-0644
07-0657 07-0747
07-0804 08-0019
08-0080 08-0081
08-0165 08-0201
08-0215 08-0247
08-0252 08-0253
08-0259 08-0260
08-0261 08-0262
08-0263 08-0270
08-0345 09-0030
09-0094 09-0095
09-0103 09-0241
09-0262 09-0263
09-0266 09-0268
09-0269 09-0270
09-0271 09-0290
09-0296 09-0318
09-0321 09-0324
09-0325 09-0326
09-0327 09-0330
09-0585 09-0590
09-0659 10-0010
traechtigkeit 10-0027
10-0223 10-0234
10-0462 10-0625
10-0626 10-0627
10-0628 11-0068
11-0094 11-0101
11-0292 11-0294
11-0295 11-0296
11-0297 11-0304
11-0306 11-0324
11-0341 11-0347
11-0370 11-0378
11-0387 11-0390
11-0400 11-0724
11-0725 11-0742
11-0769 12-0237
12-0283 12-0302
12-0305 12-0308
12-0314 12-0322
12-0350 12-0663
+traene 05-0087
+traenenapparat
04-0539
traenke 05-0293
08-0529 11-0680
traenkeinrichtung
01-0271 01-0692
04-0051 04-0589
05-0293
traenken 03-0225
04-0051 07-0753
07-0836
traenkwasser 01-0271
01-0272 05-0292
05-0293 05-0294
05-0295 05-0296
05-0298 05-0609
05-0678 06-0328
10-0056
+tragzeit 01-0265
+training 03-0562
04-0524 07-0644
11-0625
tranquilizer 03-0655
05-0598 05-0612
transaminase 05-0472
+transfer 02-0297
10-0360
transferase 04-0045
04-0335 10-0163
transferin 02-0551
04-0193 05-0224
08-0341
transformation
01-0455 03-0106
03-0107 03-0256
04-0065 04-0463
05-0055 07-0266
07-0499 08-0370
09-0200 09-0499
10-0048 10-0370
10-0417 11-0232
11-0580 12-0358
12-0458
+transforming growth factor 12-0011
+transgenischer nachkomme 02-0142
+transketolase
04-0206
+transkription
01-0415
translokation 01-0030
01-0034 02-0157
03-0036 03-0047
translokation 03-0233
04-0064 05-0020
05-0078 05-0123
05-0243 07-0052
08-0032 08-0038
08-0038 09-0056
09-0180 10-0041
10-0046 11-0053
11-0079 12-0066
+transmitter 02-0098
11-0059
transpiration 09-0035
transplantation
02-0179 02-0401
02-0418 04-0012
04-0297 04-0643
05-0199 07-0792
08-0144 08-0683
09-0177 09-0587
09-0691 09-0702
09-0706 10-0203
11-0018 12-0252
12-0703
transport 01-0071
01-0206 02-0077
03-0023 04-0073
04-0230 04-0324
04-0325 04-0649
05-0094 05-0269
07-0059 07-0070
07-0849 08-0242
08-0266 10-0028
10-0031 10-0077
10-0115 11-0086
11-0108 12-0463
+transposition
12-0721
+transposon 03-0106
03-0107
trauma 02-0269
02-0288 02-0855
04-0617 04-0627
05-0513 05-0515
05-0532 05-0627
05-0637 05-0661
05-0664 06-0198
06-0693 06-0703
06-0708 08-0531
08-0638 11-0640
+trecain 08-0100
trematoda 02-0676
trematodes 01-0491
01-0492 01-0494
02-0671 02-0675
03-0153 03-0154
03-0164 06-0159
06-0550 07-0173
07-0180 07-0197
08-0111 08-0430
09-0143 09-0147
+tremor 05-0526
trennen 03-0671
06-0259 06-0262
07-0782 11-0106
11-0276 12-0363
treponema 01-0464
03-0419 04-0380
07-0274 10-0342
11-0492 12-0403
12-0404 12-0656
+treponema pallidum
07-0274
+triaenophorus crassus 06-0162
11-0162

+triaenophorus nodul
osus 09-0144
trichinella 01-0528
01-0529 01-0530
01-0531 02-0693
02-0694 02-0695
03-0676 04-0452
04-0480 05-0125
06-0543 07-0605
07-0627 07-0628
07-0629 08-0456
10-0477 11-0594
11-0610 11-0611
12-0526 12-0527
12-0528
+trichinella spiralis
11-0610
trichinellidae 06-0544
trichlorphon 07-0618
11-0742
+trichoderma lignoru
m 07-0780
+trichodina sp.
02-0221
trichomonas 01-0240
01-0656 02-0649
03-0505 05-0425
07-0367 09-0280
09-0516 09-0517
09-0518 10-0434
11-0583
trichophyton 01-0465
01-0466 01-0640
02-0638 03-0358
03-0497 05-0410
05-0411 06-0512
06-0513 06-0514
07-0576 09-0503
11-0572 11-0575
11-0576 12-0478
+trichophyton verruc
osum 01-0465
trichostrongylidae
01-0514 02-0833
03-0533 04-0475
09-0554 10-0470
10-0473 11-0397
trichostrongylus
01-0279 01-0504
01-0523 01-0524
01-0525 03-0519
03-0521 04-0447
04-0468 04-0474
07-0623 07-0624
09-0675 10-0463
10-0469 11-0600
11-0735 12-0502
12-0525
trichuris 02-0692
04-0445 05-0420
09-0543
+trigonella 11-0730
+trilocularia acanthia
evulgaris 12-0160
trinkwasser 03-0396
03-0421 04-0441
04-0580 05-0293
05-0300 07-0505
07-0579 08-0497
10-0644 11-0693
11-0721
+triophthalmie
07-0239
+triorchismus
03-0196
+tripelosteotomie
12-0710
+trisopterus luscus
02-0225
+triton 04-0122
12-0117
trockengruenfutter
07-0008 09-0523
trockenheit 03-0706
07-0655 09-0566
trockenmasse
01-0156 09-0742
12-0044 12-0045
+trockenperiode
01-0330
trockenstellen
01-0236 06-0613
07-0752 08-0050
08-0213 09-0646
09-0657 10-0166
10-0205 10-0286
trocknung 11-0112
+trokar 01-0547
+trokarbrustkatheter
05-0667
+trop zierfische
08-0099
tropen 07-0053
07-0369 07-0371
08-0192 09-0245
+trophoblastenprotein
01-0226 01-0227
09-0266
+tropilaelaps clareae
01-0125 06-0172
+trypanoplasma quad
rii 02-0220
+trypanoplasma saran
ae 02-0219
trypanosoma 01-0475
02-0648 04-0432
04-0433 06-0417
06-0520 06-0521
06-0522 07-0583
07-0584 08-0222
09-0514 10-0431
10-0432 11-0580
11-0581 11-0582
12-0485 12-0648
trypsin 01-0326
03-0060 05-0072
11-0003 12-0437
+tryptamin 05-0682
12-0630
tryptophan 04-0654
07-0059 12-0123
12-0124
tth 01-0057
01-0063 02-0074
04-0084 04-0085
06-0643 07-0093
09-0057 09-0071
11-0300
+tuberkulin 06-0405
10-0334 11-0486
11-0487 12-0397
tuberkulose 01-0368
01-0369 01-0370
01-0372 02-0522
02-0821 03-0409
03-0410 03-0412
03-0623 04-0372
04-0376 05-0351
06-0190 06-0223
06-0403 06-0405
tuberkulose 07-0495
07-0496 07-0497
07-0498 09-0412
09-0413 09-0414
09-0415 09-0416
10-0332 10-0333
10-0334 10-0335
10-0336 10-0337
11-0482 11-0483
11-0485 11-0486
12-0396
+tubulin 01-0525
tumor 01-0134
01-0135 01-0136
01-0137 01-0138
01-0139 01-0141
01-0142 01-0143
01-0144 01-0593
01-0697 01-0700
02-0244 02-0274
02-0276 02-0277
02-0278 02-0279
02-0280 02-0281
02-0282 02-0283
02-0284 02-0285
02-0286 02-0287
02-0288 02-0290
02-0291 02-0292
02-0293 02-0294
02-0295 02-0296
02-0336 02-0342
02-0546 02-0566
02-0567 02-0769
02-0822 03-0197
03-0198 03-0199
03-0200 03-0201
03-0202 03-0203
03-0204 03-0206
03-0250 03-0286
03-0287 03-0435
03-0437 03-0448
04-0174 04-0177
04-0178 04-0179
04-0180 04-0181
04-0182 04-0183
04-0184 04-0185
04-0186 04-0187
04-0508 05-0157
05-0158 05-0159
05-0160 05-0161
05-0162 05-0164
05-0165 05-0167
05-0168 05-0170
05-0229 05-0362
05-0538 05-0665
06-0202 06-0203
06-0204 06-0205
06-0206 06-0207
06-0236 06-0243
06-0427 06-0437
06-0449 06-0587
07-0206 07-0241
07-0242 07-0243
07-0247 07-0250
07-0251 07-0252
07-0253 07-0254
07-0256 07-0257
07-0258 07-0259
07-0260 07-0261
07-0263 07-0265
07-0308 07-0560
07-0571 07-0646
07-0740 08-0129
08-0143 08-0145
08-0146 08-0149
tumor 08-0151
08-0152 08-0401
08-0640 09-0151
09-0168 09-0170
09-0171 09-0172
09-0173 09-0175
09-0176 09-0177
09-0178 09-0179
09-0180 09-0181
09-0499 09-0667
10-0130 10-0131
10-0134 10-0136
10-0138 10-0139
10-0140 10-0143
10-0144 10-0414
10-0593 11-0153
11-0214 11-0215
11-0219 11-0220
11-0221 11-0225
11-0226 11-0227
11-0509 11-0652
11-0653 11-0658
12-0193 12-0194
12-0195 12-0197
12-0198 12-0199
12-0200 12-0201
12-0202 12-0203
12-0204 12-0205
12-0206 12-0208
12-0209 12-0221
12-0241 12-0243
12-0419 12-0465
12-0468 12-0485
12-0559 12-0573
12-0586
+tumor-wirt-interakti
on 03-0204
+tunicamycin
07-0084 10-0521
+tupferprobe 02-0794
turbellaria 07-0193
12-0156
+tylosin 01-0654
07-0753 07-0830
typ 01-0398
02-0497 02-0602
03-0472 04-0347
05-0376 05-0384
06-0067 06-0240
06-0244 06-0255
06-0260 06-0451
06-0459 06-0460
06-0464 06-0498
06-0499 06-0509
07-0328 07-0633
08-0303 09-0032
09-0171 09-0357
09-0384 09-0433
10-0047 10-0067
10-0161 10-0283
10-0338 10-0384
11-0438
typisierung 03-0083
04-0351 04-0352
09-0188 10-0338
11-0427 11-0430
11-0469 12-0363
tyramin 02-0851
05-0682
tyrosin 01-0043
06-0444 09-0074
+tyzzersche krankheit
12-0407
+ubiotin 03-0047
ueberlebensrate
01-0092 01-0119
01-0290 01-0315
01-0316 02-0172
03-0137 03-0154
03-0341 03-0610
04-0137 04-0201
05-0477 06-0303
06-0508 07-0143
07-0154 07-0178
07-0214 08-0413
08-0445 09-0311
10-0572 11-0195
11-0205 11-0417
12-0126 12-0168
12-0375
+uebersaettigung
06-0169
uebersicht 01-0632
01-0644 02-0395
02-0719 02-0742
02-0801 03-0061
03-0578 03-0638
03-0651 04-0407
06-0740 07-0338
08-0400 08-0535
08-0595 08-0684
09-0172 09-0175
09-0219 09-0529
10-0130 10-0196
10-0212 10-0279
10-0304 10-0630
11-0565 11-0624
12-0407 12-0409
12-0598 12-0690
uebertragung
01-0403 01-0454
01-0544 02-0349
03-0145 03-0172
03-0431 04-0055
04-0110 04-0383
04-0424 05-0438
05-0466 06-0239
06-0277 06-0424
06-0496 06-0517
06-0520 06-0541
07-0461 07-0543
07-0592 07-0637
08-0380 08-0387
08-0428 08-0456
08-0482 09-0224
09-0429 09-0500
09-0525 09-0532
09-0535 09-0564
10-0254 10-0271
10-0373 10-0383
10-0565 11-0172
11-0328 12-0183
12-0376 12-0469
ueberwinterung
03-0169 08-0481
12-0180 12-0181
+ulcus 03-0576
07-0742
+ulna 02-0892
ultraschall 01-0094
01-0253 01-0266
01-0268 02-0439
02-0884 02-0897
02-0898 02-0899
04-0303 04-0305
04-0637 06-0324
06-0326 07-0412
07-0639 07-0640
07-0641 07-0718

ultraschall 07-0802
08-0260 08-0262
08-0263 08-0676
08-0681 09-0722
10-0625 11-0387
12-0718 12-0720
ultraschallmethode
01-0253 02-0439
02-0900 02-0921
07-0639 07-0640
07-0641 07-0646
07-0718 07-0802
09-0326 09-0327
10-0625 10-0626
11-0769 12-0286
+ultrasonographie
10-0124 12-0718
ultrazentrifuge
07-0548
+umrindern 07-0130
umstallung 09-0334
umwelt 02-0180
02-0517 03-0124
03-0349 03-0727
04-0001 04-0201
04-0606 04-0646
05-0330 05-0459
06-0330 06-0552
06-0723 08-0097
08-0267 09-0362
10-0549 10-0632
11-0119 12-0324
12-0399 12-0407
umwelteinfluss
01-0121 01-0285
02-0248 03-0166
03-0290 04-0096
04-0114 04-0156
04-0157 04-0318
05-0271 05-0662
06-0142 06-0508
07-0195 07-0200
07-0266 07-0650
08-0027 08-0171
08-0226 08-0275
10-0244 10-0467
10-0484 11-0083
11-0180 11-0187
11-0189 11-0193
11-0194 12-0175
12-0176 12-0177
12-0462
umweltfaktor 02-0429
03-0162 03-0165
06-0200 08-0273
08-0445 09-0294
09-0336 09-0344
11-0418
umweltschutz
01-0296 01-0728
03-0273 03-0727
05-0311 07-0421
07-0423 07-0821
08-0285 10-0248
10-0256 12-0600
uncinaria 05-0473
+unfruchtbarkeit
02-0377
unkrautbekaempfung
12-0598
+unspezifische abweh
r 08-0170
unspezifische reizthe
rapie 01-0167
untersuchungsmethod
e 01-0019
01-0045 01-0053
01-0064 01-0077
01-0114 01-0207
01-0246 01-0276
01-0390 01-0437
01-0492 01-0529
01-0681 01-0721
01-0724 01-0725
02-0003 02-0010
02-0017 02-0018
02-0021 02-0023
02-0027 02-0036
02-0037 02-0038
02-0145 02-0154
02-0180 02-0188
02-0264 02-0269
02-0305 02-0311
02-0322 02-0330
02-0331 02-0344
02-0345 02-0359
02-0463 02-0604
02-0633 02-0680
02-0695 02-0713
02-0714 02-0715
02-0719 02-0735
02-0749 02-0758
02-0778 02-0780
02-0819 02-0821
02-0834 02-0877
02-0889 02-0890
02-0896 02-0898
02-0901 02-0913
02-0924 03-0007
03-0011 03-0069
03-0090 03-0095
03-0211 03-0275
03-0343 03-0345
03-0346 03-0348
03-0494 03-0524
03-0614 03-0708
03-0709 03-0711
03-0713 03-0731
03-0732 03-0733
03-0735 03-0736
03-0737 03-0745
04-0006 04-0020
04-0053 04-0057
04-0079 04-0083
04-0084 04-0088
04-0092 04-0155
04-0188 04-0190
04-0199 04-0247
04-0251 04-0257
04-0354 04-0409
04-0493 04-0655
04-0660 05-0023
05-0087 05-0101
05-0179 05-0234
05-0247 05-0362
05-0363 05-0422
05-0602 05-0618
05-0666 05-0668
06-0020 06-0024
06-0082 06-0114
06-0191 06-0224
06-0423 06-0513
06-0532 06-0539
06-0715 06-0729
07-0165 07-0166
07-0297 07-0332
07-0354 07-0573
07-0615 07-0680
08-0036 08-0051
untersuchungsmethod
e 08-0054
08-0066 08-0087
08-0166 08-0186
08-0453 08-0460
08-0515 08-0632
08-0662 08-0686
09-0132 09-0322
09-0371 09-0504
09-0534 09-0547
09-0600 09-0720
09-0725 10-0097
10-0154 10-0170
10-0208 10-0220
10-0298 10-0312
10-0346 10-0371
10-0480 10-0575
11-0210 11-0269
11-0407 11-0482
11-0567 11-0631
11-0767 11-0773
11-0778 12-0084
12-0085 12-0134
12-0224 12-0230
12-0365 12-0371
12-0401 12-0402
12-0435 12-0466
12-0664 12-0665
12-0692 12-0715
+ureaplasma 02-0519
04-0370 04-0383
06-0620 10-0328
+ureaplasma diversu
m 02-0310
urogenitalsystem
04-0176
+urolithiasis 08-0529
uterus 01-0026
01-0070 01-0227
01-0237 01-0242
01-0262 01-0374
01-0553 02-0145
02-0161 02-0164
02-0368 02-0370
02-0374 02-0832
03-0019 03-0281
03-0283 03-0285
04-0002 04-0046
04-0183 04-0231
04-0253 04-0257
04-0260 05-0266
05-0276 05-0279
05-0287 06-0011
06-0017 06-0127
06-0649 07-0120
07-0344 07-0345
07-0354 07-0362
07-0363 07-0364
07-0365 07-0370
07-0378 07-0452
07-0802 07-0804
08-0031 08-0210
08-0217 08-0618
08-0675 09-0097
09-0098 09-0117
09-0259 09-0265
09-0277 09-0327
09-0358 10-0008
10-0009 10-0010
10-0027 10-0035
10-0164 10-0221
10-0228 10-0343
10-0434 11-0034
11-0042 11-0070
11-0101 11-0218
uterus 11-0287
11-0295 11-0298
11-0306 11-0309
11-0315 11-0666
11-0724 12-0199
12-0237 12-0279
12-0288
+uv-ozonwasser-steril
isator 06-0156
uv-strahlen 01-0099
05-0471 06-0106
06-0156 07-0163
07-0167 08-0040
09-0034 09-0340
09-0346 09-0731
07-0694
+vabramis brama
02-0244
vagina 02-0107
02-0164 03-0294
03-0392 04-0046
04-0271 06-0070
07-0360 08-0006
08-0239 08-0348
09-0009 09-0102
10-0488 11-0021
+vaginalschwaemmch
en 04-0287
+vagotomie 01-0059
04-0102 12-0571
12-0572
vakuum 01-0726
02-0803 04-0664
vakuumverpackung
06-0735 06-0748
vakzinevirus 03-0473
03-0487 05-0402
05-0424 05-0583
11-0242 11-0557
valin 05-0066
+valipora campylancr
istrota 08-0113
vanadium 04-0154
variabilitaet 05-0446
06-0516 07-0537
08-0068 09-0004
09-0007
+variante 01-0399
10-0381
varianzanalyse
09-0741
+varizella-zoster-viru
s 05-0403
varroa-milbe 03-0172
03-0174 04-0160
04-0162 04-0164
07-0222 09-0156
09-0157 09-0158
11-0200 11-0201
11-0202 11-0206
12-0182 12-0183
12-0184 12-0186
varroatose 02-0249
02-0250 02-0251
02-0252 02-0253
02-0254 03-0173
03-0175 03-0176
03-0179 04-0159
04-0160 04-0163
04-0164 06-0173
06-0174 06-0175
06-0176 06-0177
06-0178 06-0179
06-0180 06-0181
varroatose 06-0182
07-0220 07-0221
08-0121 08-0122
08-0124 09-0158
11-0198 11-0203
11-0206 11-0208
11-0209 11-0210
12-0185
+vasoligatur 03-0128
vasopressin 02-0095
03-0035 03-0040
03-0089 05-0094
05-0114 06-0075
06-0081 07-0073
07-0077 09-0237
10-0090
+vaterschaftsnachweis
08-0072
vd/md-virus 02-0595
02-0596 03-0470
04-0405 04-0552
06-0475 06-0476
08-0393 09-0432
09-0467 09-0468
10-0356
+veg 02-0394
vektor 02-0538
02-0599 04-0356
04-0492 05-0424
06-0350 06-0466
06-0471 09-0462
09-0476 10-0383
10-0483 11-0169
vene 01-0532
02-0011 02-0065
02-0119 03-0015
03-0038 05-0082
05-0110 06-0008
06-0061 06-0080
06-0694 07-0082
07-0804 09-0074
10-0090 10-0094
10-0095 10-0118
10-0347 11-0039
11-0088 11-0271
12-0567 12-0684
+venenklappe
12-0684
+venokonstriktion
02-0113
ventil 09-0005
+ventrikel07-0081
veranstaltung
12-0627
verarbeitungsbetrieb
03-0364 03-0739
03-0740 03-0744
06-0739
verarbeitungsindustri
e 01-0280
verbinden 05-0050
06-0069 10-0047
verbindung 06-0065
+verbraucherschutz
10-0632
+verbrauchskoagulop
athie 01-0672
+verbreitung 07-0182
10-0441
verbrennen 09-0150
10-0604 11-0640
+verbrennung
05-0207 05-0534
verdaulichkeit
02-0126 09-0523

verdauung 03-0048
03-0608 04-0186
05-0060 05-0061
07-0697 08-0030
10-0502 12-0037
verdauungsfluessigkei
t 11-0030
verdauungsstoerung
01-0272 01-0608
01-0609 01-0610
01-0613 03-0555
03-0664 05-0522
05-0550 08-0659
10-0551 12-0554
verdauungssystem
01-0036 01-0417
01-0605 01-0666
01-0678 02-0158
02-0450 02-0752
02-0767 02-0769
03-0223 03-0226
03-0229 04-0170
04-0330 04-0466
04-0469 04-0495
04-0516 04-0623
05-0095 05-0107
05-0109 05-0492
05-0510 05-0516
05-0555 06-0010
06-0036 07-0106
07-0228 07-0258
07-0620 07-0742
08-0585 08-0652
09-0067 09-0082
09-0571 09-0572
09-0639 10-0050
10-0155 10-0177
10-0469 10-0534
10-0541 11-0064
11-0077 11-0676
11-0729 11-0755
12-0060 12-0070
12-0342 12-0423
12-0522
+verdrehung 03-0700
verduennen 02-0188
02-0190 04-0585
05-0137 10-0158
11-0114
vererbung 01-0592
03-0208 03-0278
04-0355 05-0172
05-0173 05-0530
05-0652 06-0200
07-0215 07-0287
08-0138 08-0153
08-0154 08-0218
08-0537 09-0154
09-0186 09-0204
10-0147 10-0278
11-0655
verfaerbung 02-0287
+verfahren 04-0321
verfuegbarkeit
03-0654 06-0642
vergleich 01-0004
01-0632 02-0022
02-0165 02-0359
02-0671 02-0716
02-0742 02-0743
02-0836 03-0331
03-0546 03-0643
03-0650 03-0673
04-0301 04-0432
04-0487 04-0590

vergleich 05-0566
05-0687 06-0003
06-0015 06-0016
06-0113 06-0238
06-0266 06-0267
06-0354 06-0418
06-0688 06-0734
07-0504 07-0680
07-0817 08-0022
08-0125 08-0165
09-0017 09-0226
09-0322 09-0334
09-0389 09-0681
09-0695 10-0099
10-0157 10-0307
10-0345 10-0352
10-0410 10-0464
11-0102 11-0137
11-0371 11-0595
11-0760 12-0225
12-0235 12-0365
12-0370 12-0371
12-0482 12-0491
12-0513 12-0608
12-0649 12-0711
verhaeltnis 05-0572
07-0263
verhalten 01-0127
01-0209 01-0729
01-0730 02-0086
02-0134 02-0240
02-0436 02-0707
03-0031 03-0352
04-0117 04-0160
04-0230 04-0317
04-0318 04-0534
04-0599 04-0610
05-0038 05-0099
05-0144 05-0145
05-0254 05-0285
05-0301 05-0467
06-0059 06-0083
06-0185 06-0186
06-0187 06-0264
06-0350 06-0699
06-0723 07-0107
07-0205 07-0212
07-0260 07-0424
07-0552 08-0268
08-0270 08-0609
09-0063 09-0332
09-0566 09-0579
09-0590 10-0576
11-0340 12-0184
12-0186 12-0505
12-0526 12-0539
12-0639 12-0641
12-0696
verhaltensforschung
01-0729 04-0166
04-0167 05-0039
05-0073 05-0146
06-0183 07-0079
07-0125 07-0415
+verlagerung 01-0718
verletzung 01-0696
02-0141 03-0544
03-0566 03-0707
04-0497 04-0617
04-0621 04-0623
04-0636 05-0627
05-0630 05-0631
05-0633 05-0642
05-0655 05-0656
06-0585 06-0700

verletzung 07-0791
07-0794 08-0650
08-0664 08-0666
09-0351 09-0352
09-0648 09-0649
09-0690 09-0691
09-0708 09-0716
09-0717 10-0242
10-0601 10-0622
11-0309 11-0640
11-0748 11-0758
12-0685
verlust 02-0247
02-0433 02-0434
03-0371 04-0067
04-0329 04-0342
05-0272 05-0357
05-0408 06-0339
07-0813 07-0838
08-0124 09-0128
09-0561 09-0643
10-0304 11-0123
11-0167 11-0168
11-0322 12-0137
12-0436
vermarkten 12-0375
vermehren 01-0400
01-0415 02-0545
02-0553 02-0585
02-0600 03-0442
03-0470 03-0604
06-0438 06-0439
06-0468 07-0494
07-0553 08-0375
09-0435 09-0456
10-0358 10-0361
10-0381 10-0399
10-0433 10-0642
11-0504 11-0510
11-0515 12-0410
12-0434 12-0447
12-0472 12-0484
+veroeffentlichung
09-0159
verpacken 09-0738
verpackungsmaterial
02-0919 03-0340
09-0738 11-0775
+verplattungstechnik
06-0697
verschliessen
09-0085
verschluss 01-0585
04-0523 04-0553
05-0056 05-0058
10-0004
versorgung 05-0093
versuch 01-0264
01-0370 01-0566
02-0117 02-0254
02-0562 02-0710
02-0746 03-0296
04-0025 04-0071
04-0102 04-0169
04-0372 04-0383
04-0394 04-0470
04-0509 05-0343
05-0430 05-0444
05-0467 05-0471
06-0041 06-0092
06-0093 06-0095
06-0097 06-0192
06-0266 06-0267
06-0392 06-0501
06-0695 06-0713

versuch 07-0060
07-0063 07-0071
07-0091 07-0096
07-0098 07-0310
07-0334 07-0694
07-0762 08-0301
08-0338 08-0377
08-0491 08-0494
08-0495 08-0496
08-0542 08-0558
08-0560 08-0619
09-0070 09-0085
09-0403 09-0517
09-0663 10-0090
10-0121 10-0454
10-0460 11-0020
11-0056 11-0089
11-0090 11-0126
11-0209 11-0240
11-0458 11-0603
11-0609 11-0610
11-0697 12-0030
12-0050 12-0341
12-0375 12-0381
12-0473 12-0479
12-0502 12-0503
12-0511 12-0524
12-0547 12-0580
12-0639 12-0651
12-0652 12-0655
12-0679
versuchsgruppe
01-0516
versuchstier 01-0017
01-0022 01-0044
01-0204 01-0208
01-0337 02-0142
02-0178 03-0467
03-0681 04-0048
04-0196 04-0360
05-0038 05-0041
05-0103 05-0197
05-0239 05-0297
05-0550 05-0614
06-0037 06-0068
06-0221 07-0069
07-0225 07-0226
08-0001 09-0027
09-0047 09-0083
09-0238 09-0558
09-0605 09-0680
10-0120 10-0145
10-0297 10-0606
11-0377 11-0436
11-0446 12-0594
12-0598 12-0721
vertebrata 03-0271
05-0055 06-0003
07-0005

verwaltung 09-0249
verwandtschaft
03-0103 06-0464
10-0359 10-0379
10-0402 12-0441
verwerten 08-0285
+verzehrsgewohnheit
05-0685
vesicular stomatitis v
irus 03-0427
10-0391
+vesikulaere schwein
ekrankheit 03-0431
vet med einrichtung
01-0214 01-0215

vet med einrichtung
02-0175 03-0184
03-0188 03-0190
04-0168 04-0312
09-0248 09-0249
09-0721 10-0261
11-0128 12-0128
12-0277 12-0561
vet med verf
01-0094 01-0109
01-0697 01-0709
02-0261 02-0354
02-0700 02-0904
02-0910 03-0108
03-0331 03-0336
03-0580 03-0690
03-0691 04-0141
04-0152 04-0241
04-0245 04-0534
04-0554 04-0611
04-0625 05-0492
05-0513 05-0569
05-0638 05-0639
05-0640 05-0663
06-0061 06-0146
06-0223 06-0238
06-0323 06-0697
06-0701 06-0710
06-0712 07-0160
07-0190 07-0360
07-0365 07-0396
07-0462 07-0497
07-0642 07-0785
07-0825 08-0238
08-0459 08-0484
08-0674 08-0680
09-0518 09-0608
09-0689 09-0703
09-0705 10-0260
10-0629 11-0129
11-0413 11-0492
12-0130 12-0132
12-0133 12-0289
12-0321 12-0696
veterinaer 02-0001
02-0357 03-0180
03-0184 03-0187
03-0190 05-0143
05-0253 06-0269
06-0330 06-0685
07-0335 10-0577
11-0284 12-0561
+veterinaergeschichte
01-0130 07-0223
veterinaerhygiene
01-0498 02-0547
05-0461 09-0302
11-0396 12-0135
12-0327 12-0333
12-0438
veterinaerinstrument
01-0547 02-0920
03-0187 03-0744
04-0292 04-0496
04-0620 04-0628
04-0642 05-0667
06-0710 07-0354
07-0398 07-0642
07-0801 08-0668
08-0675 09-0326
09-0518 09-0696
10-0158 12-0529
veterinaermedizin
01-0128 01-0129
01-0130 01-0131

veterinaermedizin
01-0213 01-0215
01-0641 01-0644
01-0676 02-0176
02-0196 02-0255
02-0256 02-0257
02-0258 02-0353
02-0357 02-0358
02-0391 02-0392
02-0484 02-0693
02-0801 03-0180
03-0181 03-0182
03-0185 03-0186
03-0190 03-0258
03-0273 03-0274
03-0367 03-0661
03-0662 03-0690
04-0166 04-0235
04-0238 04-0637
05-0142 05-0183
05-0252 05-0257
05-0258 05-0291
06-0184 06-0268
06-0591 06-0625
06-0687 06-0721
06-0727 07-0223
07-0224 07-0338
08-0192 08-0194
08-0285 08-0544
08-0601 08-0682
09-0159 09-0187
09-0244 09-0248
09-0658 09-0671
10-0001 10-0212
11-0203 11-0212
11-0277 11-0283
11-0387 11-0565
11-0751 12-0278
veterinaertechnik
02-0423 07-0719
09-0636 10-0220
+veterinaerwesen
07-0336
+veterinaerwesen
07-0224 09-0249
vibrio 02-0213
02-0214 02-0215
04-0358 05-0343
06-0149 06-0151
06-0156 06-0683
07-0149 07-0150
07-0157 08-0102
09-0131 09-0132
09-0399 10-0636
11-0126 11-0141
11-0142 11-0143
11-0147 11-0148
12-0143 12-0376
+vibrio anguillarum
09-0131 11-0141
11-0142 11-0143
+vibrio ichthyodermis
11-0142
+vibriose 07-0139
vicia 07-0691
+vinylchlorid 05-0169
+viraemie 07-0740
+virale erythrozyten-
nekrose 07-0162
+viroid 01-0391
+virologie 05-0295
09-0485 12-0409
virose 06-0154
+virulenz 01-0320
05-0336 08-0163
+virulenz 08-0288
11-0433
virus 01-0111
01-0147 01-0300
01-0390 01-0393
01-0454 01-0680
02-0540 02-0541
03-0145 03-0147
03-0149 03-0150
03-0222 03-0250
03-0425 03-0426
03-0432 03-0435
03-0452 03-0491
04-0218 04-0385
04-0390 04-0580
05-0181 05-0295
05-0362 05-0363
05-0391 06-0156
06-0204 06-0252
06-0426 06-0427
06-0502 06-0631
06-0659 07-0163
07-0165 07-0195
07-0518 08-0095
08-0360 08-0573
09-0134 09-0666
10-0161 10-0162
10-0326 10-0354
10-0417 10-0420
11-0133 11-0407
11-0408 11-0501
11-0561 11-0562
11-0679 11-0744
12-0409 12-0420
12-0467 12-0669
+virus haemorrhagisc
hes fieber 10-0420
virus inf anaemie ein
hufer 02-0576
10-0359 10-0374
virus inf arteriitis pfe
rd 08-0380
virus inf bursitis huh
n 01-0422
03-0461 03-0463
03-0464 03-0465
07-0539 07-0542
08-0377 09-0464
12-0443
+virusascites 12-0146
virusfrei 09-0302
virusisolierung
02-0208 03-0450
03-0604 04-0203
05-0396 05-0558
06-0459 06-0460
06-0465 06-0466
06-0474 06-0509
07-0159 07-0542
07-0549 08-0207
08-0376 08-0377
08-0395 08-0397
08-0574 08-0583
08-0584 09-0137
09-0453 09-0461
09-0475 09-0480
10-0356 10-0412
11-0522 12-0437
12-0447 12-0452
12-0453
viruskrankheit
01-0103 01-0104
01-0132 01-0391
01-0409 01-0417
01-0418 01-0453
viruskrankheit
01-0460 01-0650
02-0312 02-0537
02-0538 02-0539
02-0594 02-0632
03-0222 03-0424
03-0432 03-0443
03-0451 03-0460
03-0488 04-0110
04-0165 04-0385
04-0425 04-0428
04-0553 05-0192
05-0363 05-0375
05-0402 05-0408
05-0409 05-0562
06-0355 06-0492
06-0506 06-0509
06-0530 07-0160
07-0161 07-0162
07-0164 07-0428
07-0493 07-0511
07-0512 07-0728
08-0357 08-0359
08-0364 08-0585
09-0135 09-0136
09-0428 09-0429
09-0446 09-0451
10-0367 10-0390
10-0550 11-0134
11-0152 11-0153
11-0169 11-0397
11-0506 11-0545
11-0560 11-0683
11-0691 11-0692
11-0733 11-0743
12-0144 12-0146
12-0147 12-0148
12-0424 12-0442
12-0469 12-0634
virusnachweis
01-0104 01-0406
01-0450 02-0218
02-0577 02-0584
03-0424 03-0458
03-0478 03-0481
04-0141 05-0231
05-0363 05-0381
06-0153 06-0445
06-0475 06-0493
06-0505 07-0524
07-0536 07-0546
07-0547 07-0549
07-0555 07-0714
08-0356 08-0357
08-0366 08-0378
08-0387 09-0435
09-0457 09-0467
09-0469 09-0470
09-0479 10-0363
10-0367 10-0388
10-0399 10-0408
11-0527 11-0541
12-0439 12-0444
12-0445
viskositaet 02-0267
visnavirus 01-0413
03-0450 09-0446
10-0162 10-0359
12-0424
vitamin 04-0283
04-0295 05-0494
05-0575 05-0609
06-0610 07-0001
08-0489 08-0509
09-0037 10-0190
vitamin 10-0219
10-0572 12-0284
12-0560
vitamin a 01-0526
01-0553 02-0157
02-0161 02-0730
03-0516 03-0550
03-0556 04-0481
05-0264 06-0627
06-0643 07-0068
07-0352 07-0529
09-0318 10-0172
11-0638 11-0727
12-0063 12-0349
12-0601
vitamin b1 03-0711
09-0584 12-0039
vitamin b12 02-0737
05-0043 06-0565
07-0647
vitamin b6 12-0584
vitamin c 01-0097
01-0593 04-0056
05-0502 05-0607
07-0068 08-0066
09-0549 10-0247
12-0125
vitamin d 02-0321
03-0613 03-0614
05-0069 06-0627
07-0694 08-0413
08-0500 08-0508
11-0024 11-0634
11-0638 11-0727
12-0668
vitamin e 01-0159
01-0565 02-0725
02-0732 03-0550
03-0556 03-0569
05-0168 05-0508
05-0625 06-0627
06-0643 07-0289
08-0413 08-0525
09-0050 09-0318
10-0172 11-0113
11-0124 11-0638
11-0727 12-0489
vitamin k 01-0600
06-0678 08-0151
08-0547
vitamin-b-komplex
11-0122
vitamin 07-0661
08-0501 08-0503
+vitellogeninbildung
04-0155
vogel 03-0728
volkswirtschaft
01-0203 01-0690
+vollblut 05-0002
05-0657 06-0188
volumen 02-0078
02-0089 02-0116
03-0071 03-0073
03-0075 03-0087
03-0097 09-0029
10-0091 11-0056
+volvulus 04-0626
10-0509
vormagensystem
01-0002 02-0902
03-0689 06-0008
06-0009
+vulva 01-0700
wabe 03-0171
wachstum 01-0009
01-0015 01-0058
01-0120 01-0201
01-0257 01-0381
01-0392 01-0501
01-0522 01-0537
01-0572 01-0682
02-0044 02-0064
02-0084 02-0126
02-0156 02-0166
02-0211 02-0232
02-0309 02-0383
02-0537 02-0667
02-0739 02-0788
02-0817 03-0011
03-0033 03-0113
03-0204 03-0205
03-0261 03-0391
03-0592 03-0729
03-0730 04-0193
04-0198 04-0316
04-0571 05-0010
05-0017 05-0037
05-0048 05-0065
05-0097 05-0102
05-0260 05-0289
05-0501 05-0509
05-0527 05-0535
05-0562 05-0684
06-0004 06-0029
06-0108 06-0114
06-0115 06-0120
06-0147 06-0157
06-0167 06-0196
06-0202 06-0218
06-0244 06-0382
06-0536 06-0606
06-0639 06-0679
07-0025 07-0214
07-0448 07-0486
07-0741 07-0771
07-0807 07-0808
08-0043 08-0070
08-0079 08-0175
08-0244 08-0246
08-0295 08-0304
08-0308 08-0316
08-0330 08-0338
08-0494 08-0577
08-0608 09-0030
09-0057 09-0098
09-0299 09-0338
09-0339 09-0340
09-0582 09-0627
09-0735 09-0736
10-0018 10-0045
10-0049 10-0065
10-0102 10-0148
10-0179 10-0190
10-0195 10-0246
10-0296 10-0424
10-0538 10-0578
11-0011 11-0036
11-0050 11-0061
11-0071 11-0122
11-0178 11-0233
11-0305 11-0693
11-0700 11-0703
12-0011 12-0018
12-0020 12-0047
12-0092 12-0094
12-0145 12-0168
12-0177 12-0215
12-0216 12-0238
12-0340 12-0405

wachstum 12-0482 12-0518
+wachstumsfaktor 03-0033 08-0075 10-0049 12-0079
wachstumsregulation 04-0081 09-0294
+wachstumsstoerung 06-0428
wachtel 02-0538 02-0568 02-0714 04-0606 06-0355 06-0599 09-0408 10-0417 11-0013 12-0428
+wachverhalten 01-0729
waermebehandlung 07-0842 07-0848
waermehaushalt 01-0285 07-0031 07-0034 07-0042 08-0033 10-0064 11-0063 11-0633 12-0054
waermerueckgewinnung 09-0331
waggon 02-0443
wald 09-0566
+wand 05-0307
+wanderfalke 03-0695
warfarin 08-0151
+warmblut 05-0002 05-0657
warmluft 02-0440
+wasenplatz 08-0190
wasser 01-0112 01-0116 01-0288 01-0314 01-0365 03-0583 03-0634 04-0516 05-0062 05-0068 06-0718 06-0719 07-0062 07-0187 07-0649 08-0100 08-0555 09-0017 09-0153 09-0609 09-0666 11-0180 11-0181 11-0188 11-0191 11-0239 12-0127 12-0149 12-0150 12-0155 12-0160
wasseraufnahme 01-0271 01-0285 06-0063 08-0270
wasserbedarf 01-0271 04-0312 05-0298
+wasserbehandlungsmittel 06-0145
+wasserbueffel 06-0318
wassergefluegel 07-0477
wassergehalt 02-0890 03-0735 06-0564 06-0757 06-0758
wasserhaushalt (tier) 10-0056
+wassermedikation 05-0609
+wasserpflanze 03-0162
wasserstoff 02-0029
wasserstoff 02-0063 03-0057 07-0586 12-0236
wasserverbrauch 04-0319
weide 01-0484 01-0499 01-0542 01-0599 03-0540 03-0569 04-0449 05-0036 06-0430 06-0572 07-0683 07-0684 07-0687 07-0748 07-0823 07-0824 08-0311 08-0446 08-0479 08-0619 09-0539 09-0554 09-0561 09-0568 09-0611 10-0231 10-0425 10-0463 10-0520 10-0523 10-0525 10-0527 11-0603 11-0604 12-0520 12-0646
weidefuetterung 02-0455 02-0722 04-0484 07-0684 07-0823 07-0824 09-0557
weidehaltung 01-0279 01-0504 01-0517 01-0520 01-0521 01-0543 02-0680 03-0548 03-0551 04-0311 04-0314 04-0447 06-0291 06-0594 06-0747 07-0621 08-0404 08-0448 08-0479 08-0559 09-0427 09-0555 10-0341 10-0448 10-0466 10-0471 11-0600 12-0522 12-0535
+weidetier 08-0311
weisel 01-0123 06-0182 07-0217 12-0183
weisses leghorn 05-0138
+weissfleischigkeit 01-0565
+weissmuskelkrankheit 06-0557
weiterbildung 02-0196 03-0274 11-0115 11-0212
weizen 03-0495 11-0076 11-0077
+welle 09-0065
+wellensittich 03-0632 05-0409 11-0540
welpe 01-0511 02-0125 02-0126 02-0127 02-0718 03-0263 05-0155 05-0241 06-0586 10-0502 11-0674 12-0471 12-0555
+welt-tieraerztekongress 02-0258
werkstoff 05-0680
wetter 10-0487
+widerristhoehe 02-0002
widerstand 01-0037 10-0036 12-0061
+wiedehopf 04-0397
+wiederbelebung 04-0513
wiederkaeuer 01-0153 01-0365 01-0643 02-0721 02-0922 03-0032 03-0034 03-0531 03-0551 03-0571 04-0098 04-0501 05-0418 05-0548 06-0296 06-0744 07-0282 07-0629 08-0019 08-0085 08-0499 08-0552 09-0378 09-0614 10-0001 10-0050 11-0262 11-0560 11-0750 12-0046 12-0551
wild 01-0517 01-0730 04-0411 04-0483 05-0395 06-0554 06-0596 06-0721 07-0629 07-0808 07-0825 07-0826 07-0827 08-0565 09-0527 09-0678 10-0239
wild/pathologie 09-0537
+wildgesundheitsueberwachung 07-0825
+wildhygiene 07-0826
+wildkaninchen 09-0294
+wildschwein 07-0614 12-0338
wildtier 01-0004 01-0333 01-0437 01-0596 01-0729 02-0607 02-0676 02-0922 03-0271 03-0366 03-0416 03-0456 03-0486 03-0624 03-0626 03-0627 04-0443 04-0566 04-0653 05-0010 05-0250 06-0015 06-0016 06-0617 06-0722 06-0723 06-0724 07-0433 07-0614 07-0730 08-0469 08-0476 08-0589 09-0014 09-0400 09-0420 09-0475 09-0476 09-0528 09-0567 11-0050 11-0444 11-0607 11-0614 12-0271 12-0338 12-0522 12-0573
+wilsonsystem 09-0733
+windhund 07-0038
winter 01-0378 01-0518 03-0488 04-0294 07-0475 07-0568 07-0619
winter 10-0056
+winterschlaf 05-0572
winterweizen 12-0540
wirbel 03-0584 05-0007 05-0521 06-0582 08-0139 08-0646
wirbelsaeule 01-0590 02-0008 03-0580 03-0582 03-0583 05-0007 05-0514 05-0573 06-0147 06-0698 07-0013 08-0045 08-0138 08-0641 08-0642 08-0655 08-0656 08-0657 08-0677 08-0678 08-0679 09-0696 10-0129 10-0503 10-0504 11-0009 12-0686 12-0688 12-0717
+wirksamkeit 11-0716
wirkstoff 01-0288 01-0669 02-0107 02-0132 02-0150 02-0151 02-0152 02-0862 03-0049 03-0144 04-0070 04-0232 04-0487 05-0103 06-0100 06-0145 06-0524 06-0651 06-0652 06-0677 06-0716 07-0033 07-0579 07-0631 08-0042 08-0053 08-0075 08-0623 08-0630 08-0632 09-0205 09-0667 09-0672 10-0043 10-0045 10-0059 10-0101 10-0181 10-0526 10-0531 10-0575 11-0068 11-0071 12-0017 12-0083 12-0593 12-0629 12-0669 12-0676
wirkstoffmischung 02-0447 10-0572
wirkung 01-0006 01-0049 01-0057 01-0060 01-0150 01-0186 01-0201 01-0242 01-0275 01-0289 01-0328 01-0348 01-0389 01-0481 01-0487 01-0506 01-0525 01-0562 01-0572 01-0604 01-0656 01-0658 01-0660 01-0661 01-0663 01-0669 01-0670 01-0672 01-0693 02-0004 02-0140 02-0150 02-0174 02-0254 02-0322 02-0520 02-0651 02-0681 02-0737 02-0748 02-0813 02-0831 02-0832 02-0833 02-0836
wirkung 02-0840 02-0841 02-0842 02-0843 02-0847 02-0848 02-0850 02-0851 02-0852 02-0874 03-0019 03-0020 03-0036 03-0040 03-0041 03-0044 03-0045 03-0063 03-0066 03-0067 03-0070 03-0072 03-0084 03-0088 03-0095 03-0097 03-0099 03-0101 03-0144 03-0177 03-0199 03-0225 03-0246 03-0250 03-0253 03-0358 03-0507 03-0510 03-0521 03-0524 03-0593 03-0614 03-0637 03-0638 03-0643 03-0649 03-0655 03-0656 03-0659 03-0661 03-0674 03-0678 03-0685 03-0688 03-0706 04-0048 04-0052 04-0055 04-0063 04-0065 04-0067 04-0070 04-0072 04-0081 04-0105 04-0163 04-0194 04-0200 04-0224 04-0252 04-0315 04-0324 04-0353 04-0378 04-0446 04-0472 04-0474 04-0502 04-0569 04-0580 04-0584 04-0594 04-0606 04-0664 05-0037 05-0043 05-0044 05-0046 05-0047 05-0053 05-0081 05-0100 05-0102 05-0109 05-0112 05-0138 05-0188 05-0210 05-0212 05-0215 05-0429 05-0460 05-0462 05-0485 05-0527 05-0552 05-0582 05-0585 05-0587 05-0594 05-0597 05-0602 05-0604 05-0605 05-0610 05-0611 05-0613 05-0621 06-0032 06-0033 06-0034 06-0039 06-0057 06-0232 06-0246 06-0261 06-0262 06-0342 06-0349 06-0364 06-0450 06-0470 06-0480 06-0481 06-0483 06-0484 06-0494 06-0502 06-0505 06-0521 06-0524 06-0537 06-0552 06-0620 06-0623 06-0625 06-0629 06-0630 06-0631

wirkung 06-0635
06-0636 06-0638
06-0647 06-0652
06-0653 06-0658
06-0677 06-0695
06-0748 06-0759
07-0033 07-0038
07-0039 07-0046
07-0050 07-0054
07-0099 07-0107
07-0295 07-0429
07-0590 07-0609
07-0617 07-0622
07-0623 07-0682
07-0699 07-0720
07-0725 07-0740
07-0746 07-0752
07-0758 08-0040
08-0041 08-0043
08-0046 08-0047
08-0048 08-0053
08-0061 08-0062
08-0221 08-0239
08-0240 08-0301
08-0302 08-0309
08-0338 08-0354
08-0389 08-0413
08-0419 08-0430
08-0454 08-0462
08-0506 08-0567
08-0592 08-0605
08-0610 08-0613
08-0615 08-0617
08-0618 08-0620
08-0621 08-0622
08-0623 08-0625
08-0629 08-0630
08-0634 08-0635
09-0045 09-0051
09-0067 09-0078
09-0098 09-0205
09-0216 09-0238
09-0513 09-0521
09-0562 09-0580
09-0665 09-0668
09-0670 09-0675
09-0685 10-0029
10-0031 10-0033
10-0036 10-0038
10-0044 10-0053
10-0059 10-0072
10-0083 10-0100
10-0144 10-0175
10-0176 10-0179
10-0182 10-0184
10-0186 10-0187
10-0208 10-0226
10-0257 10-0422
10-0449 10-0450
10-0452 10-0457
10-0490 10-0494
10-0498 10-0519
10-0532 10-0568
10-0570 10-0575
10-0582 10-0583
10-0585 10-0587
10-0589 10-0592
10-0594 11-0031
11-0032 11-0038
11-0041 11-0046
11-0062 11-0074
11-0075 11-0076
11-0077 11-0079
11-0100 11-0206
11-0209 11-0237

wirkung 11-0260
11-0318 11-0319
11-0398 11-0407
11-0408 11-0471
11-0477 11-0493
11-0599 11-0603
11-0615 11-0617
11-0621 11-0642
11-0666 11-0682
11-0686 11-0695
11-0697 11-0698
11-0702 11-0705
11-0712 11-0718
11-0725 11-0728
11-0732 11-0735
11-0741 12-0011
12-0030 12-0033
12-0036 12-0039
12-0040 12-0047
12-0054 12-0060
12-0187 12-0211
12-0212 12-0231
12-0235 12-0279
12-0331 12-0377
12-0455 12-0456
12-0501 12-0502
12-0503 12-0504
12-0515 12-0536
12-0608 12-0630
12-0631 12-0634
12-0635 12-0636
12-0640 12-0648
12-0649 12-0650
12-0652 12-0654
12-0657 12-0661
12-0663 12-0668
12-0669 12-0670
12-0671

11-0700
wirt 01-0508
01-0512 05-0363
05-0391 07-0582
07-0599 11-0211
11-0418 11-0580
12-0336
wirt-parasit-verhaeltn
is 02-0227
04-0143 04-0145
04-0148 04-0461
04-0468 04-0481
04-0486 05-0441
05-0474 05-0477
06-0538 06-0550
06-0551 07-0177
08-0109 09-0144
09-0147 10-0430
10-0484 11-0171
11-0177 11-0578
12-0156
+wisent 11-0009
11-0010
wissenschaft 02-0257
03-0186 06-0738
11-0410
wissenschaftler
03-0087 03-0185
05-0143
wissenschaftsdisziplin
03-0193 11-0577
wissenschaftsorganisa
tion 03-0192
witterung 09-0544
wnf-virus 06-0507
+wohlfahrtia 10-0488

+wohlfahrtiose
04-0491
wolle 08-0403
10-0486 11-0402
wolleistung 01-0537
wtf 03-0641
03-0683
+wucherung 02-0241
+wunde 02-0852
06-0690 12-0685
wundheilung 01-0696
05-0632 06-0690
07-0682 07-0809
11-0751
+wundverschluss
10-0610
wurf 03-0086
06-0209
wurfgroesse 04-0551
06-0325 06-0339
07-0351 08-0247
10-0583 11-0094
wurfmasse 03-0133
wurstware 01-0332
03-0747 07-0839
wurzel 10-0422
+xenobiotikum
03-0262
+xylazin 02-0835
04-0572 11-0705
+xylen 11-0193
+xylitol 01-0069
+yellowtail-ascites-vir
us 12-0147
yersinia 01-0110
02-0485 02-0486
02-0487 02-0488
02-0926 03-0244
03-0389 03-0714
03-0730 03-0731
04-0351 04-0352
04-0353 04-0354
05-0335 05-0337
05-0338 06-0731
06-0732 08-0316
09-0743 10-0297
10-0566 11-0131
11-0139 11-0146
11-0451 11-0452
11-0453 11-0454
12-0141 12-0368
+yersinia enterocoliti
ca 02-0485
02-0926 04-0351
05-0337 06-0731
+yersinia pestis
05-0339
yersinia pseudotuber
culosis 05-0336
07-0455 08-0317
+yersinia ruckeri
07-0143 08-0103
yersinia 01-0291
+yohimbin 02-0813
+zaecum 06-0041
zahn 02-0875
03-0187 05-0010
06-0199 06-0575
08-0497 08-0647
09-0040 09-0168
09-0451 10-0608
11-0219
+zahnersatz 02-0875
+zahnfleisch 08-0496
ze virus 06-0507

ze-virus 09-0469
+zearalenon 06-0634
+zebrasoma flavescen
s 12-0156
+zebu 06-0505
07-0609 11-0102
zecke 01-0312
01-0535 02-0509
02-0532 03-0391
04-0371 04-0432
04-0484 04-0485
04-0486 04-0583
05-0439 05-0440
05-0481 05-0484
06-0666 07-0602
07-0632 07-0633
08-0427 08-0469
08-0470 08-0471
08-0472 08-0474
09-0469 09-0475
09-0476 09-0509
09-0534 09-0535
09-0561 09-0563
10-0482 11-0478
12-0535 12-0536
+zeckenencephalitisvi
rus 11-0564
zeit 01-0092
01-0261 05-0674
06-0049 06-0132
06-0182 07-0083
07-0222 08-0122
08-0564 09-0296
10-0229 10-0567

zellbestandteil
01-0047 02-0027
03-0019 03-0023
03-0135 09-0023
09-0646 10-0421
12-0042 12-0212
zelle 01-0031
01-0039 01-0043
01-0047 01-0056
01-0061 01-0079
01-0161 01-0163
01-0165 01-0177
01-0178 01-0179
01-0228 01-0400
02-0004 02-0020
02-0050 02-0056
02-0072 02-0075
02-0076 02-0077
02-0094 02-0096
02-0102 02-0111
02-0135 02-0148
02-0167 02-0179
02-0262 02-0306
02-0328 02-0342
02-0477 02-0721
02-0737 02-0765
02-0905 03-0018
03-0023 03-0026
03-0032 03-0033
03-0037 03-0042
03-0047 03-0050
03-0051 03-0052
03-0204 03-0213
03-0236 03-0249
03-0252 03-0260
03-0434 03-0491
03-0526 03-0567
03-0660 04-0021
04-0022 04-0023
04-0024 04-0031

zelle 04-0034
04-0035 04-0044
04-0047 04-0049
04-0057 04-0059
04-0060 04-0064
04-0084 04-0085
04-0087 04-0183
04-0210 04-0395
04-0416 05-0017
05-0018 05-0019
05-0020 05-0025
05-0026 05-0027
05-0089 05-0111
05-0118 05-0121
05-0125 05-0140
05-0168 05-0181
05-0211 05-0327
05-0588 06-0002
06-0004 06-0013
06-0020 06-0023
06-0027 06-0082
06-0085 06-0086
06-0108 06-0109
06-0110 06-0202
06-0228 06-0232
06-0239 06-0240
06-0241 06-0244
06-0246 06-0250
06-0255 06-0258
06-0259 06-0280
06-0369 06-0402
06-0457 06-0507
06-0558 06-0633
06-0644 06-0655
07-0003 07-0006
07-0014 07-0017
07-0018 07-0019
07-0020 07-0041
07-0046 07-0054
07-0068 07-0096
07-0117 07-0211
07-0241 07-0247
07-0264 07-0266
07-0275 07-0307
07-0314 07-0320
07-0323 07-0332
07-0448 07-0483
07-0560 07-0562
07-0567 07-0661
07-0678 07-0746
08-0010 08-0011
08-0013 08-0015
08-0016 08-0017
08-0028 08-0038
08-0039 08-0067
08-0075 08-0078
08-0151 08-0162
08-0168 08-0169
08-0182 08-0367
08-0370 08-0487
08-0605 08-0680
09-0019 09-0023
09-0035 09-0036
09-0046 09-0057
09-0058 09-0101
09-0121 09-0179
09-0180 09-0181
09-0194 09-0198
09-0208 09-0226
09-0236 09-0437
09-0463 09-0486
09-0500 09-0574
10-0004 10-0006
10-0007 10-0014
10-0016 10-0040

zelle 10-0044
10-0047 10-0049
10-0050 10-0052
10-0058 10-0060
10-0061 10-0062
10-0068 10-0071
10-0098 10-0100
10-0196 10-0202
10-0284 10-0337
10-0371 10-0414
10-0563 10-0593
11-0003 11-0007
11-0012 11-0027
11-0029 11-0047
11-0053 11-0057
11-0059 11-0080
11-0096 11-0097
11-0101 11-0105
11-0257 11-0285
11-0550 12-0001
12-0006 12-0007
12-0010 12-0011
12-0014 12-0018
12-0019 12-0038
12-0065 12-0095
12-0099 12-0209
12-0239 12-0240
12-0241 12-0247
12-0250 12-0429
12-0458 12-0468
12-0472 12-0482
12-0484
+zellfaerbung
06-0019
zellgehalt 01-0246
01-0626 01-0631
02-0795 02-0796
02-0798 02-0800
05-0569 06-0392
06-0613 06-0756
07-0717 07-0725
07-0844 07-0849
09-0115 09-0646
+zellimmunitaet
01-0461
zellinhaltsstoff
05-0020 07-0650
09-0019
+zellinie 02-0569
02-0572 04-0388
12-0008 12-0250
zellkern 01-0033
02-0043 02-0047
02-0418 04-0018
04-0123 06-0015
06-0019 07-0188
07-0263 09-0020
09-0221 09-0255
11-0019
zellkultur 01-0068
01-0167 01-0173
01-0392 01-0395
01-0396 01-0400
01-0415 01-0425
01-0440 01-0441
02-0074 02-0099
02-0163 02-0182
02-0183 02-0218
02-0307 02-0477
02-0520 02-0527
02-0543 02-0545
02-0549 02-0553
02-0560 02-0584
02-0585 02-0623
02-0667 02-0669
zellkultur 03-0077
03-0090 03-0117
03-0193 03-0235
03-0249 03-0260
03-0306 03-0427
03-0429 03-0436
03-0442 03-0454
03-0463 03-0466
03-0468 03-0470
03-0484 03-0604
04-0023 04-0030
04-0112 04-0362
04-0386 04-0388
04-0390 04-0391
04-0415 04-0423
05-0017 05-0049
05-0056 05-0058
05-0102 05-0201
05-0216 05-0230
05-0369 05-0373
05-0392 05-0397
05-0448 05-0679
06-0102 06-0109
06-0110 06-0111
06-0113 06-0118
06-0128 06-0245
06-0438 06-0439
06-0463 06-0468
06-0469 06-0470
06-0489 06-0504
06-0505 07-0011
07-0084 07-0117
07-0166 07-0284
07-0303 07-0326
07-0470 07-0483
07-0520 07-0524
07-0531 07-0548
07-0553 07-0563
07-0567 07-0598
07-0702 07-0724
07-0777 08-0077
08-0079 08-0175
08-0375 08-0378
08-0396 08-0583
09-0033 09-0054
09-0088 09-0201
09-0207 09-0216
09-0250 09-0310
09-0445 09-0452
09-0456 09-0466
10-0100 10-0103
10-0159 10-0181
10-0184 10-0195
10-0313 10-0327
10-0350 10-0358
10-0360 10-0361
10-0363 10-0370
10-0374 10-0381
10-0397 10-0399
10-0401 10-0567
11-0027 11-0070
11-0075 11-0097
11-0241 11-0249
11-0251 11-0286
11-0303 11-0308
11-0408 11-0503
11-0504 11-0515
11-0530 11-0551
11-0743 12-0009
12-0020 12-0021
12-0094 12-0096
12-0218 12-0221
12-0226 12-0246
12-0256 12-0385
12-0431 12-0434
zellkultur 12-0437
12-0447 12-0450
12-0466 12-0495
zellmembran 07-0015
zellplasma 04-0259
05-0078 07-0263
07-0324 07-0404
07-0650 11-0713
+zellspezifisch
04-0123
zellteilung 02-0178
02-0329 02-0569
03-0058 03-0254
03-0335 04-0224
04-0482 05-0267
06-0246 09-0205
10-0100 12-0047
zellulose 07-0780
+zellvermittelte immu
nitaet 02-0679
zentrifuge 03-0212
+zentromer 01-0502
zerkleinern 03-0048
04-0659 04-0664
+zervikale spondylop
athie 06-0582
+zervix 08-0654
12-0199
+zibbe 02-0045
ziege 01-0002
01-0096 01-0261
01-0267 01-0358
01-0523 01-0552
01-0685 01-0718
02-0011 02-0016
02-0042 02-0043
02-0088 02-0201
02-0356 02-0473
02-0482 02-0516
02-0646 02-0663
02-0728 02-0775
02-0776 02-0800
03-0267 03-0283
03-0298 03-0299
03-0300 03-0333
03-0334 03-0385
03-0388 03-0536
03-0589 03-0590
04-0074 04-0126
04-0254 04-0277
04-0366 04-0387
04-0413 04-0433
04-0503 04-0562
04-0563 04-0612
04-0613 04-0615
05-0009 05-0010
05-0068 05-0069
05-0141 05-0334
05-0345 05-0427
05-0436 05-0444
05-0479 05-0485
05-0493 05-0524
05-0634 06-0006
06-0007 06-0063
06-0320 06-0321
06-0392 06-0520
06-0525 06-0553
06-0609 07-0010
07-0031 07-0052
07-0053 07-0117
07-0138 07-0465
07-0466 07-0569
07-0594 07-0637
08-0197 08-0209
08-0223 08-0334
ziege 08-0343
08-0358 08-0365
08-0395 08-0400
08-0451 08-0495
08-0504 08-0558
08-0559 09-0007
09-0073 09-0077
09-0094 09-0170
09-0241 09-0292
09-0313 09-0314
09-0325 09-0391
09-0495 09-0523
09-0530 09-0552
09-0564 09-0565
09-0701 10-0085
10-0111 10-0115
10-0263 10-0291
10-0445 10-0475
10-0499 10-0500
11-0074 11-0104
11-0359 11-0450
11-0499 11-0506
11-0754 12-0048
12-0070 12-0189
12-0390 12-0442
12-0467 12-0469
12-0470 12-0486
12-0654 12-0697
ziegenpockenvirus
09-0495
zierfisch 08-0097
11-0125
ziervogel 05-0409
05-0642 06-0531

zink 01-0121
01-0311 01-0566
01-0570 01-0603
01-0686 02-0100
02-0239 02-0734
02-0739 02-0780
04-0328 05-0217
06-0586 07-0236
08-0510 08-0557
09-0318 09-0578
09-0585 09-0620
11-0113 11-0123
11-0190 11-0192
12-0177 12-0560
+zinksulfat 12-0177
zinn 01-0688
+ziodrin 06-0666
zirbeldruese 09-0014
+zirkadianrhythmus
04-0643 11-0151
+zirkulation 05-0365
zitze 01-0169
02-0802 04-0555
04-0558 05-0158
06-0612 07-0687
07-0718 09-0648
09-0649 10-0251
11-0758
+zitzentauchen
01-0639
+zoarces viviparus
02-0237
+zoenurose 08-0434
+zona pellucida
06-0005 07-0383
07-0384 08-0256
09-0093 09-0104
+zoo 08-0589
zoonose 01-0334
01-0640 02-0812
zoonose 03-0180
03-0676 04-0480
05-0339 06-0362
07-0582 07-0599
07-0629 07-0636
07-0728 08-0294
08-0422 08-0443
09-0529 10-0438
10-0566 11-0464
11-0573 11-0574
11-0584

07-0739
zootier 01-0641
01-0642 01-0643
02-0006 02-0813
02-0814 02-0815
02-0816 02-0817
02-0818 02-0821
03-0378 03-0531
03-0623 03-0625
03-0627 03-0628
03-0629 03-0630
03-0632 03-0633
03-0635 04-0487
04-0565 04-0566
04-0567 04-0614
05-0250 05-0572
06-0615 07-0729
07-0731 07-0732
08-0589 08-0590
09-0433 11-0008
11-0009 11-0010
11-0444 11-0445
11-0576 11-0723
12-0399 12-0497
12-0624 12-0625
12-0626
+zotte 04-0038
zuchtbock 04-0126
06-0136 09-0116
11-0106
zuchtbulle 01-0090
01-0589 02-0186
03-0122 06-0135
08-0072 09-0119
11-0106
zuchtfortschritt
02-0408 03-0323
04-0127 04-0129
zuchthygiene
01-0145 02-0380
02-0409 03-0346
05-0356 06-0329
08-0188 08-0197
09-0302 10-0230
11-0321 11-0328
zuchtmaterial
06-0236 08-0286
zuchtprogramm
02-0396 08-0243
+zuchtsaison 07-0136
zuchtstamm 02-0083
10-0099 10-0465
zuchttier 01-0389
03-0460 04-0134
06-0627 07-0803
08-0603 09-0124
10-0243 10-0584
12-0463 12-0634
zuchtverf 02-0398
11-0202
zuchtwert 04-0466
07-0410 09-0112

zuchtwertschaetzung
02-0649 03-0308
07-0803
zucker 02-0153
07-0848
+zuckerwert 02-0424
zuechtung 01-0259
03-0124 05-0124
05-0530 08-0197
09-0036 09-0120
09-0204 12-0274
12-0366 12-0367
12-0523
03-0344
06-0171 07-0226
09-0183
zuechtungsmethodik
03-0308 11-0233
zunahme 08-0298
09-0595
zunge 02-0022
04-0533 04-0648
zusatzstoff 11-0749
zusetzverf 04-0159
zuverlaessigkeit
02-0710
zuwachs 01-0620
07-0748
zwangslueftung
06-0338
zwangsmauser
06-0276 08-0603
09-0287
+zwerchfell 05-0086
05-0523 05-0649
08-0660
zwerghuhn 02-0891
05-0530
+zwergotter 03-0630
zwergwuchs 03-0207
05-0154
zwiebel 01-0601
12-0640
+zwillingstraechtigkeit
03-0282
+zwingerhaltung
04-0441
+zwischendesinfektio
n 08-0282
zwischenhirn
05-0112 05-0117
06-0076
zwischenkalbezeit
03-0284 06-0284
zwischentragezeit
12-0323
zwischenwirt
01-0489 01-0494
03-0152 03-0165
07-0608 08-0437
10-0458 11-0157
12-0165
zwitter 06-0201
08-0142
zwoelffingerdarm
07-0089
zygote 01-0013
04-0293 06-0297
06-0298 07-0388
08-0200 08-0215
09-0086 11-0352
+zykloheximid
06-0270
zyste 01-0241
01-0711
02-0376 03-0291
03-0696 04-0182
04-0183 05-0276
05-0277 05-0533
05-0580 06-0154
07-0595 07-0663
07-0814 08-0218
09-0253 09-0267
09-0550 09-0604
09-0704 10-0616
12-0172 12-0189
+zystizerkus 12-0511
+zystzerkoide
04-0461
+zytochrom 06-0234
zytogenetik 02-0177
02-0178 02-0301
03-0108 03-0337
04-0190 05-0019
05-0152 10-0365
11-0384 12-0244
12-0316
zytologie 02-0076
02-0206 03-0004
03-0022 03-0259
03-0337 04-0016
04-0037 04-0119
04-0233 05-0017
05-0018 05-0157
05-0581 06-0019
06-0030 06-0207
06-0263 07-0231
07-0263 07-0308
07-0362 08-0680
09-0020 09-0171
09-0207 09-0268
10-0020 11-0036
11-0158 11-0251
11-0316 11-0624
12-0176 12-0233
12-0234 12-0261
zytomegalievirus
02-0623
11-0554
zytostatikum 02-0827
05-0156 05-0607
08-0620
+zytotoxische aktivita
et 01-0170
+zytotoxizitaet
05-0477 07-0777
09-0207 12-0256
12-0485
+5,4-dichlorsalizylanil
id 03-0152
08-0111
550 k#98 milchproge
steron
+8-oxichinolat-kupfer
08-0116

studia biophysica

International Journal for Selected Fields of Biophysics

Edited for the Society of Physical and Mathematical Biology of the GDR and the Coordination Centre of the CMEA Programme in Biophysics by G. Wangermann (Berlin) and G. R. Ivanitzki (Puščino).

Managing Editor: H. Welfle, Berlin

'Studia biophysica' is an international journal for the publication of theoretical and experimental papers which make new contributions to the understanding of biological questions seen from biophysical aspects.
Being a prompt publication organ studia biophysica makes an active contribution to the quick spreading of topical scientific results. The image of the journal is determined by original papers and short communication with regard to biophysics of molecular, cellular and higher organised processes and structures. This also includes methodical innovations, if they are presented in connection with new research results.
The publishers of the journal make special arrangements in order to facilitate complete accounts of selected fields of biophysics with the help of minireviews and session reports.
Book reviews inform the reader about new publications of the relevant national and international publishing houses.
Studia biophysica is indexed in Current Contents/Life Sciences, and reviewed by Chemical Abstracts.

Of interest to: Biophysicists, biochemists, molecular biologists, physicists, chemists, pharmacologists, physiologists.

Publication dates and terms of delivery:
6 volumes (3 numbers each) will be published yearly at a subscription rate of DM 288,— plus costs of delivery; price per volume DM 48,—.
Size: 14,8 cm by 21,0 cm
ISSN 0081-6337. Order number of the journal: 1086
Volumes 117—122 will be issued in 1987

Subscriptions:
in the GDR, orders can be sent to booksellers or to the Akademie-Verlag Berlin, Leipziger Straße 3—4, DDR-1086 Berlin;
in other socialist countries, to booksellers for foreign-language literature or to the national postal delivery;
В Советском Союзе можно подписаться на журнал через »Союзпечать«
Индекс №: 33419;
in the FRG and Berlin (West), to booksellers or to KUNST UND WISSEN, Erich Bieber OHG, Wilhelmstraße 4—6, D-7000 Stuttgart 1;
in the other Western European countries, to a bookseller or to the distributing agency KUNST UND WISSEN, Erich Bieber GmbH, General Wille-Str. 4, CH-8002 Zürich;
in other countries, to the international book- and journal-selling trade, to Buchexport, Volkseigener Außenhandelsbetrieb der DDR, Postfach 160, DDR-7010 Leipzig, or to the Akademie-Verlag Berlin, Leipziger Straße 3—4, DDR-1086 Berlin.

AKADEMIE-VERLAG BERLIN
Deutsche Demokratische Republik
DDR-1086 Berlin, Leipziger Strasse 3-4 Postfach 1233

Acta hydrochimica et hydrobiologica

Scientific Fundamentals of Water Quality and Treatment

Edited by J. Bosholm, Dresden; J. Kaeding, Dresden; W. Rummel, Berlin; W. v. Tümpling, Erfurt with the assistance of an international team of scientists.

The journal "Acta hydrochimica et hydrobiologica" gives the scientific fundamentals of water quality and treatment its attention. In this connection the situation of the resource water being an irreplaceable foodstuff and at the same time a means of production of great technological significance sets a special standard. That is why the necessary measures for the protection of waters as ecological systems and as an essential part of the environment of man as well as procedures for the treatment of water and the purification of sewage in good quality are covered by this journal.
The journal publishes scientific original papers, short communications and proceedings from the entire field of water protection, especially on the quantity of substances and the matter balance of waters, the processes of water and waste water treatment as well as concerning the determination and evaluation of substances contained in water. Special attention will be given to the correlations between waters and water utilization and the scientific disciplines concerned with this issue from theoretical and practical points of view as well as to the biological and ecological problems of water quality management and protection.
The contributions are published in English and German.
In addition to original papers, book reviews and conference reports are published.

Of interest to: Institutions concerned with water supply and hygiene, hydrochemists, hydrobiologists, water hygienists, toxicologists, ecologists, technologists in the field of water and waste water treatment, scientists and practicians concerned with water quality.

Publication dates and terms of delivery:

The journal appears yearly with 6 issues per volume. 1987 ranning Volume 15. Size 17.0 cm × 24.0 cm.
Contents of volume per year.
Annual subscription price: 210,— DM plus costs of delivery, Single number: 35,— DM.
ISSN 0323-4320. Order number of the journal: 1090

Terms of subscription
Orders can be sent
- in the GDR: to the Zeitungsvertriebsamt der Deutschen Post, Abt. Zentralvertrieb Berlin, Straße der Pariser Kommune 3—4, DDR-1004 Berlin, or to the Akademie-Verlag Berlin, Leipziger Straße 3—4, DDR-1086 Berlin,
- in the other socialist countries: to a bookshop for foreign language literature, or to the competent news-distributing agency;
- in the FRG and Berlin (West): to a bookshop or to the wholesale distributing agency Kunst und Wissen, Erich Bieber, OHG, Wilhelmstraße 4, D-7000 Stuttgart 1;
- in the other Western European countries: to a bookshop, or to the wholesale distributing agency Kunst und Wissen, Erich Bieber, GmbH, General Wille-Straße 4, CH-8002 Zürich;
- in other countries: to the international book- and journal-selling trade, to Buchexport, Volkseigener Außenhandelsbetrieb der Deutschen Demokratischen Republik, Postfach 160, DDR-7010. Leipzig, or to the Akademie-Verlag Berlin, Leipziger Straße 3—4, DDR-1086 Berlin.

Bei Fragen zur Produktsicherheit wenden Sie sich bitte an:
If you have any questions regarding product safety,
please contact:

Walter de Gruyter GmbH
Genthiner Straße 13
10785 Berlin
productsafety@degruyterbrill.com